Die 10-Minuten Gesichtsmassage

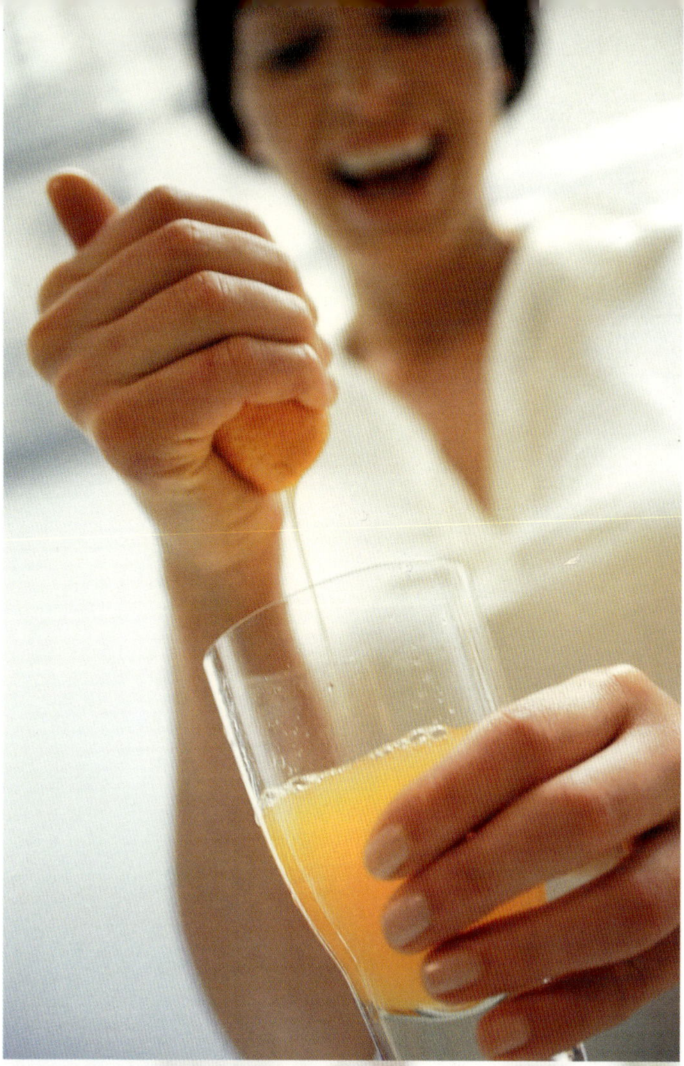

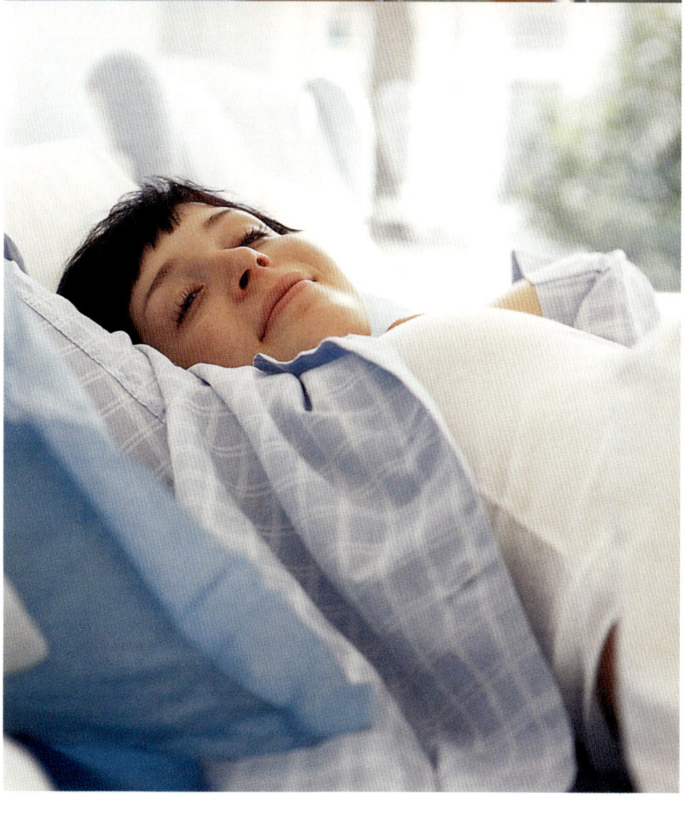

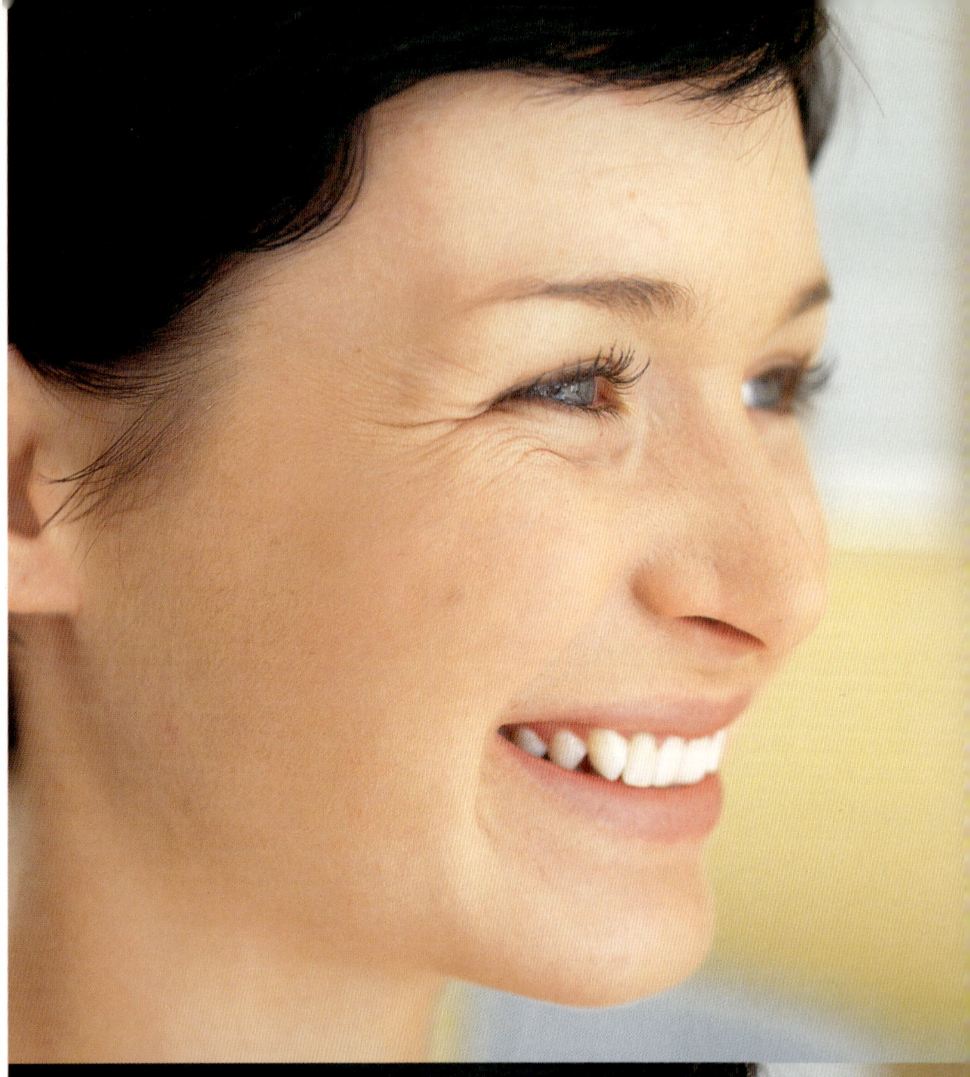

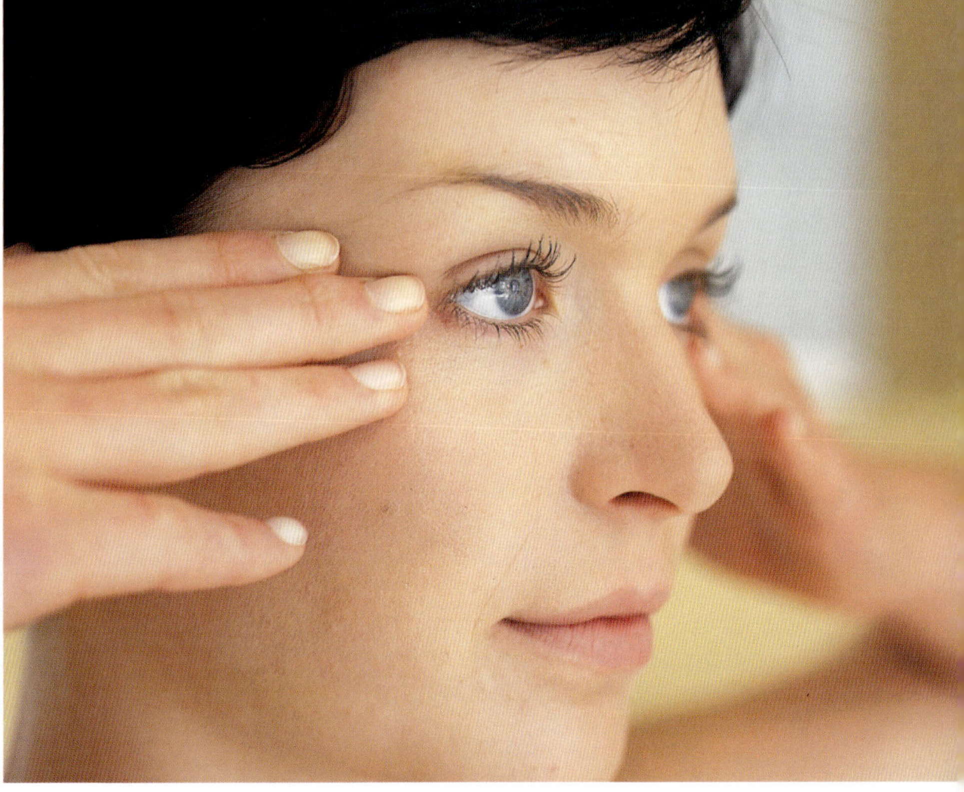

Tessa Thomas

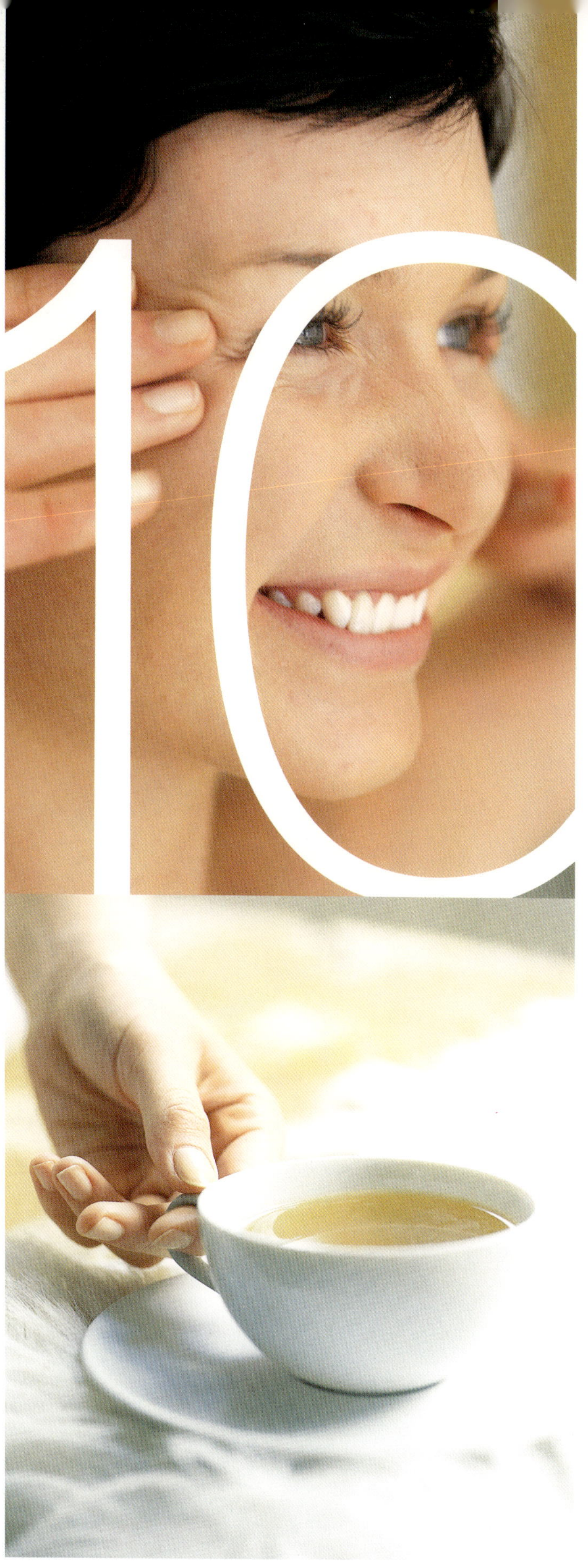

Die 10-Minuten Gesichtsmassage

Natürliches Facelifting für jeden Tag

Bechtermünz

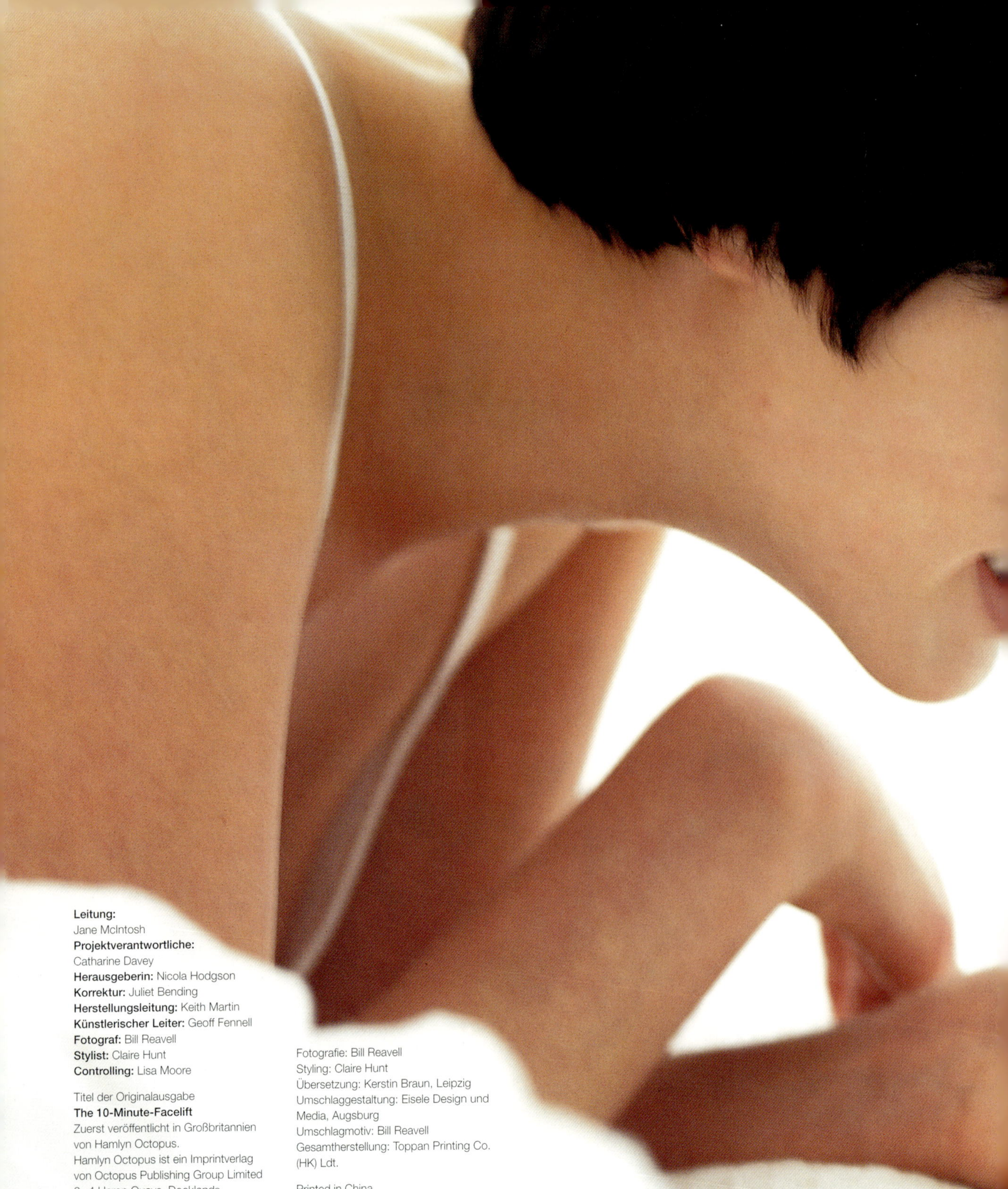

Leitung:
Jane McIntosh
Projektverantwortliche:
Catharine Davey
Herausgeberin: Nicola Hodgson
Korrektur: Juliet Bending
Herstellungsleitung: Keith Martin
Künstlerischer Leiter: Geoff Fennell
Fotograf: Bill Reavell
Stylist: Claire Hunt
Controlling: Lisa Moore

Titel der Originalausgabe
The 10-Minute-Facelift
Zuerst veröffentlicht in Großbritannien von Hamlyn Octopus.
Hamlyn Octopus ist ein Imprintverlag von Octopus Publishing Group Limited
2–4 Heron Quays, Docklands
London, E14 4JP

Deutsche Erstausgabe

Produktion der deutschen Ausgabe: Neumann & Nürnberger, Leipzig
Kreativdirektor: Keith Martin

Fotografie: Bill Reavell
Styling: Claire Hunt
Übersetzung: Kerstin Braun, Leipzig
Umschlaggestaltung: Eisele Design und Media, Augsburg
Umschlagmotiv: Bill Reavell
Gesamtherstellung: Toppan Printing Co. (HK) Ldt.

Printed in China

ISBN 3-8289-1901-4

Hinweis: *Massagen und Gesichtsübungen sind nicht als Ersatz für fachgerechte medizinische Behandlung anzusehen. In allen Fragen, die die Gesundheit betreffen und besonders bei Symptomen, die Diagnose und medizinische Behandlung verlangen, sollte ein Arzt konsultiert werden. Vorsicht ist bei Schwangerschaft geboten, besonders im Hinblick auf die Anwendung ätherischer Öle und Pressurpunkte. Ätherische Öle dürfen nicht eingenommen werden und bei Säuglingen und Kindern nur nach ärztlicher Anweisung angewendet werden.*

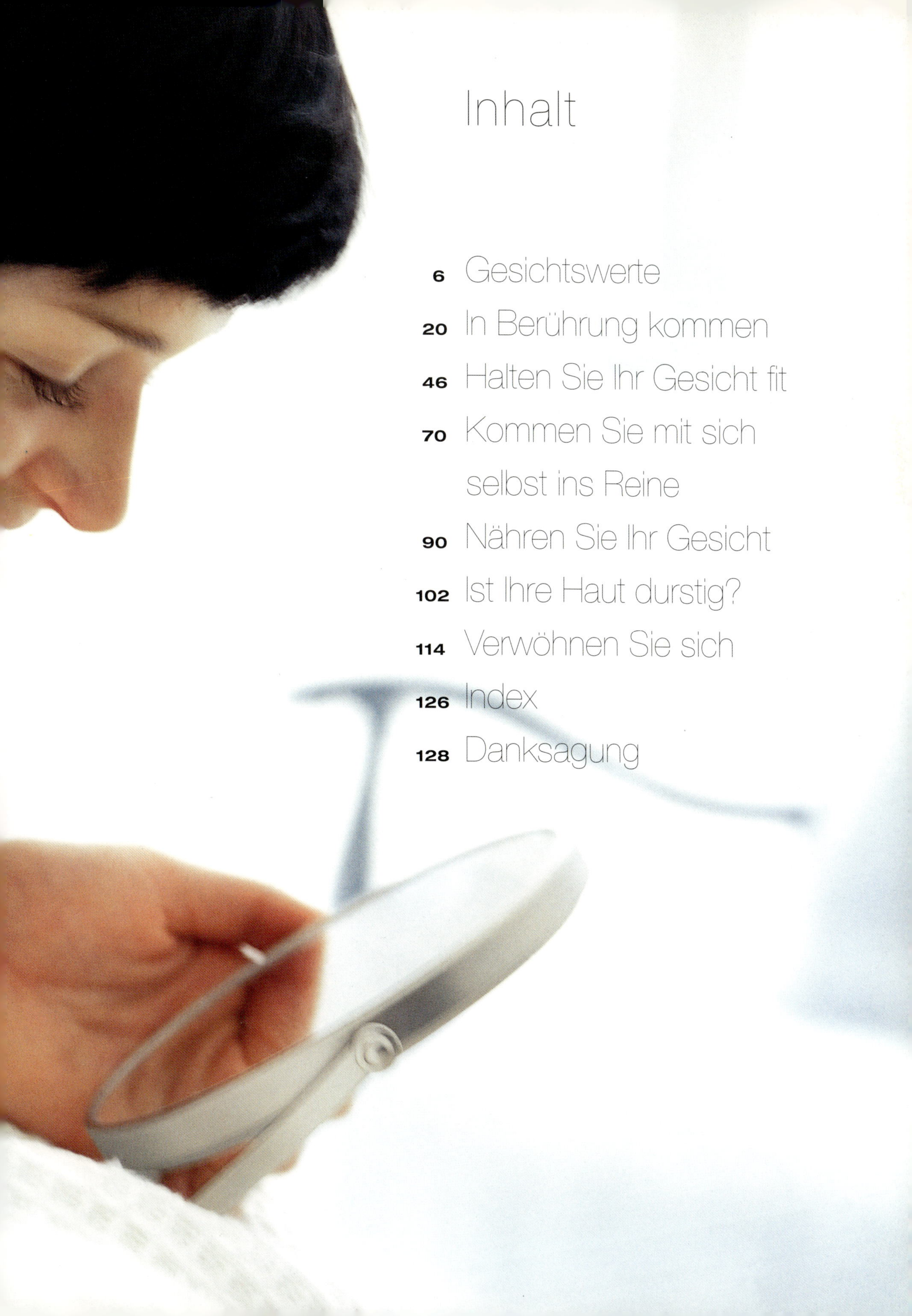

Inhalt

6 Gesichtswerte

20 In Berührung kommen

46 Halten Sie Ihr Gesicht fit

70 Kommen Sie mit sich selbst ins Reine

90 Nähren Sie Ihr Gesicht

102 Ist Ihre Haut durstig?

114 Verwöhnen Sie sich

126 Index

128 Danksagung

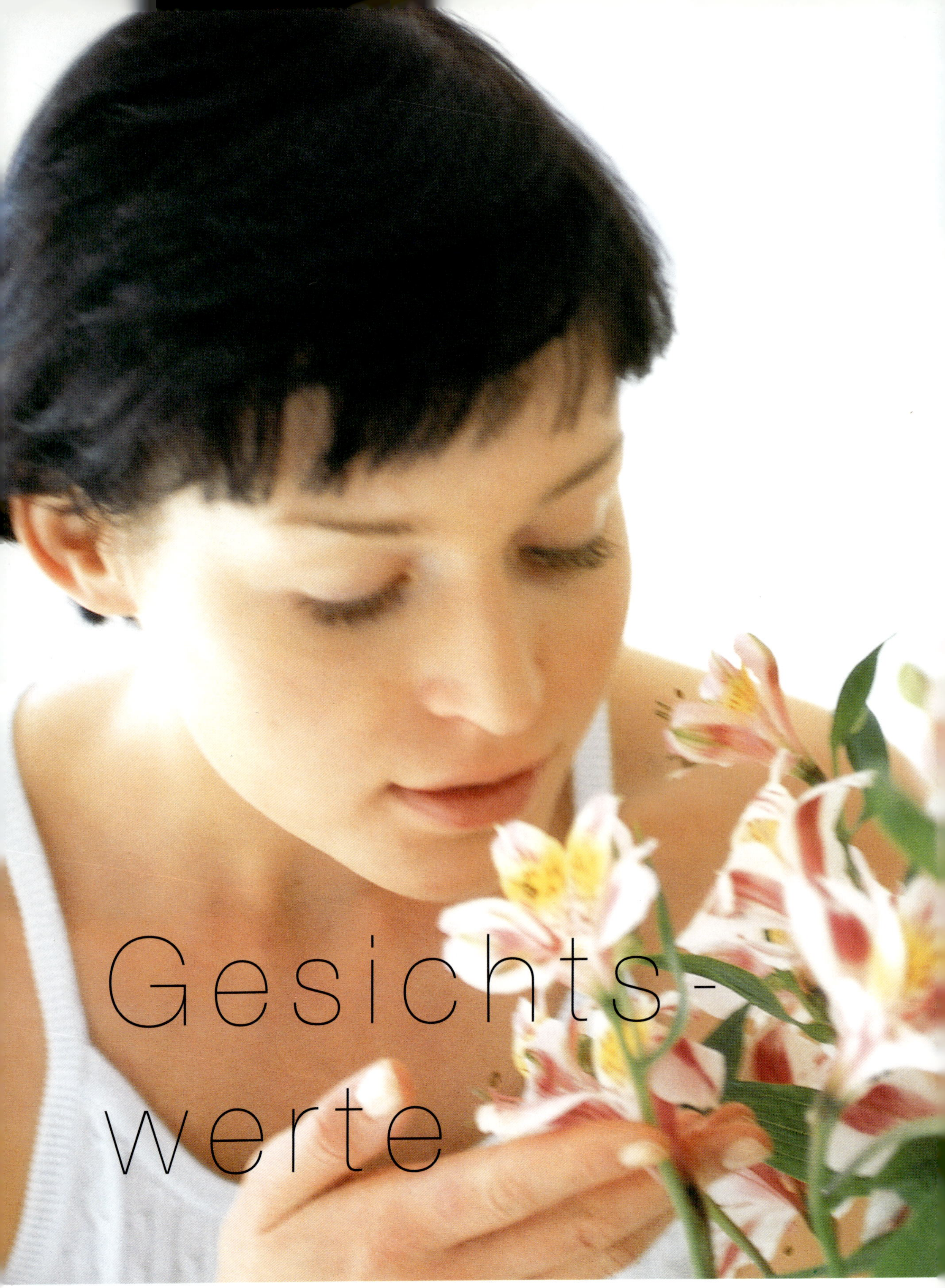

Gesichts-werte

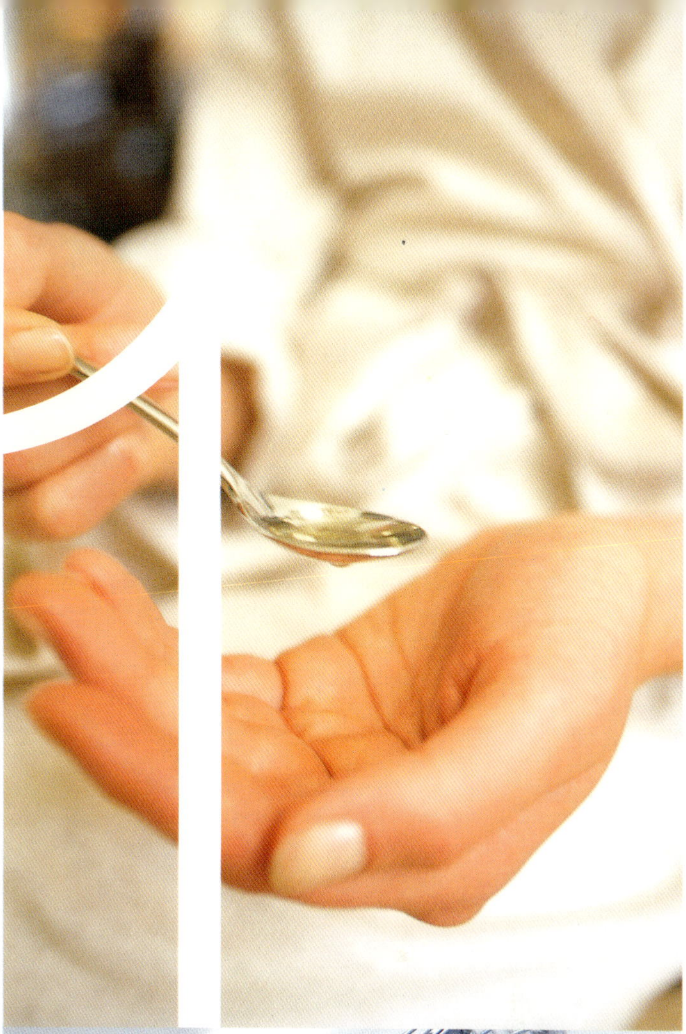

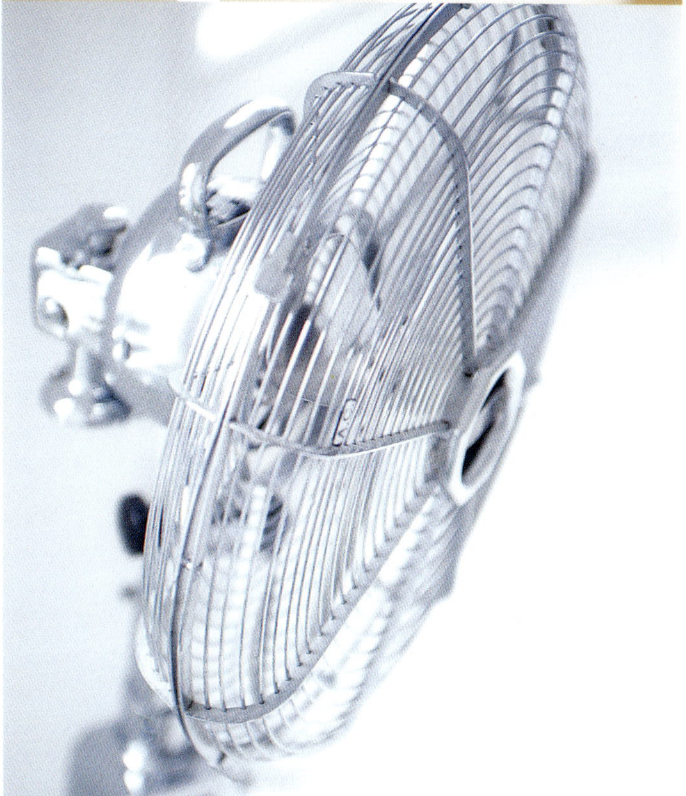

Den Tatsachen ins Gesicht sehen

Ihr Gesicht nimmt nicht viel Raum ein. Von den zwei Quadratmetern Haut, die die Außenfläche des Körpers bilden, sind der Gesichtshaut gerade mal 4,5 % zugeordnet. Dennoch zieht sie mehr Aufmerksamkeit auf sich, erregt mehr Sorge und kurbelt mehr geschäftliche Unternehmungen an als irgendein anderer Teil des Körpers. Die Briten geben zum Beispiel schätzungsweise 760 Millionen Pfund (das entspricht etwas mehr als zwei Milliarden Mark) jährlich für Hautpflegeprodukte aus. Dazu gehören Sonnenkrems und Krems gegen Zellulitis, Körperlotions und Tönungen. Doch trotz der im Verhältnis äußerst kleinen Gesichtsfläche wird mehr als die Hälfte dieses Geldes für Gesichtspflegeprodukte ausgegeben.

Dennoch ergibt die Unausgewogenheit irgendwie einen Sinn. Denn jedes Gesicht erzählt eine Geschichte. Wie der Deckel eines Buches kündigt er die ihm innewohnende Erzählung an. Die einzigartigen Züge, die ein Gesicht durch erblichen Zufall und durch Erfahrungen entwickelt, seien es Lachfalten oder Tränensäcke, bieten unzählige Einblicke in das Innenleben seines Trägers.

In einigen Kulturen geht die Bedeutung darüber hinaus. Für die Japaner enthält das Gesicht viele der Akupressurpunkte, durch die Energie aktiviert und kanalisiert wird. Die Chinesen schätzen die Kunst des „Gesichtslesens" hoch, bei der Gesichtszüge und Haut den Zustand der lebenswichtigen Körperorgane ausdrücken. Befürworter des indischen Ayurveda meinen, dass eine der sieben Energieleitbahnen des Körpers sich im Kiefer befindet. Den Bewohnern der westlichen Hemisphäre fehlt zwar ein formales System, doch können sie nicht verhindern, dass sie, bewusst oder nicht, ihre eigenen Analysen durchführen. „Ich kann mir Namen nie merken, aber ich vergesse kein Gesicht," lautet ein oft verwendeter Spruch.

Welche kulturelle Sichtweise auch immer angewendet wird, unser Gesicht wird als grafischste aller Darstellungen der körperlichen und geistigen Person, die wir waren und derer, die wir sind, angesehen. Noch deutlicher jedoch enthüllt es möglicherweise unser Alter. Im Verlauf der Jahre scheint das Bild auf dem Bucheinband weniger mit dem Stift als vom Leben gezeichnet – mit Falten, Knitterfältchen, schlaffer Haut und Augenringen. Der öffentlich sichtbarste Teil unserer Haut altert schneller als jeder andere.

Wie könnte es auch anders sein? Die Haut ist das einzige sichtbare Organ und das Gesicht wiederum ist ihr exponiertester Teil. Es ist den Elementen ständig offen ausgesetzt und registriert jeden Wechsel der Jahreszeiten.

Das Gesicht ist außerdem der ausdrucksvollste Teil unseres Körpers; es ist zu einer größeren Bandbreite an Bewegungen fähig als jeder andere und ruht selten. Wenn Sie Ihre Erfüllung in der Tätigkeit als Knurrhahn aus Berufung oder als Großelternteil im Ruhestand sehen, so sind die entstehenden Falten nicht weiter schlimm. Sind Sie jedoch eine gewöhnliche Sterbliche mit einem Gefühl für das Verstreichen der Zeit, so ist das Allerletzte, was Sie brauchen, eine tägliche Erinnerung an deren Geschwindigkeit beim Anknipsen des Lichtes am Badezimmerspiegel.

Die Furchen, mit denen Sie da verhöhnt werden, sind nun weniger ein persönlicher Makel als vielmehr eine kollektive Einrichtung. Da die Bevölkerung schneller altert als je zuvor, werden Fältchen und Hängebäckchen zur Norm. Man sollte meinen, dass sie dadurch mehr Akzeptanz erfahren würden – dass man sie als annehmbares Gesicht des Alters, als Symbole der Weisheit und Erfahrung ansehen könnte. Doch in einer Welt, in der der Kult der ewigen Jugend störrisch die Herrschaft über Alles inne behält, bedeuten sie auch das Vergehen von Möglichkeiten, Sexualität und Schönheit. Der britische Dichter John Keats (1795–1821) stellte die bekannte Behauptung auf, dass Schönheit Tugend sei und Tugend Schönheit; heutzutage könnte man das Wort Tugend allerdings durch Jugend ersetzen.

Anstatt also hohes Ansehen zu vermitteln, steht alternde Haut nun also für Verfall, und ältere Mitbürger werden als „Faltenröcke" eingeordnet. Obwohl sich Kosmetikfirmen inzwischen auch älterer Musen bedienen, wird selbst den Über-Vierzigjährigen das Gefühl vermittelt, dass sie ihre ästhetische Blüte längst überschritten hätten. Kein Wunder, wenn amerikanische Dermatologen im Bestreben, keine potenziellen Kunden vor den Kopf zu stoßen, Falten inzwischen als dermatologische Wellen bezeichnen.

Euphemismen dieser Art können jedoch niemanden überzeugen. Die Menschen strömen wie nie zuvor hin zu Kliniken, Apotheken und Kosmetiksalons, immer auf der Suche nach Sofortlösungen. Schönheitschirurgen, Pharmakologen und Labortechniker in Kosmetikunternehmen sind die neuen Gurus, denen die Menschen ihr anfälliges und vergängliches Äußeres anvertrauen. Die Verjüngung ist zum Heiligen Gral der Kosmetikindustrie geworden.

Schon immer ist dies ein weibliches Betätigungsfeld gewesen, und zwar eines, für das es sich lohnte einiges zu riskieren. Im 17. Jahrhundert entfernten mutige (oder hässliche) Frauen ihre Oberhaut mit rauchender Schwefelsäure, mit so manch katastrophalem Ergebnis. In ihrer modernen Wiedergeburt als Gesichtspeeling – oder Oberflächenerneuerung, wie freundliche Ärzte lieber sagen – ist die Prozedur wissenschaftlicher und besser gesteuert, aber kaum weniger schmerzhaft und grob. Nach vier Jahrhunderten der Betätigung und des Experimentierens auf diesem Gebiet haben wir trotz aller Anstrengungen noch immer keine unfehlbare Methode der Gesichtsstraffung entdeckt.

Doch in einer Ära derart rasanten technischen Fortschrittes werden Verbraucher ständig davon überzeugt, dass neuartig zusammengesetzte Chemikalien, einschneidende Techniken oder modernste Chirurgie ihnen zu einer Hautverjüngung verhelfen werden. Obwohl nichts davon eine sofortige oder leichte Lösung darstellt (und wir wissen es), geben wir mehr als je zuvor für alle Arten von Behandlung gegen das Altern aus, ob wir nun dafür die Finger in ein Töpfchen tauchen, auf dem Verjüngungsgel steht, oder ob wir uns tagelang nach einem Laserangriff herumquälen.

Schließlich wird nichts die unsichere Verbraucherin zufrieden stellen, die darauf geeicht ist, sofortige Ergebnisse zu erwarten, jedoch weder von ihrer Haut noch von der Technik, die sie zu straffen verspricht, etwas versteht. In einem verführerischen und lukrativen Markt, der jährlich mehr Kunden zieht, zahlt sich Wissen aus.

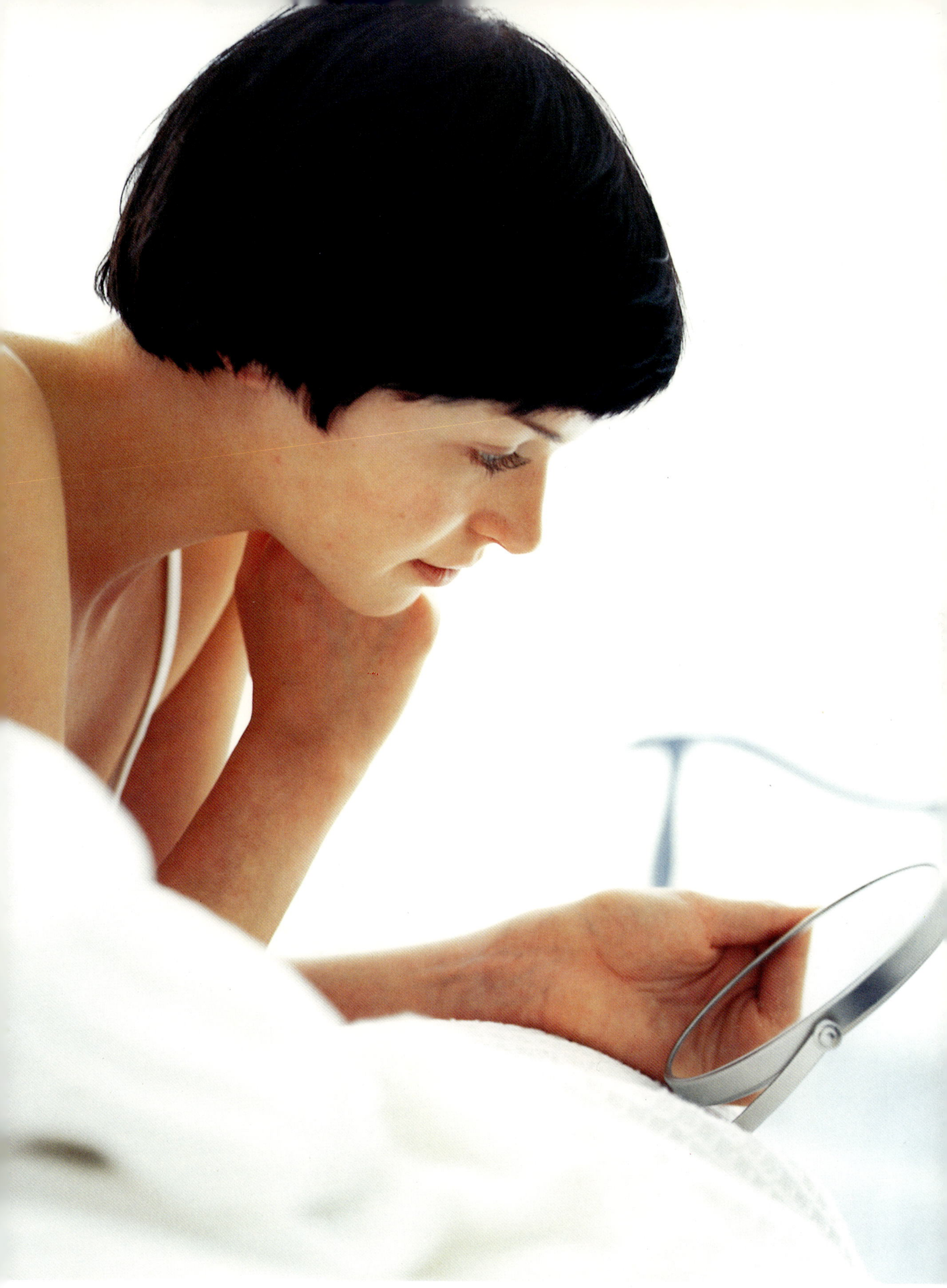

Unter der Haut

Was ist in der Haut?

In einem Hautstück von einem Quadratzentimeter sind 12 Talgdrüsen, 10 Haare, 100 Schweißdrüsen, einen Meter Blutgefäße, zweieinhalb Meter Nerven und insgesamt drei Millionen Zellen enthalten.

Die Haut ist ein kluges Gebilde. Als einziges äußeres Organ des Körpers muss sie das auch sein. Sie hat die Aufgabe, die äußere Welt draußen und die innere Welt drinnen zu halten; sie muss die inneren Organe schützen und wichtige Flüssigkeiten erhalten und gleichzeitig Infektionen widerstehen und eine Barriere gegen Beschädigung bilden.

Aber das ist noch nicht alles. Ihre Haut reguliert dazu noch Ihre Körpertemperatur, indem sie schwitzt, wenn es heiß ist, und die Durchblutung einschränkt, wenn es kalt ist. Sie sorgt für die Ausscheidung von Abfallstoffen, die nicht die Nieren passieren können, und verteilt Nährstoffe und Sauerstoff an Nerven, Drüsen, Nägel und Haare. Sie sendet Schmerzsignale ans Gehirn.

Damit sie all dies leisten kann, ist die Haut mit einzigartigen Qualitäten ausgestattet. Sie hat Haarfollikel, um Talg an die Oberfläche zu leiten; äußerst empfindliche Nervenrezeptoren; elastisches Gewebe, dass sich um 50 Prozent ausdehnen kann; und ein hochproduktives Regenerierungssystem. Sie kann sich auch anpassen und auf Alter oder Stimmung, Monats-oder Jahreszeit reagieren.

Als exponiertester und ausdrucksfähigster Teil des Körpers hat Ihr Gesicht auch die komplizierteste Haut von allen. Es hat die meisten Nervenenden und Talgdrüsen, die kleinsten Kapillaren, die dünnste Haut und die feinsten und flexibelsten Muskeln, die direkt daran befestigt sind.

Selbst innerhalb des Gesichtes ist dies alles noch feiner spezialisiert. Die dünnste Haut befindet sich auf Augenlidern und Lippen, die dickste auf Stirn, Kiefer und Kinn. Die fettigste sitzt auf Nase, Schläfen und Stirn, die trockenste auf Wangen und Kiefer. Kein Wunder, dass man ihre Pflege schwierig findet und sich auf die Hilfsangebote der Kosmetikunternehmen einlässt.

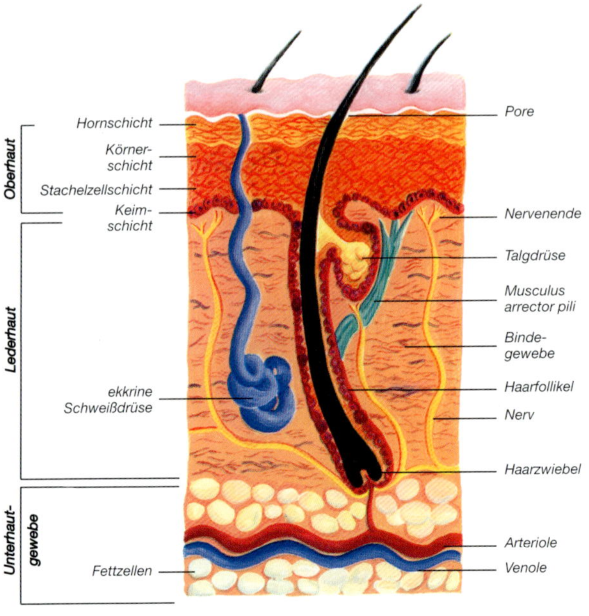

Ein Monat im Leben einer Hautzelle

Zahnärzte und Chirurgen sind mit der Innenseite der Haut vertraut, wir anderen kennen nur den sichtbaren Teil. Doch ein Querschnitt durch die Haut, siehe Darstellung links, ähnelt dem einer Blumenkante oder eines Flussbettes, da die lebenswichtigen Teile unter der Oberfläche liegen.

Die Haut besteht aus mehreren Schichten. Wir verwöhnen und umsorgen die alleroberste Schicht, doch das Eigentliche passiert darunter.

Die Grundlage der Haut ist das Unterhautgewebe (Subcutis), eine feste und schwammartige Schicht, die Fettzellen, Blutgefäße und Nervenfasern enthält. Darüber sitzt die Lederhaut (Dermis), die nicht nur als weiche Unterlage für die Oberhaut dient, sondern auch das Stützsystem der Haut darstellt.

Sie ist etwa 3 mm dick und enthält Blutgefäße, Nervenenden, Haarfollikel, Talg- und Schweißdrüsen und Bindegewebe. Am Wichtigsten ist aber vielleicht, dass sie Kollagen enthält. Biologisch gesehen ist die wichtigste Aufgabe des Kollagen, eine Art Gerüst zu bieten, das alles zusammen hält. Wofür es jedoch am besten bekannt ist, ist die Tatsache, dass es der Haut ihre Spannkraft, Vitalität – und Jugend verleiht. Die Kollagenproduktion, daran erinnern uns Hersteller von Hautpflegeprodukten gern, lässt mit zunehmendem Alter nach. Daher ist es diese Hautschicht, auf die die Traumkrem jedes Herstellers zielt.

Zwischen der Lederhaut und der Oberhaut (Epidermis) liegt die Basal- oder Keimschicht, in der die Hautzellen gebildet werden. Millionen davon werden täglich allein in der Gesichtshaut gebildet. Sie entstehen als plumpe, feuchte Gebilde, begeben sich jedoch sofort auf eine Reise an die Oberfläche, auf der sie sich verändern. Während die Zellen nach oben wandern, wird ihr Kern abgebaut und sie füllen sich mit Keratin, einem kräftigen Protein, das sie flacher und trockener werden lässt. Dies alles dauert etwa 30 Tage; je älter man ist, desto länger dauert es.

Wenn sie die äußerste Schicht der Oberhaut erreicht haben, die man Hornschicht nennt, sind sie fest und schuppenartig und genau im richtigen Zustand, um einen hornigen Schutzmantel für die Oberhaut zu bilden. Wenn sie sich durch die 20 Schichten der Hornschicht hindurchgearbeitet haben, werden die Zellen durch fettige Komponenten an der Oberfläche zusammengeklebt. Hier bleiben sie, bis sie (vor ihrer Zeit) durch reinigende Stoffe in Reinigungspräparate zerstört werden oder (auf natürlichere Weise) abfallen und sich dem Staub auf Ihren Möbeln hinzugesellen.

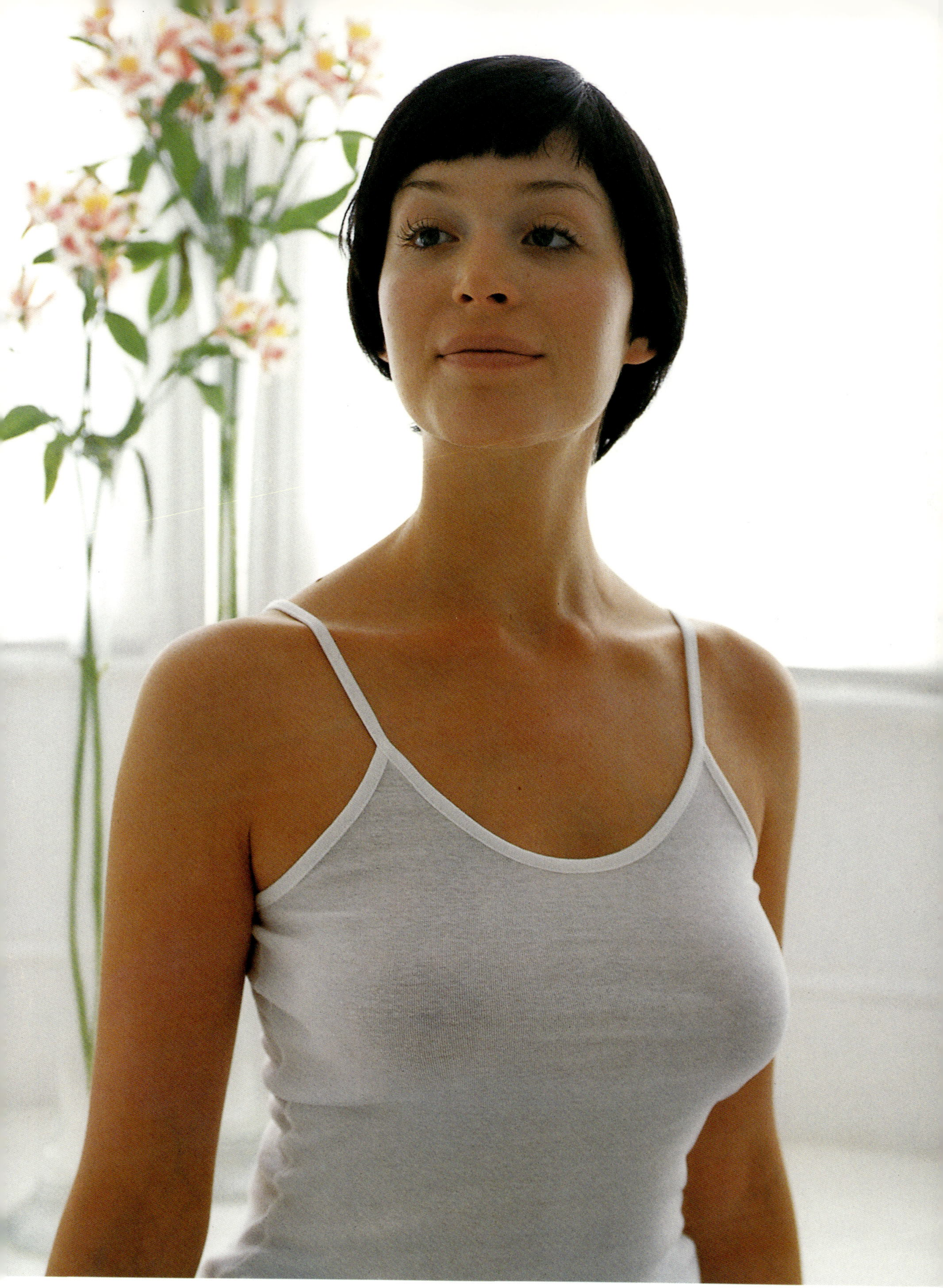

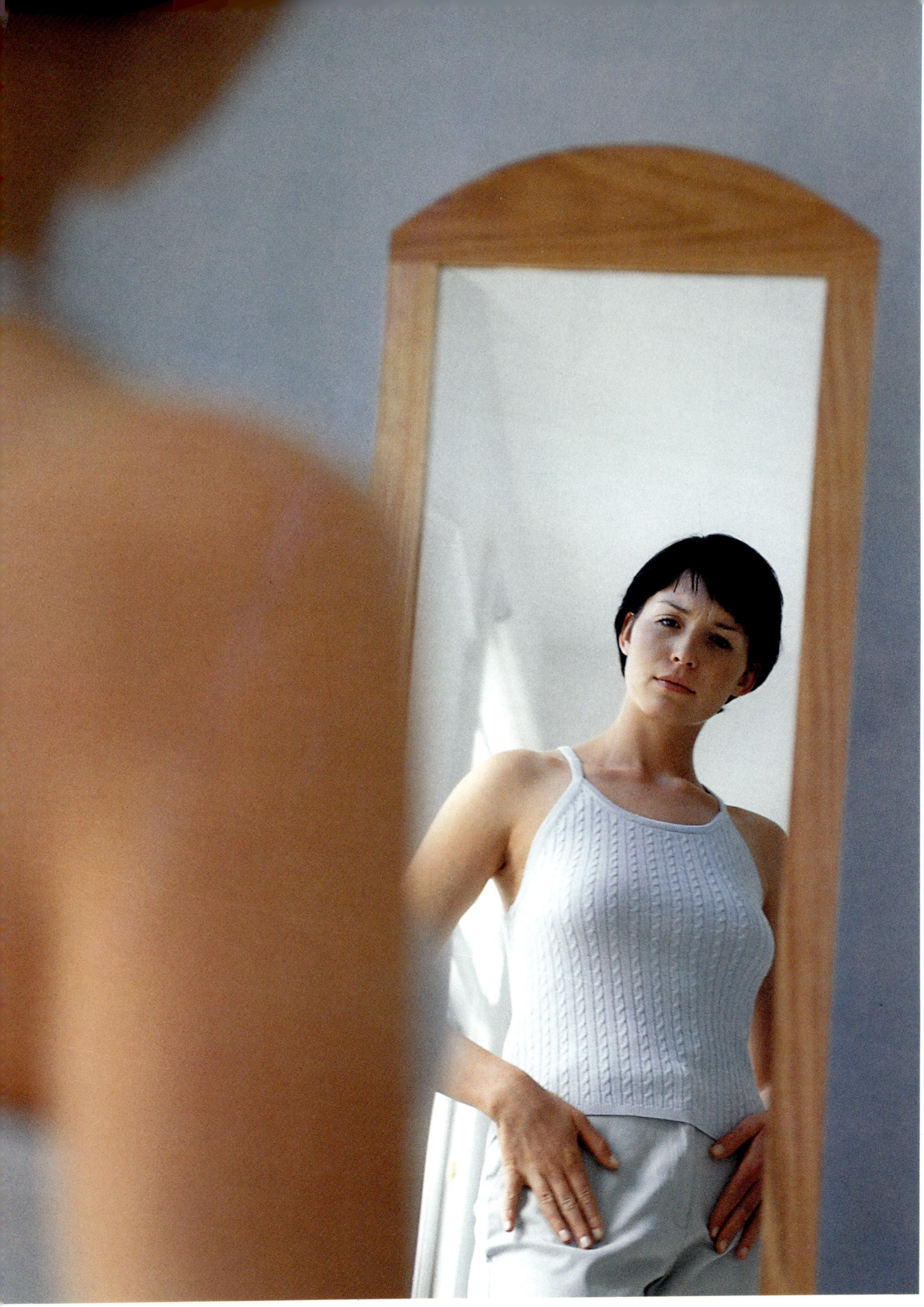

Die Zeit wird es zeigen

Die Gesichtshaut, das ist klar, hat ein paar sehr klug eingebaute Mechanismen zur Selbstverteidigung. Eines hat sie jedoch nicht: ein Mittel gegen das Altern. Und als exponiertester Körperteil ist es wiederum Ihr Gesicht, das am schnellsten altert. Jeder Zug Kaltluft oder jeder warme Sonnenstrahl hinterlässt seine Spur; jede Wolke Auspuffgas oder jede Flasche Wein verstärkt die Auswirkungen.

All dies ist das extrinsische oder äußerliche Altern, das Sie zum Teil selbst steuern können (siehe Seite 110). Dann gibt es das intrinsische oder innere Altern, gegen das selbst der tadelloseste Lebenswandel eines Agoraphoben wenig ausrichten kann, da es vor allem durch die Gene bestimmt wird. Die Kombination äußerer und innerer Einflüsse bestimmt, wann man einen vom Alter gezeichneten Ausdruck annimmt. Im Glücksfall ist dies von Mensch zu Mensch unterschiedlich. Wenn aber alle Dinge gleich sind, wann können Sie dann was erwarten?

Teenagerjahre

Im Kindesalter haben die meisten Menschen eine so perfekte Haut, dass sie fast im Dunkeln strahlt. Die Pubertät markiert eine bedeutende Umwandlung in der Haut, die nun fettiger wird und eher zu verstopften Poren neigt. Doch abgesehen von den Pickeln ist die Wandlung positiv, denn die Fettigkeit der Haut bewahrt sie vor Austrocknung und hält sie weich und geschmeidig. Inzwischen erneuern sich die Hautzellen mit Rekordgeschwindigkeit und legen ihren Weg aus der Basalschicht in die Oberhaut in etwa 28 Tagen zurück.

Das Erwachsenwerden hat weitere Vorteile, die das unvermeidliche Sprießen der Pickel aufwiegen helfen. Kollagen und Elastin sind im jugendlichen Bindegewebe noch perfekt verbunden und zusammengerollt, wodurch es Elastizität und Festigkeit erhält. Die Einwirkung der Sonne kann zwar die unteren Gewebeschichten schon beschädigt haben; dies wird jedoch an der Oberfläche noch nicht sichtbar.

Zwanziger

Ausdruckslinien beginnen sich auszuprägen, besonders zwischen den Augenbrauen, an den äußeren Augenwinkeln und über der Stirn. Der Zellaustausch sinkt und wird sich in den nächsten 25 bis 30 Jahren halbieren. Die Körnerschicht beginnt sich zu verdicken und an Flexibilität zu verlieren. Das Bindegewebe verliert seine Elastizität, besonders bei Menschen, die in der Sonne Urlaub machen. Abgesehen davon sieht die Gesichtshaut noch immer taufrisch und elastisch aus.

Dreißiger

Die Oberhaut zeigt die ersten sichtbaren Abnutzungserscheinungen dank der kumulativen Wirkungen von Sonne, Umweltverschmutzung, Stress und nicht eben perfekter Ernährung. Die daraus resultierenden Mutationen manifestieren sich in uneinheitlicher Gesichtsfarbe, stumpfem Aussehen und zurückgehaltener Flüssigkeit. Die Verdickung der Körnerschicht und der Rückgang des Zellaustausches werden sichtbar. Wiederholte Gesichtsausdrücke pressen nun das Fett der Unterhaut in Bahnen, die, da sie zunehmend an Elastizität verlieren, bestehen bleiben. Falten werden zu einem dauerhaften Zug und die kumulativen Wirkungen der Schwerkraft beginnen sich zu zeigen. Jetzt beginnen die meisten Menschen, die Kosmetikläden nach dem Wundermittel gegen Alterungserscheinungen abzusuchen, das einige dieser deutlichen Zeichen auslöscht.

Vierziger

Die Reise von der Basalschicht zur Oberhaut kann nun 40 Tage dauern. Der gleichmäßige Glanz der frühen Jahre verschwindet, da die Pigmentierung sich ungleich verteilt und bei manchen Menschen zu dunklen Flecken führt. Die Basalschicht wird nach und nach dünner, wodurch es für die Hautzellen schwierig wird, ihre Feuchtigkeit zu halten, während die Körnerschicht sich weiter verdickt. Die Talgproduktion, die in der Pubertät ihre Spitze erreichte, ist nun merklich im Rückgang begriffen. Das ist auch gut so, denn es bleiben immer mehr abgestorbene Zellen an der Hautoberfläche haften, da der Zellaustausch zurückgeht. Rote Äderchen können sich zeigen, besonders bei empfindlicher Haut. Sich vertiefende Ausdruckslinien lassen niemanden über die emotionale Geschichte ihres Besitzers im Zweifel.

Fünfziger

Bei Frauen findet nun die größte Veränderung seit der Pubertät statt. Die Wechseljahre, die gewöhnlich in den frühen Fünfzigern auftreten, bringen einen plötzlichen Abfall der Östrogenproduktion mit sich, bei gleichzeitigem Sinken der Talgproduktion. Dadurch kann Wasser leichter verdunsten, was zu trockener und manchmal schuppiger Haut führt.

Die Oberhaut schrumpft weiter und ist nun um etwa 20 Prozent dünner als in den Teenagerjahren. Die Verteilung der Fettzellen erfolgt ungleich und die übergroße Anzahl im Unterhautgewebe führt zum Auftreten von Hängebäckchen und einem schwereren Kinn. Die kumulativen Wirkungen der Sonneneinstrahlung können sich in dunklen, gutartigen Flecken manifestieren, die als Sonnenkeratosen bezeichnet werden.

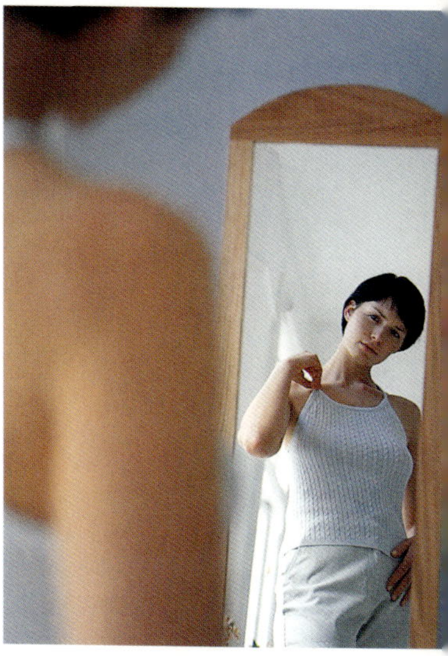

Lösungen aus dem Regal

Manche Menschen mit seidiger Haut haben einfach mehr Glück gehabt als andere und aus dem Pool der Gene ganz klar den großen Fang gezogen. Doch selbst sie gelangen schließlich an einen Punkt, an dem sie nach Hilfe von außen suchen. Im Alter von 40 Jahren verwendet eine Frau durchschnittlich täglich fünf Krems für ihr Gesicht. Die Anzahl der verwendeten Produkte und die Summe, die für einzelne Produkte ausgegeben werden, steigen mit dem Alter. Sie stellen eine Art Krisenmanagement dar.

Hersteller erkennen einen Wachstumsmarkt auf Anhieb, und da die Anzahl älterer Frauen steigt, haben sie auf die Krise mit einer Unmenge an Salben und Tränken gegen das Altern reagiert. Sie haben mittlerweile einen Anteil von einem Fünftel aller Umsätze im Bereich der Gesichtshautpflege erreicht, und der Sektor wächst schneller als jeder andere. Aber wirken diese Krems auch? Viele sind das Ergebnis langjähriger Forschung und viel publizierter Labortests. Alle werden gekonnt vermarktet. Doch zwangsläufig fördert Hoffnung auch Reklametricks.

Die Hersteller nutzen viele Taktiken, um die skeptische Verbraucherin davon zu überzeugen, dass ihre neueste Krem diejenige ist, welche bei regelmäßiger Anwendung die Jahre wegwischt, sobald sie aufgetragen wird. Eine der am häufigsten angewendeten Taktiken ist die Verwendung von Inhaltsstoffen, die in der allgemeinen Vorstellung mit jugendlichem Aussehen verbunden werden. Vitamin E, Kollagen, Elastin, Retinol ... sie alle werden suggestiv eingesetzt. Selbst die Verbraucherin mit Durchblick könnten leicht Retinol, eine Form des Vitamin A, mit Retinolsäure verwechseln. Während jedoch Letztere – eine starke rezeptpflichtige Droge – tatsächlich Falten beseitigt, tut einfaches Retinol nichts dergleichen. Ähnlich gilt, dass Kollageninjektionen durch Unterspritzen zwar Fältchen glätten können und junge Haut reich an Elastin ist, jedoch können Kollagen und Elastin in einer Krem einfach nicht in die Lederhaut absorbiert werden. Dasselbe gilt für Vitamin E – ein Zusatzstoff mit einem bösartigen Haken, da er auch Kontaktdermatits hervorrufen kann.

Nicht alle neuen Inhaltsstoffe bluffen den Verbraucher derart. Liposomen zum Beispiel tun genau das, was die Hersteller angeben: Sie transportieren Feuchtigkeit in die Haut und setzen sie dort fest. Doch zu welchem chemischen Preis? Wenn synthetische Inhaltsstoffe wie diese bei Kontakt mit der Haut absorbiert werden (und einigen Schätzungen zufolge sind das 50 Prozent), dann bestehen auch gute Chancen, dass sie in die Blutbahn gelangen und zur Leber transportiert werden. Kosmetikunternehmen mögen ihre Präparate auf allergische Reaktionen der Haut hin testen, doch die wahren Auswirkungen können viel weiter unter der Oberfläche liegen.

Zwar ist der genehmigte Anteil jedes Inhaltsstoffes klein, aber es gibt keine Beschränkung hinsichtlich der Anzahl der Chemikalien, die zu einem einzigen Produkt verarbeitet werden können.

Doch die Wirkungen sind verborgen und ihre Ursache jedenfalls nicht nachweisbar. Ganz anders, wenn jemand auf der Hautoberfläche Abwehrreaktionen gegen ein Gesichtsprodukt zeigt. Die Beschwerden über solche Reaktionen haben ebenso zugenommen wie die Palette, die Ziele und die Ansprüche der Produkte. Es überrascht kaum, dass in einer Umfrage 80 Prozent der befragten Frauen von sich sagten, sie hätten empfindliche Haut.

Bei einem vor kurzem durchgeführten Test von Anti-Alterungs-Krems durch die britische Consumers' Association (Verbraucherverband) berichteten mehr als ein Drittel der 48 Frauen über Abwehrreaktionen ihrer Haut wie Brennen, Jucken, Schuppenbildung und Austrocknung. Dennoch ist der Glaube, dass die einzig wahre Behandlung für die Haut ein patentiertes, industriell hergestelltes und verpacktes Produkt ist, derart stark, dass die gewöhnliche Reaktion darin besteht, eine andere Krem zu kaufen, um die Nachwirkungen der vorherigen auszubügeln – und so geht der Kreislauf immer weiter.

Paradoxerweise hat gleichzeitig die Ansicht zugenommen, dass die Natur es immer am besten weiß. Den steigenden Verkaufszahlen bei Naturkost und Haushaltreinigern mit geringem Chemikalienanteil entspricht das Wachstum auf dem Sektor „natürlicher" Hautpflegeprodukte. Als eines der Marketingschlagwörter der letzten Jahre wurde „natürlich" im gleichen Umfang missbraucht, und nirgends öfter als in den Kosmetikgeschäften.

Hersteller können rechtmäßig behaupten, ihr Produkt sei mit einem „natürlichen" Duftstoff parfümiert, selbst wenn das enthaltene ätherische Öl nur ein Prozent des Produktes ausmacht und daneben auch synthetische Duftstoffe verwendet werden. Sie können die Verwendung von natürlichem Weizenkeim-, Avocado- oder Nachtkerzenöl herausstellen, auch wenn dieses aus genmanipulierten Pflanzen hergestellt wurde (mit bisher nicht bekannten Auswirkungen, was die ethisch bewussten Hersteller von – wirklich natürlichen – Kosmetikprodukten veranlasst hat, Inhaltsstoffe aus genmanipuliertem Material aus ihren Produkten zu verbannen).

Und trotz all dieser magischen Inhaltsstoffe, welcher ist der häufigste Bestandteil einer Hautkrem? Wasser. Noch natürlicher geht es gar nicht. Wasser ist jedoch das perfekte Medium für Pilz- und Bakterienwachstum und benötigt daher den Zusatz von Konservierungsstoffen, die zwangsläufig synthetisch sind. In einer weiteren Kettenreaktion erfordert die Verwendung von Chemikalien wiederum den Einsatz von Parfümen, um ihren unangenehmen Geruch zu überdecken. Parfüme jedoch, die aus einer potenziellen Palette von über 600 Chemikalien hergestellt werden, sind für mehr Abwehrreaktionen der Haut verantwortlich als jeder andere Bestandteil in Gesichtskrems.

Natürlich kann man die Nebenwirkungen künstlicher Chemikalien mindern, indem man ihren Anteil im Produkt verringert. Dies ist mit Fruchtsäuren getan worden, die eine lange Entwicklung hinter sich haben, seit die Römer ihre Gesichter mit den Resten vergorener Weintrauben belegten. Die modernen, industriell hergestellten Versionen, die in Kliniken eingesetzt werden, sind unendlich stärker (siehe Tabelle Seite 19). Doch selbst die verdünnten Ladenversionen waren, als sie neu auf den Markt kamen, Zielscheibe derart vieler Verbraucherbeschwerden, dass die Hersteller gezwungen waren, den Anteil der Fruchtsäuren in Krems auf kaum mehr wirksame zwei bis fünf Prozent zu reduzieren. Während die Wirkungen dieser Krems und vieler anderer „Anti-Alterungs"-Präparate neben ihnen bestenfalls minimal und schlimmstenfalls fragwürdig sind, kann der Preis astronomisch sein.

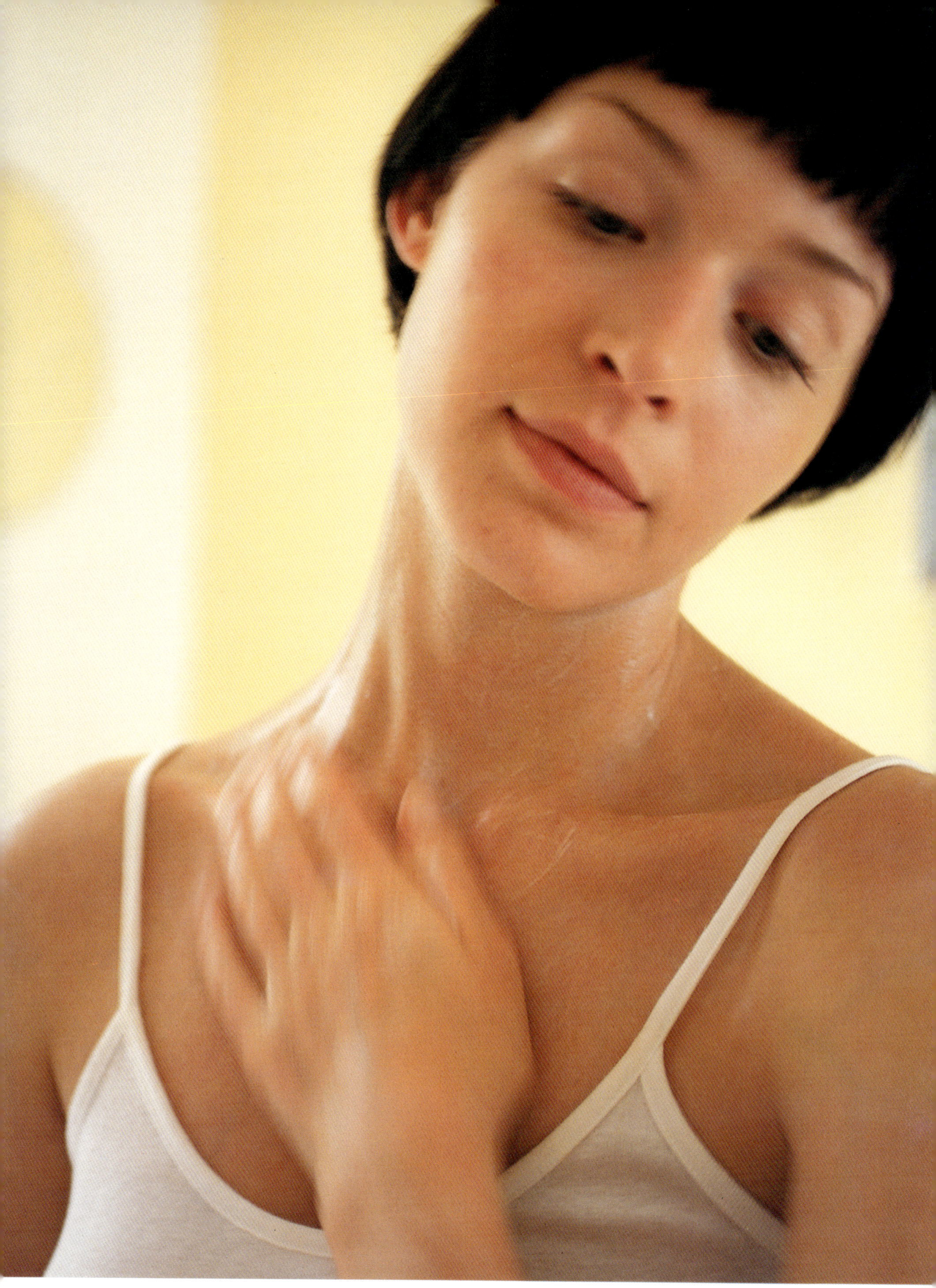

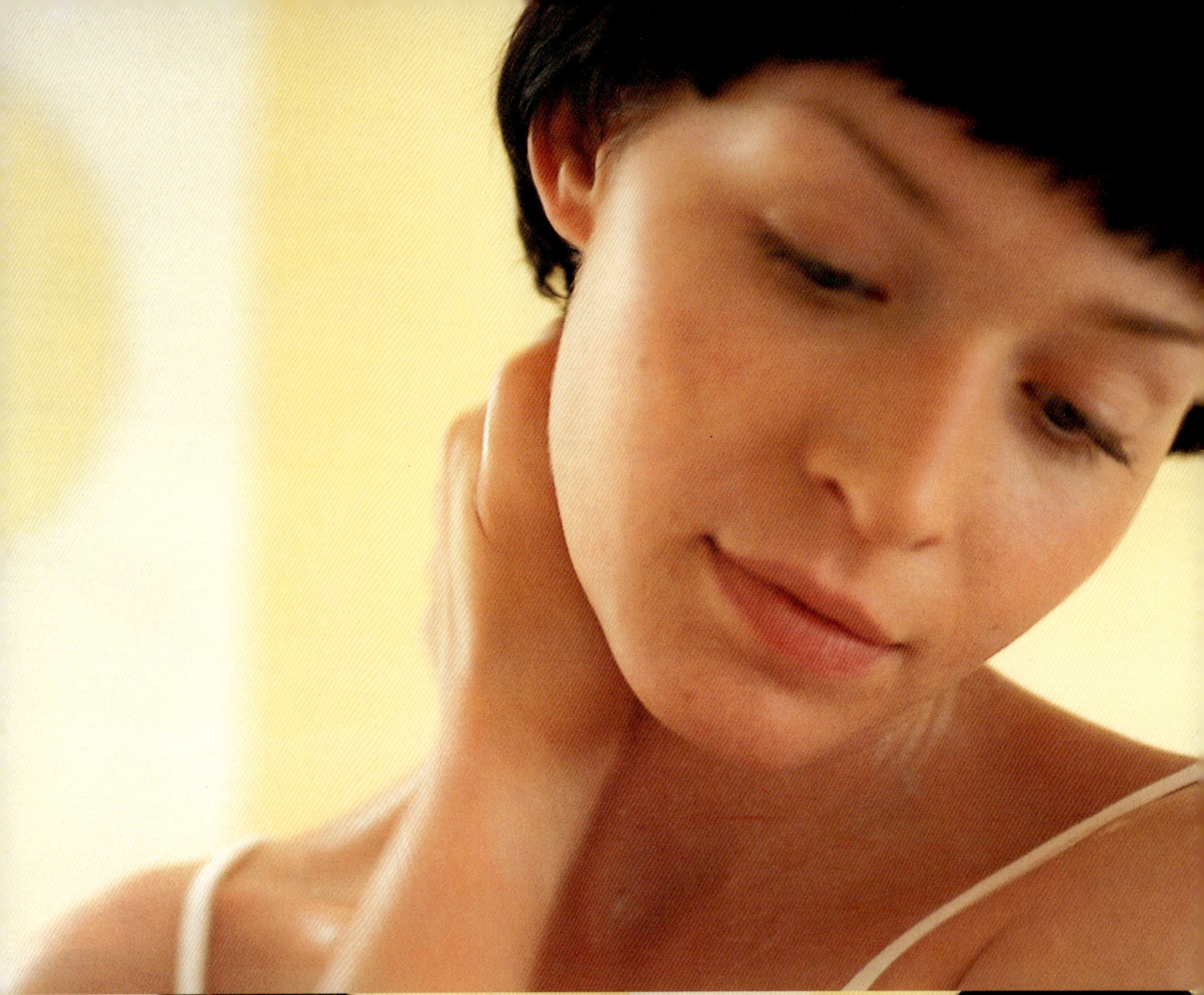
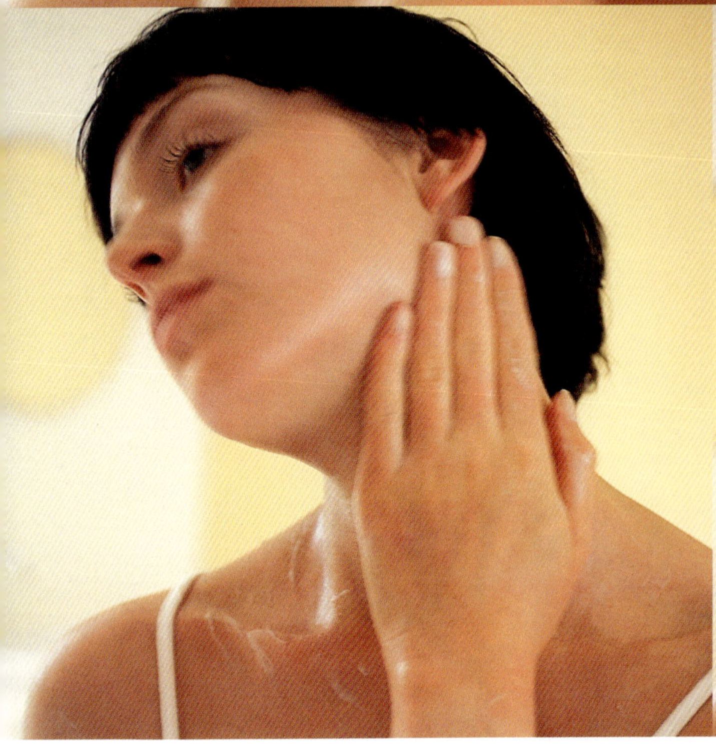
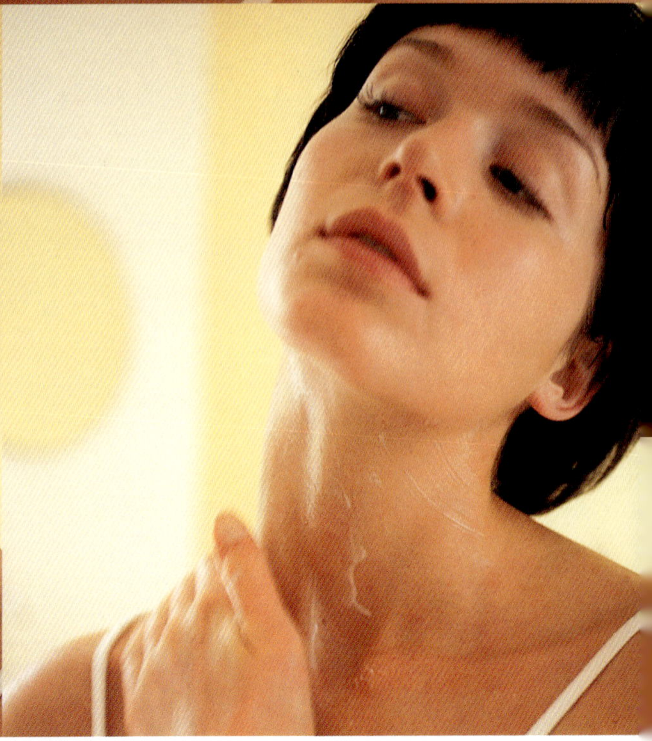

Chemie gegen Chirurgie

Seit 1997 sind Kosmetikunternehmen gesetzlich verpflichtet, den Inhalt ihrer Produkte zu deklarieren. Um alles zu verstehen, müsste man jedoch manchmal einen Abschluss in Latein oder Pharmakologie haben, da hier eine mit Latein untersetzte „Eurosprache“ verwendet wird. Dies verwischt nicht nur den Unterschied zwischen natürlichen und synthetischen Bestandteilen, sondern gibt auch keinerlei Hinweise auf die Herkunft oder Wirkung der enthaltenen Chemikalien.

Hüten Sie sich vor langen Listen und Namen. Ein führender Dermatologe warnt, dass ein Produkt, auf dem mehr als drei aktive Inhaltsstoffe aufgeführt sind, seine Versprechungen nicht erfüllen kann; ein anderer meint, dass man, wenn man die Bezeichnungen der Inhaltsstoffe nicht aussprechen kann, vermuten muss, dass sie einem ebenso viel Schaden wie Nutzen bringen werden.

Mehr als 3000 Chemikalien sind in Europa für die Verwendung in Kosmetikprodukten zugelassen. Viele wirken beruhigend, manche jedoch nicht. Achten Sie auf die folgenden:

Propylene glycol: eine klare Flüssigkeit, die Feuchtigkeit transportieren soll; ein sehr häufiges Hautallergen.

Sodium lauryl sulphate: Reinigungs-, Emulsions- und Netzmittel; trocknet oft die Haut aus und führt häufig zu Reizungen, da es sich ins Hautprotein frisst.

Diethanolamine (DEA) und Triethanolamine (TEA): Netzmittel, die Nitrosamine bilden können, die wiederum potenziell krebserregend sind, sowie Formaldehyd, das nicht nur Allergien auslöst, sondern bei Tieren zu Genmutationen führen kann und in Japan und Schweden verboten ist. Andere Chemikalien wie die Konservierungsstoffe 2-Brom-2-Nitropropan-1, 3-Diol (allgemein Bronopol genannt), können ähnliche Wirkung haben.

Parabens oder **Parabenz:** ein Konservierungsmittel, das in einem Drittel aller Kosmetika eingesetzt wird und dessen vermutlich krebserregendes Potenzial zum Verbot in Japan geführt hat. Parabens kommt in der Natur vor, aber die meisten Hersteller verwenden die synthetisierten Formen, die man als Butyl-, Ethyl-, Methyl- oder Propylparabens kennt.

Parahydroxy benzoates: Konservierungsstoffe und Wirkstoffe gegen Pilze; sie rufen allergische Reaktionen hervor und in den USA wurde angeregt, sie zu verbieten.

Imidazolidinyl urea (auch Hydantoin genannt): wird verwendet, um Gleitmittel herzustellen, wird aus Holzgeist gewonnen, der Bewusstlosigkeit hervorrufen kann, und ist bei Tieren krebserregend. Kann außerdem Formaldehyd bilden.

Stearic acid (Stearinsäure): eine wachsartige Fettsäure, die oft in Hautkrems eingesetzt wird; ruft oft Empfindlichkeit hervor.

Lanolin: aus Schafwolle gewonnen, kann krebserregende Pestizide enthalten, die in die Blutbahn gelangen können, da Lanolin fettlöslich ist.

Quaternium 15: eine häufige Ursache für Kontaktdermatitis bei gegen Chemikalien empfindlichen Personen.

Boric acid (Borsäure): ein Bakterizid und Fungizid, das in Hauterfrischungsmitteln verwendet wird und toxische Reaktionen hervorrufen kann. Talkumpuder, das Borsäure enthält, trägt einen Warnhinweis, dass es nicht bei Kindern unter 3 Jahren angewendet werden darf.

Benzyl alcohol: ein häufiges Konservierungsmittel in Krems; häufige Ursache für Überempfindlichkeit.

Butylated hydroxy anisole (Bha) und Butylated hydroxy toluene (Bht): allgemein verwendete Antioxidationsmittel, die bei regelmäßigem Gebrauch Überempfindlichkeit hervorrufen können.

Tocopherol und Tocopherol acetate: allgemein verwendete Antioxidationsmittel, die Kontaktdermatitis hervorrufen können.

Blue 1 und Green 3 (Blau 1 und Grün 3): künstliche Farbstoffe; beide krebserregend.

Drastische Maßnahmen

Die Lawine neuer Krems, die in jüngster Zeit über den Markt hereingebrochen ist, hat die Flut der Menschen nicht eindämmen können, die radikale Lösungen suchen. Vielleicht wirken die Krems nicht wie versprochen; vielleicht wollen die Leute eine Schnellreparatur; vielleicht können sie den Versuchungen einer neuen Technik nicht widerstehen; oder vielleicht suchen sie nur nach einer tiefergehenden und dauerhafteren Wirkung – lieber eine Langzeit-Intensivpflege als schnelle Erste Hilfe.

Was auch immer der Grund sein mag, die Menschen sind jedenfalls heute mehr denn je bereit, sich tage- oder wochenlangem Unwohlsein und Einsamkeit zu unterziehen, um die Jahre von ihrem Gesicht zu brennen, zu pellen oder zu raspeln. Die Jugend kommt auf die eine oder andere Weise teuer zu stehen, doch die Menschen sind zunehmend bereit, den Preis zu zahlen.

Die Nachfrage wurde durch neue Techniken angestachelt, von Laserbehandlung bis Dermabrasion. Die meisten halten jedoch dem Zahn der Zeit nicht stand und müssen nach ein oder zwei Jahren wiederholt werden. Und damit hin zum Operationssaal.

In Rekordzahlen vertrauen Menschen – in der Hauptsache, aber nicht ausschließlich, Frauen – ihr Äußeres Schönheitschirurgen an. Laut einer Schätzung begeben sich (in Großbritannien) 65 000 Menschen jährlich unter das Messer, wobei die tatsächliche Zahl mit Sicherheit höher liegt, da viele dieser Operationen in nicht zugelassenen Kliniken durchgeführt werden. Noch viel mehr Menschen überlegen eine solche Möglichkeit. Eine Umfrage 1999 ergab, dass eine von vier Frauen unter 40 eine Schönheitsoperation in Betracht zieht. Zweifellos werden viele abgeschreckt, bevor sie den Operationstisch erreichen, wenn ihnen Berater die blutige Prozedur beschreiben, die sie erwartet (siehe Tabelle Seite 18).

Wenn Sie ein robusteres Gemüt besitzen und noch immer eine solche Behandlung in Betracht ziehen, blättern Sie zuerst auf Seite 46. Gesichtsgymnastik vor einer Schönheitsoperation kann das Ergebnis bedeutend verbessern und verlängern.

Verfahren	Was passiert?	Vorteile	Nachteile
Facelifting	Die Haut wird aufgeschnitten und angehoben (geliftet), dann wieder über das Gesicht gelegt; überstehende Haut wird gekürzt. Gleichzeitig können Muskeln geliftet und gestrafft werden. Teile bestimmter Muskeln können auch ganz entfernt werden, um weitere Furchung und Faltung des Gesichtes zu verhindern.	Verbessert die Form des Gesichtes und entfernt Oberflächenlinien. Wenn Quetschungen und Narben verblasst sind, wird die Verbesserung sofort sichtbar und hält sechs bis zehn Jahre an. Wo bestimmte Teile des Gesichtes besonders betroffen sind, kann man eine kleinere Operation durchführen – typischerweise ein Brauen- oder Augenlifting.	Wird das Verfahren wiederholt, so verringert sich die Gesichtsbeweglichkeit, so dass das Gesicht weniger ausdrucksvoll ist. Geringes Risiko der Nervenbeschädigung, die bleibend ist. Hat eine maskenartige Wirkung, wenn die Haut beim Liften straff gespannt wird. Die Oberfläche der Haut wird verkleinert, so dass Nährstoffe und Sauerstoff weniger gut transportiert werden können.
Laserbehandlung	Die Epidermis und Teile der Dermis werden mit einem Hochleistungs-Energiestrahl entfernt.	Kann sehr genau auf einzelne Falten gerichtet werden; die Tiefe der Enfernung kann durch Verwendung von Vergrößerungsgeräten genau gesteuert werden. Wirkt gut auf feine Falten wie Krähenfüße und Oberlippenfältchen.	Haut bleibt bis zu zehn Tage lang schmerzempfindlich, geschwollen und verkrustet, und rosafarben für 3–6 Monate, bevor sie wieder ihre natürliche Farbe annimmt. Risiko ungleichmäßiger Pigmentierung, besonders, wenn Haut regelmäßig der Sonne ausgesetzt wird. Nicht sehr effektiv bei tiefen Furchen, wie zwischen den Augenbrauen oder zu beiden Seiten des Mundes. Empfindlichkeit gegenüber Kosmetika kann sich steigern. Wenn nicht fachgerecht ausgeführt, kann Grenzlinie sichtbar sein.
Dermabrasion	Eine rotierende Bürste oder eine Diamantscheibe entfernt die Epidermis und den oberen Teil der Dermis, und damit feine Linien und Falten. Die abgeschliffene Haut heilt und wächst dicker nach, mit neuem Kollagen und Elastin.	Wirksam bei tiefen Oberlippenfältchen.	Gleiche Nachteile wie Laserbehandlung, zusätzlicher Nachteil: Dermabrasion führt zu stärkerem Bluten und das neue Aussehen der Haut dauert nur einige Monate an.
Chemisches Peeling	Abreibende Säurepaste, die auf das Gesicht aufgetragen wird, entfernt Epidermis. Neue Haut wächst nach wie oben.	Kann mit unterschiedlichen Pasten und mit unterschiedlicher Tiefenwirkung ausgeführt werden, je nach Tiefe der Falten. Am leichtesten und beliebtesten ist das Alpha-Hydroxy-(Frucht)-Säure-Peeling, das sehr schnell geht und weniger schmerzhaft ist, allerdings auch mit weniger starker Wirkung. Ein Phenolpeeling ist effektiver, reduziert aber manchmal die Pigmentierung.	Paste muss über 24 Stunden dreimal aufgetragen werden. Entfernung der Paste sehr schmerzhaft. Haut ist nach einem leichten Peeling bis zu einem Monat lang rot, schuppig und geschwollen; mehrere Monate nach einem tiefen Peeling. Zerstört Pigmentzellen der Oberfläche, daher kann Sonnenbestrahlung Pigmentierungsprobleme verursachen. Nicht für den Hals geeignet, der schlecht abheilt.
Kollagenimplantation	Tierisches Kollagen wird unter die Falten gespritzt. Die Linien füllen sich sofort und die körpereigene natürliche Kollagenproduktion wird in den folgenden Monaten angeregt.	Es gibt keine Narben und die Verbesserung tritt unmittelbar ein, allerdings können rote Punkte für mehrere Stunden nach der Behandlung sichtbar sein.	Hält höchstens einige Monate an. Erfordert häufig drei aufeinander folgende Injektionen. Möglichkeit allergischer Reaktionen. Gesichtsmuskeln dürfen bis zu vier Stunden nach der Behandlung nicht bewegt werden.
Fettimplantation	Fett wird unter örtlicher Betäubung aus dem Bauch- oder Oberschenkelbereich entnommen. Blut und überschüssige Flüssigkeit werden entfernt und die Fettzellen injiziert. Um das neue Fett wächst Kollagen.	Gut für tiefe Falten. Kein Risiko allergischer Reaktion.	Es muss eine große Anzahl an Fettzellen implantiert werden, wodurch das Gesicht mehrere Wochen oder gar Monate lang rot und klumpig aussieht.
Silikoninjektion	Silikone wird tief unter Falten eingespritzt. Der Körper produziert Kollagen, das das Silikon umgibt und die Falte ausfüllt.	Dauerhafte Wirkung, da Silikon im Gewebe verbleibt. Gut geeignet für Stirn- und Mundfurchen.	Es besteht das Risiko, dass Silikon zu anderen Körperteilen abwandert, daher bieten viele Ärzte die Behandlung nicht mehr an, die in den USA verboten ist.
Botox-„Hibernation"	Botulinustoxin wird in den Muskel injiziert, um ihn zu lähmen, damit Fältchen sich nicht vertiefen können. Am häufigsten bei Runzelmuskeln verwendet.	Sehr wirksam bei Stirnlinien.	Schränkt Gesichtsausdruck ein. Hält nur 3–4 Monate an.

Was ist die Alternative?

Operationen und Präparate, von denen behauptet wird, dass sie Falten ausbügeln, schlaffe Haut anheben oder Fältchen ausfüllen, stellen eine schwere Versuchung dar. Sie sprechen auf einen Streich unsere Eitelkeit und unsere Trägheit an. Aber sie sind wie Make-up eine kurzzeitige Abdeckung, eine zeitweilige und oberflächliche Lösung für den unerbittlichen und unaufhaltsamen Prozess des Alterns. Wenn Sie einen alten Holztisch haben, dessen ursprünglicher Charme mit langem Gebrauch verschwunden ist, so können Sie ihn abschleifen und lackieren und dann regelmäig entstauben und polieren. Übersehen Sie dabei jedoch den feinen Haarriss in einem Bein, so wird der Tisch schließlich verfallen, bis er nicht mehr zu reparieren ist.

Wird der Riss rechtzeitig bemerkt, so kann man Maßnahmen ergreifen – ihn ausfüllen, mit Furnier auslegen, oder das Bein umgestalten. In vergleichbarer Weise können Sie Ihre Falten mit Kollagen ausfüllen, nach einem Peeling mit neuer Haut überziehen oder durch ein teilweises oder vollständiges Lifting ausbügeln lassen. Das Für und Wider der gebräuchlichsten kosmetischen Verfahren ist in der nebenstehende Tabelle aufgeführt.

Wie viel besser ist es aber, in erster Linie für die darunter liegende Struktur zu sorgen, zu verhindern, dass Risse und Fältchen überhaupt auftreten und die natürliche Basis zu erhalten. Für das Gesicht sind zwei Dinge der Schlüssel dazu: die Muskeln kräftigen und fit halten und das Bindegewebe um sie herum entspannen zu lassen und geschmeidig zu halten.

Es gibt eine große Anzahl von Geräten auf dem Markt, die vorgeben, beides für Sie zu tun. Sie sind ganz unterschiedlich geartet, von vibrierenden Handschuhen bis hin zur Schwachstromsonde, die von einer Kosmetikerin geführt wird. Ebenso gute – und dauerhaftere – Ergebnisse erzielen Sie, wenn Sie sich selbst ein wenig mit der Materie befassen und die tägliche Pflege zu Hause ausführen. Dazu brauchen Sie nur zwei Hände, einen Tropfen Öl, einen Spiegel und ein wenig Einsatzfreude – das ist alles.

Wenn Sie nur Gesichtsmassage und Gesichtsgymnastik ausführen, so werden Sie Ihr Äußeres schon dadurch jünger erhalten als die meisten Menschen. Führen Sie dazu noch eine Frühjahrsentschlackung durch und ernähren Sie sich so, dass auch die Haut etwas davon hat, so wird Ihr Teint aufblühen. Durch regelmäßige Bewässerung von innen und außen bleibt dies so.

Das nimmt nicht mehr als zehn Minuten pro Tag in Anspruch und kann Ihnen genauso viele Jahre abnehmen. Sie können sich außerdem die Stunden sparen, die Sie früher in Kosmetikläden verbrachten, immer auf der Suche nach der schwer zu findenden Anti-Falten-Krem oder dem Festigungsgel, das versprach, die Spuren der Zeit zu verdecken.

Statt eine Grundierungskrem zu kaufen, um Ihre Haut zu verdecken, bauen Sie lieber eine natürliche Grundlage mit gestärkten Muskeln auf. Statt Energie auf die Suche nach der ultimativen Krem gegen Krähenfüße zu verwenden, nutzen Sie sie lieber für Augenübungen. Statt einen neuen Rougepinsel zu kaufen, legen Sie sich lieber einen rosigen Schimmer zu, indem Sie Ihren Kreislauf in Schwung bringen. Statt für einen High-Tech-Befeuchter zu bezahlen, drehen Sie den Wasserhahn auf. Und statt Fältchen abzudecken, glätten Sie sie lieber durch eine sanfte Massage.

Es wird immer andere Dinge geben, mit denen Sie sich in dieser Zeit nützlich machen könnten: den Rasen mähen, Staub wischen, eine Mahlzeit zubereiten. Aber deren Auswirkungen werden nicht von Dauer sein. Verbringen Sie dagegen fünf Minuten mit Gymnastik, vier Minuten mit Massage und eine mit Reinigung, dann können Sie die Auswirkungen noch im nächsten Jahr im Spiegel betrachten.

Wenn Sie diesem Programm folgen, werden Sie nicht in den Genuss kommen, sich verwöhnt zu fühlen, und Sie werden auch nicht mit glitzernden Packungen Ihr Badezimmerregal verzieren können. Aber Sie haben dafür möglicherweise einen beneidenswerten Teint, der Ihr Alter Lügen straft. „Alle Schönheit vergeht und Häßlichkeit bleibt bestehen – nur die der Haut nicht," schrieb die Dichterin und Autorin Edith Sitwell. Hier ist Ihre Chance, das Gegenteil zu beweisen.

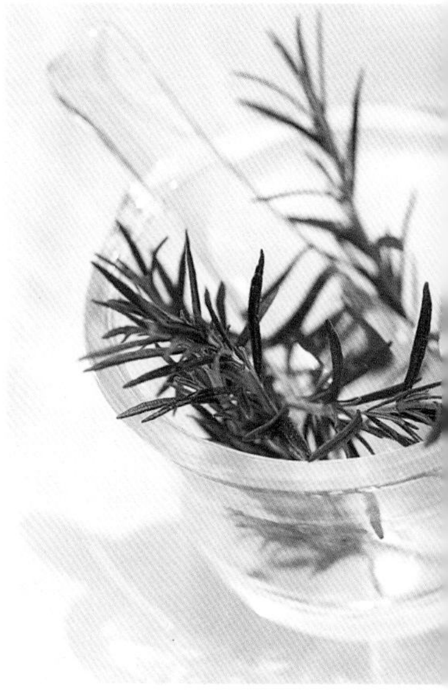

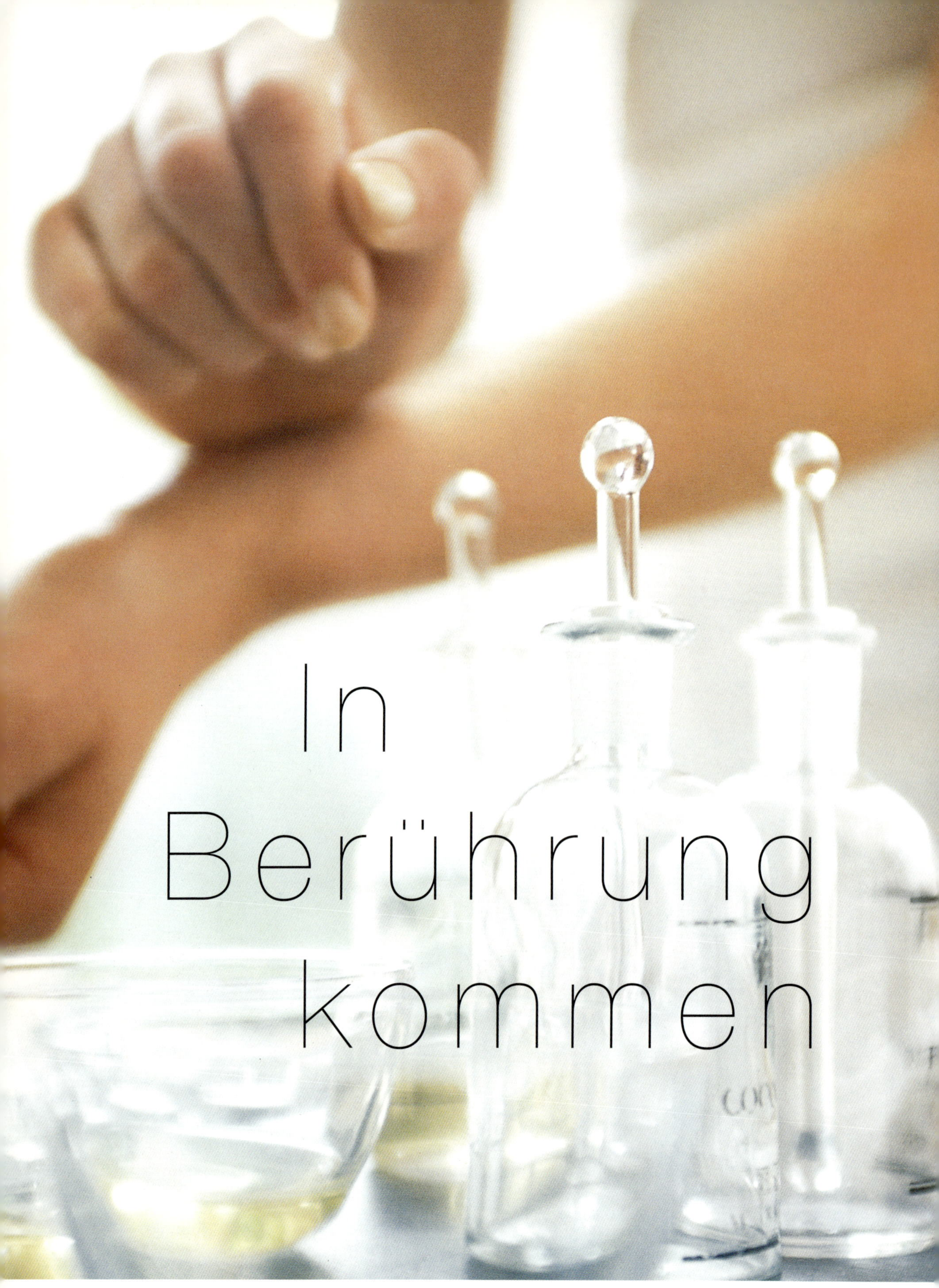

In Berührung kommen

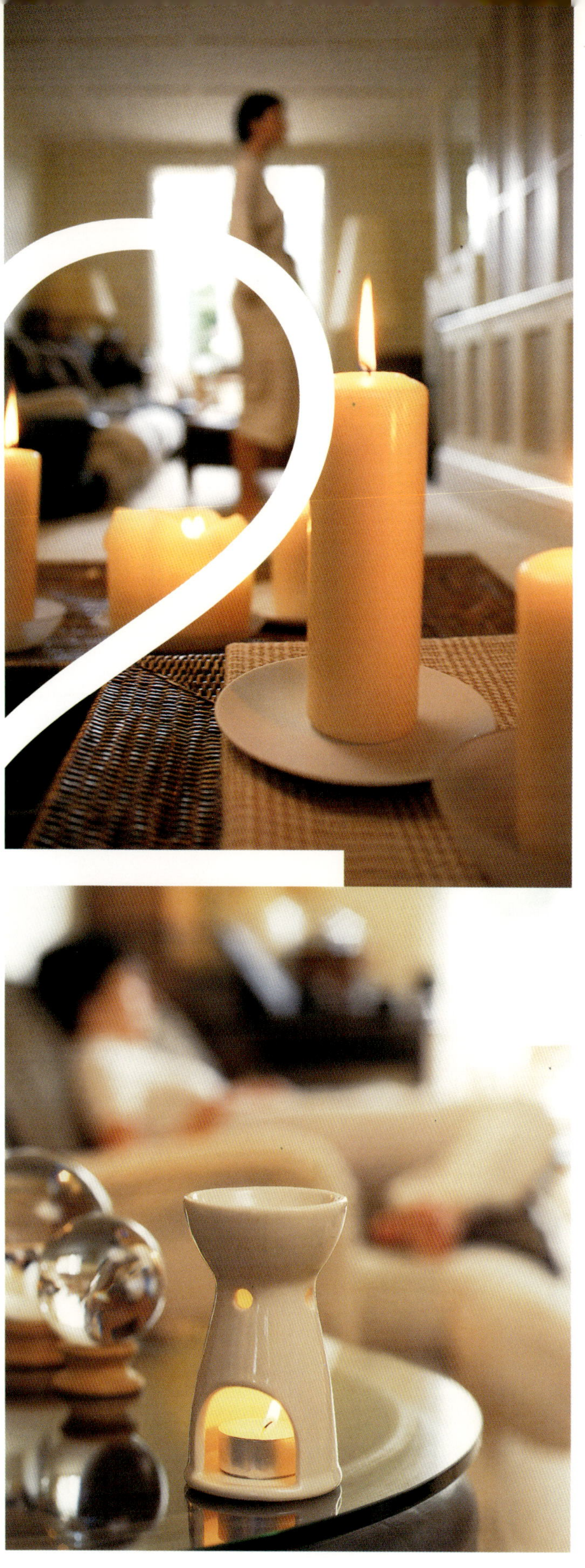

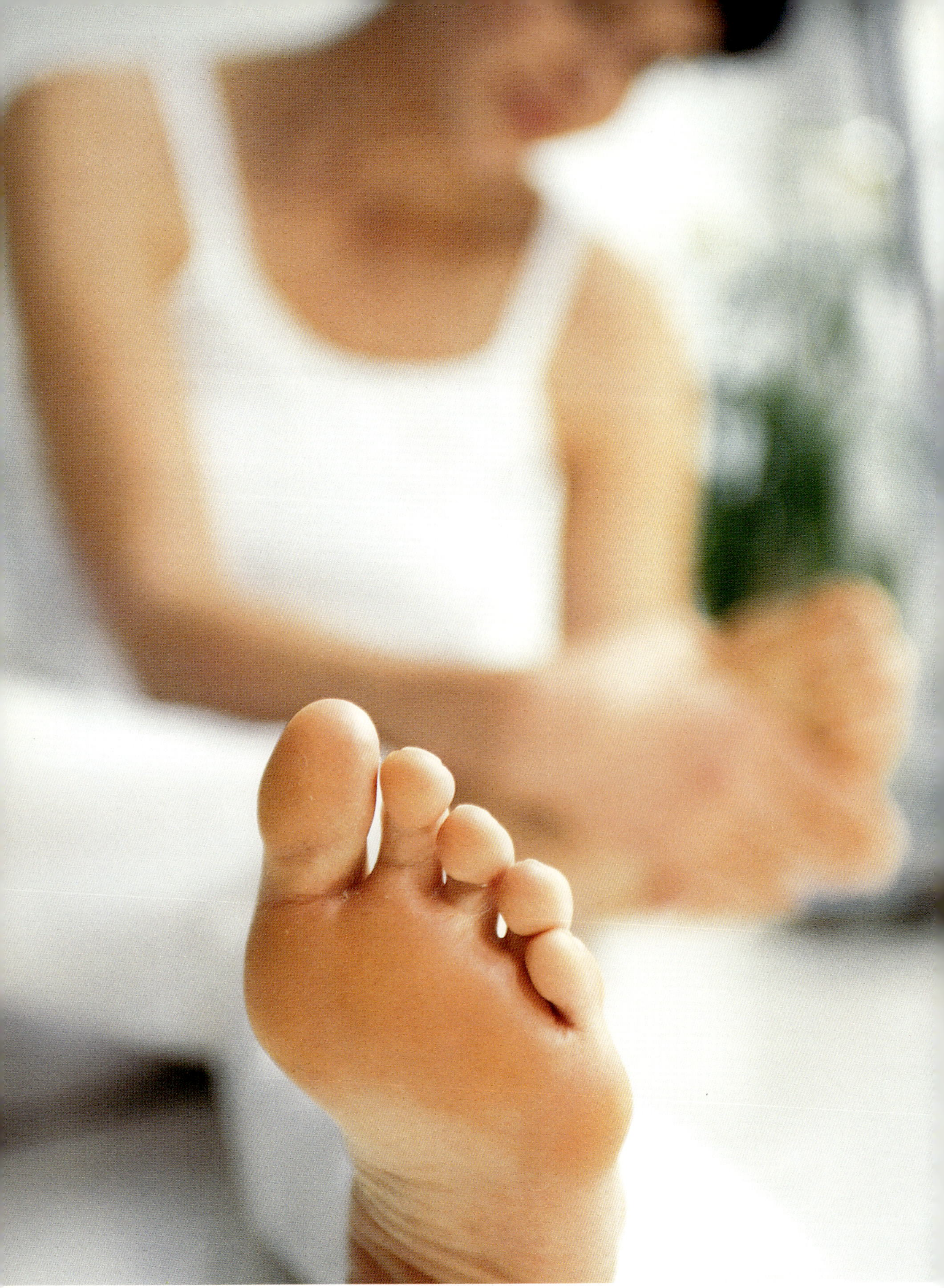

Meridiane und Magie

Sie klemmen Ihren Finger in der Tür ein, und als erste Reaktion nach dem Fluchen halten Sie ihn fest. Sie nehmen ein Kind hoch, das gestolpert ist, und instinktiv reiben Sie sein aufgeschlagenes Knie oder den Ellbogen. Rollt sich eine Katze auf Ihrem Schoß behaglich zusammen, so werden Sie sie vermutlich streicheln, wenn Sie nicht gerade stark allergisch gegen Tiere sind.

Berührung ist ein Urinstinkt, der sich aus dem konkreten physischen Nutzen ableitet, der erzielt wird. Wenn Sie einen Teil Ihres Körpers pressen oder drücken, so wird die Blutzirkulation in diesem Teil verstärkt. Wenn ein Mensch einen anderen gefühlvoll hält, so entspannen sich beide.

Dennoch berühren wir selten genug unser Gesicht. Vielleicht ertappen Sie sich dabei, wie Sie kaum bewusst einen Pickel befühlen oder in einem Moment des Erschreckens die Hand gegen die Stirn pressen. Aber nur selten fassen wir unser Gesicht auf nährende Weise an. Wir behandeln es vielmehr als Zierobjekt, an dem wir verschiedene verschönernde oder konservierende Rituale ausführen. Daher kennen wir es vom Sehen her genau, oft genug viel zu genau. Könnte die Technik uns aber mit einer genauen Nachstellung unseres Gesichtes konfrontieren, so würden nur wenige es allein durch Tasten als ihr eigenes erkennen.

Das ist schade, denn das Gesicht reagiert wie andere Körperteile gut auf Berührungen. Sogar noch besser, da es voller kleiner, empfindsamer Muskeln und sehr reich mit Nervenenden ausgestattet ist. Wenn Sie ein Tippen am Schienbein verspüren, sind Sie möglicherweise nicht sicher, ob die Fußspitze Ihres Gegenübers Sie aus Versehen berührte, oder ob es das Tischbein war. Jeder Kontakt mit Ihrem Gesicht wird jedoch sofort mit seiner Intensität und Form registriert. Wenn Ihr Gesicht also gefühlvoll berührt wird, so wird es positiv darauf reagieren.

Ebenso wie das Gesicht sind auch die Fingerspitzen außergewöhnlich gut mit Nervenendigungen ausgestattet, die ihnen eine starke Sensibilität verleihen. Viele Masseure sind der Meinung, dass die Hände besonders dafür geeignet sind, die Magnetkräfte des Körpers zu übertragen – dies betrachtet die traditionelle Medizin des Ostens als Heilkraft. Somit ergeben also Hände und Gesicht ein perfektes therapeutisches Team.

Nach den Prinzipien der traditionellen chinesischen Medizin führt dies noch viel weiter – wenn Sie so wollen, bis zu Ihren Zehen. Das System der Akupressur sieht im Körper ein Netz von Energieleitbahnen, die Meridiane genannt werden. An strategischen Punkten befinden sich auf diesen Meridianen Punkte, die eine Schlüsselfunktion bei der Freigabe von Energie spielen. Die Meridiane verlaufen im Körper auf und ab, und daher enden viele in den Füßen und viele im Gesicht; beides wichtige Punkte für Sinneskontakte.

Es gibt also unterschiedliche Möglichkeiten, wie Berührung dem Gesicht als Erleichterung dienen kann. Wenn Ihre Hauptsorge allerdings die alternde Haut ist, dann werden Sie sich am meisten dafür interessieren, wie sich Berührungen auf das Bindegewebe auswirken.

Das Bindegewebe sitzt zwischen den Schichten der Lederhaut und dem Muskel (siehe Darstellung Seite 10). Es ist reicher an elastischen Fasern als das Bindegewebe an anderen Stellen des Körpers und sollte deshalb flexibel und dehnbar sein. Allerdings bedingen Anspannung und in gewissem Umfang auch Alter, dass seine Geschmeidigkeit nachlässt. Der Raum zwischen den Bindegewebsfasern ist mit gelatineartiger „Grundsubstanz“ angefüllt. Im Laufe der Zeit vernetzen sich die Molekülketten, die diese Substanz bilden, miteinander, und da sie so weniger flexibel als kleinere Verbindungen sind, wird die Gelatinesubstanz härter und steifer. Der Dominoeffekt bewirkt, dass die Muskeln weniger Platz haben, sich auszudehnen. Ein Rückgang der Muskelbewegung hat vier negative Auswirkungen:

- Erstens können sich die Muskeln weniger ausdehnen und entspannen.
- Zweitens werden ihre Trainingsmöglichkeiten eingeschränkt. Wenn also Anspannung ein Problem darstellt (und wer kann sich ihr heutzutage schon entziehen?), dann sollte eine Gesichtsmassage der Gesichtsgymnastik voran gehen.
- Drittens befördert eine Steifheit der Muskeln, dass sich gewohnheitsmäßige Gesichtsmimik als Teil der Struktur des Gesichtes festsetzt. Das Leben im 20. Jahrhundert ist so geartet, dass diese Ausdrücke aus Stress und Überanstrengung entstehen, und genau sie sind es, die das Gewebe nach unten ziehen und unsere Gesichter altern lassen.
- Viertens beeinträchtigt die Steifheit des Bindegewebes am meisten die feinsten Muskeln, wie zum Beispiel diejenigen, die die Bewegungen der Augen und Lippen steuern. Das sind genau die Regionen, die mit der dünnsten Haut bedeckt sind und die wenigsten Talgdrüsen haben, daher entstehen hier am schnellsten Falten, egal, was man für ein Gesicht zieht oder unterdrückt.

Eine leichte Massage lockert das Bindegewebe auf und kann dadurch mehr Raum für die Muskeln schaffen, damit diese sich anspannen und entspannen können (siehe Fingerspitzen-Facelifting Seite 120).

Wechselndes Gesicht

Die Anspannung wird in verschiedenen Bereichen des Gesichtes gehalten, am häufigsten im Kiefer-, Stirn- und Augenbereich. Manchmal ist sie so markant, dass sie sofort sichtbar wird: ein ständig zurückgezogenes oder vorgestrecktes Kinn, hochgezogene oder gefurchte Augenbrauen und blinzelnde oder halb geschlossene Augen sind die typischsten Bespiele. Kein Wunder, dass die häufigsten Klagen in späteren Jahren Hängebäckchen und Doppelkinn, Runzeln und Knitterfalten im Stirnbereich und schwere Lider und Krähenfüße betreffen.

Doch die Anspannung kann bei jedem Menschen in den Gesichtszügen und darüber hinaus gespeichert werden; dies hängt von Ihrer Persönlichkeit, lebenslangen Gewohnheiten und sogar Ihrem Beruf ab. Wenn sich diese Anspannung jahrelang wiederholt und an immer derselben Stelle festsetzt, dann passiert es, dass sie die Linien in die Haut prägt, die Ihre innere Haltung, Ihre Geschichte und auch Ihr Alter widerspiegeln. Je früher Ihnen bewusst wird, wo Sie Ihre Sorgen begraben, desto leichter wird es sein, die Auswirkungen auf Ihre Haut zu minimieren (siehe Seite 24).

Anspannung und Stress lassen sich nur schwer vermeiden; wer nur selten die Stirn runzelt, ist entweder außergewöhnlich glücklich oder chemisch ruhig gestellt. Wenn aber leichter Druck die Muskeln löst und und ihnen Raum zur Bewegung gibt, dann lernen sie, sich nach einer Anspannung schneller wieder in ihre Ausgangsposition zurückzubewegen. Die Fältchen und Furchen haben dann weniger Gelegenheit, sich in die Haut einzuprägen.

Sobald Sie ein wenig der restlichen Anspannung in Ihrem Gesicht lösen, hellen sich Ihr Teint und Ihr Gesichtsausdruck auf. Und wie bei jeder physischen oder psychischen Therapie ist die Wirkung kumulativ, so dass bei wiederholter Selbstbehandlung die Zeit ein wenig zurückgedreht wird.

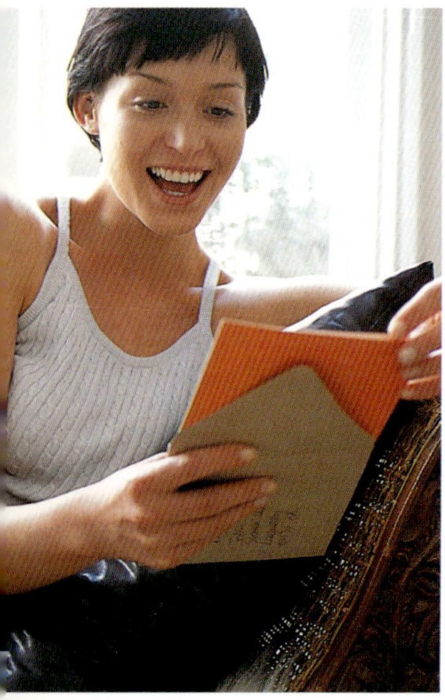

Sich der Anspannung im Gesicht bewusst sein

Sie können zwar die Ursachen der Anspannung im täglichen Leben nicht ausradieren, aber Sie können sie sich bewusster machen. Die meisten von uns runzeln die Stirn, beißen die Zähne zusammen oder schürzen die Lippen – unbewusst. Ein Grund dafür, dass diese Gesichtsausdrücke ihre Spuren so deutlich auf der Haut hinterlassen, ist die Tatsache, dass wir sie an einem durchschnittlichen Tage sehr oft annehmen, ohne es zu merken.

Wenn Sie bewusster verfolgen, was Ihr Gesicht tut, können Sie die Häufigkeit der Anspannung dieser Muskeln verringern und den Schaden an der Haut einschränken.

Es gibt auch noch einen psychologischen Nutzeffekt. Wie Ihnen Praktiker für ergänzende Heilmethoden bestätigen würden, gibt es eine enge wechselseitige Beziehung zwischen der Art und Weise, wie wir unseren Körper einsetzen, und unseren Gefühlen. Ersetzen Sie Stirnrunzeln durch Lächeln, und selbst wenn dies einige Willensanstrengung erfordert, wird es bewirken, dass stimmungsaufhellende Hirnsubstanzen wie Endorphine und Serotonin ausgeschüttet werden. Wenn Sie einen Berg Arbeit und einen schier unhaltbaren Endtermin haben, dann fällt Lächeln gewiss nicht leicht, aber selbst das Auflösen des Stirnrunzelns kann helfen.

Wie bei jedem Verhalten, das dem entgegengesetzt ist, was Sie natürlicherweise tun würden, ist es hilfreich, sich einige Techniken anzueignen, auf die man bewusst zurückgreifen kann. Versuchen Sie es mit einer der folgenden:

- Wenn Sie merken, wie sich Ihr Gesicht anspannt, fragen Sie sich, welchem Zweck Ihre Sorge oder Ihr Ärger dient. Sind Ihre Gefühle gerechtfertigt, dann tun Sie etwas und befreien Sie sich von ihnen. Wenn nicht, dann atmen Sie tief durch und konzentrieren Sie sich auf Ihren Atem. Versuchen Sie, Ihre Gedanken auf die nächste angenehme Angelegenheit in Ihrem Zeitplan zu richten.
- Beobachten Sie andere Menschen und registrieren Sie deren unbewusstes Verziehen des Gesichtes. Ob sie nun in einer Schlange stehen, nach dem Bus rennen oder eine schwere Tasche tragen – die meisten werden negativer Art sein. Den ernsten Ausdruck der anderen zu betrachten wird Ihnen helfen, Ihren eigenen zu spüren.
- Wenn nichts hilft, dann kleben Sie ein Stück Klebeband über die Haut zwischen Ihren Augenbrauen. Sie können nun die Stirn nicht mehr runzeln, ohne dass das Band knittert, sich faltet oder abfällt, wodurch es Ihnen bewusst wird.

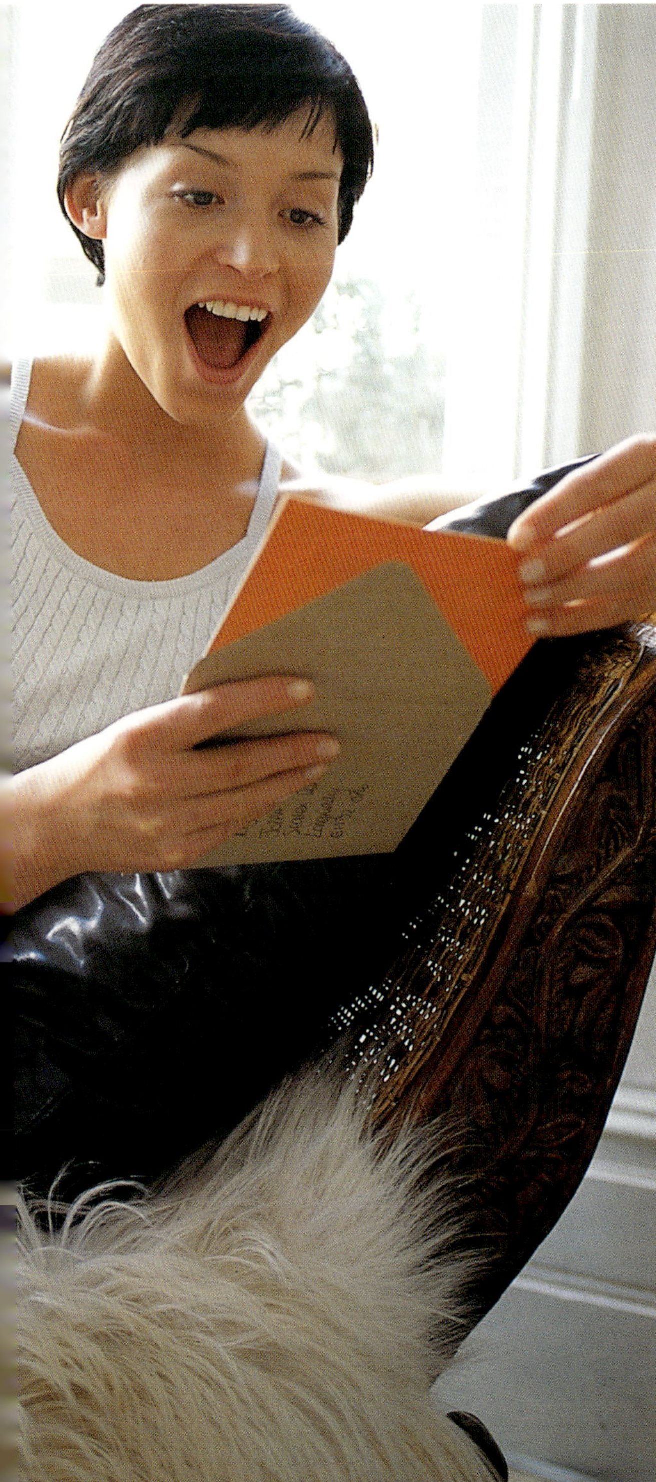
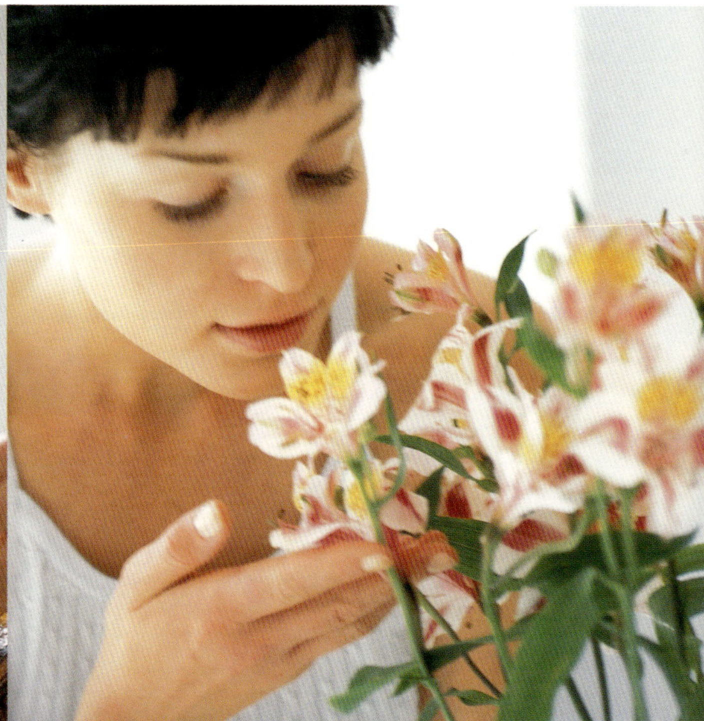
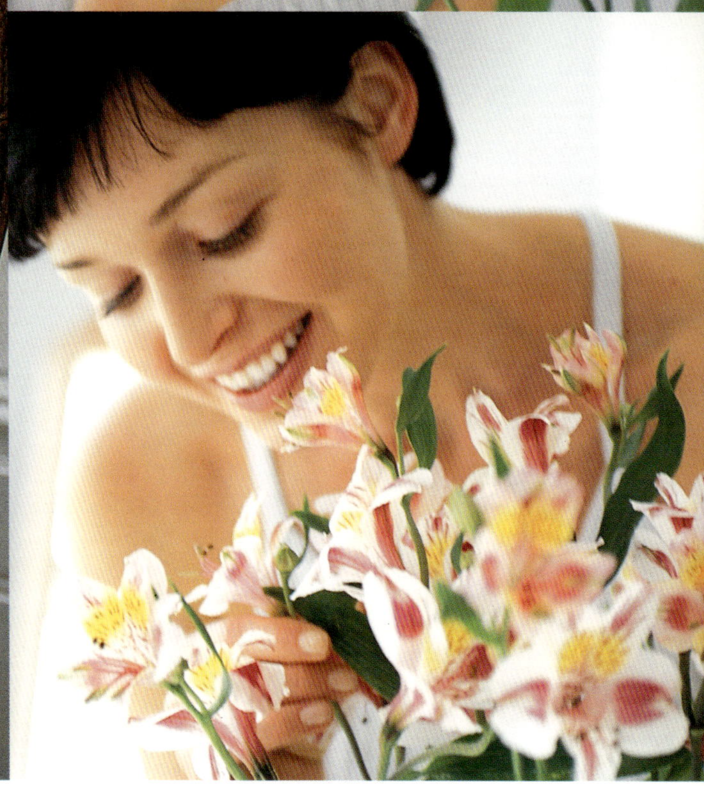

In Bewegung

Schauen Sie mal gleich nach dem Aufstehen morgens in den Spiegel, wenn Sie sich trauen. Was sehen Sie? Ein Gesicht, das vermutlich blasser, aufgedunsener und zerknitterter aussieht als sonst. Für einige der Knitterfältchen können Sie das Kissen verantwortlich machen, auf dem Sie geschlafen haben, aber die fehlende Gesichtsfarbe und Spannkraft haben kaum etwas mit Ihrer Bettwäsche zu tun. Sie resultieren aus einem nächtlichen Herunterfahren des Kreislaufes.

Wenn der Körper sich in tiefer Ruhe befindet, bremst er die Systeme ab, die Blut und Lymphe durch den Körper pumpen. Der Herzschlag verlangsamt sich, der Blutdruck fällt, und der Fluss der Lymphe wird vergleichsweise zu einem Tröpfeln.

Obwohl man dem Lymphkreislauf bedeutend weniger Beachtung schenkt als dem des Blutes, hat er doch Bedeutung für die Gesundheit und ist ein wichtiger Faktor für den Zustand der Haut. Während die Blutgefäße Nährstoffe und Sauerstoff durch den Körper transportieren, tragen die Lymphgefäße die Abbauprodukte weg. Sie wirken als eine Art inneres Entwässerungssystem, indem sie dem Gewebe Toxine entziehen.

Nachts, wenn diese Entwässerung sich verlangsamt, stauen sich die Abbauprodukte an. Wenn Sie morgens ein aufgedunsenes Gesicht haben, besonders um die Augen herum, ist dies nur eines der deutlichsten Zeichen dafür, ebenso wie die relative Blässe auf das nächtliche Zurückfahren des Blutkreislaufes folgt.

Doch nicht nur Schlaf verlangsamt den Kreislauf. Den ganzen Tag lang mindern fehlende Bewegung, Mangelernährung, flaches Atmen und übermäßige Einwirkung von Schadstoffen – alles Gefahren der modernen Lebensweise – die Entwässerung durch Lymphe und den Fluss des Blutes.

Massagen geben beidem Starthilfe. Ein rosiger Schimmer ist der deutliche Ausdruck für verbesserte Blutzirkulation. Eine Beschleunigung der Lymphbewegung ist weniger gut sichtbar, aber wenn Ihr Gesicht Farbe annimmt, dann können Sie davon ausgehen, dass auch die Lymphe angeregt wurde, denn ihre Gefäße liegen dichter an der Hautoberfläche (siehe Seite 76–77). Langfristig zeigt sich ein flüssiges Lymphsystem in einem kräftigen Immunsystem und einem strahlenden Teint. Die Hälfte der Lymphknoten des Körpers sitzt im Halsbereich, so dass das Lösen ihrer Blockaden eine sofortige Wirkung auf die Gesichtshaut hat.

Eine sanfte Berührung

Die Muskeln des Gesichtes sind äußerst empfindlich. Dies kommt, weil sie mit Ausnahme des Stirnmuskels (siehe Seite 53) nur mit einem Ende am Knochen sitzen; das andere Ende ist am Bindegewebe und dessen Muskeln befestigt. Der Muskel unter dem Auge, der sich zusammenzieht, wenn Sie blinzeln, ist zum Beispiel oben am Knochen befestigt, verläuft dann aber unten ins Hautgewebe.

Im Gegensatz dazu sind die Muskeln überall sonst im Körper mit beiden Enden befestigt, was ihnen eine festere Grundlage verleiht, die sie widerstandsfähiger macht. Muskeln in der Wade oder im Unterarm können sich fest spannen, während die Muskeln im Gesicht dies nicht können. Genau diese Elastizität und Bewegungsfreiheit verleiht den Gesichtsmuskeln eine solch außergewöhnliche Ausdrucksvielfalt. Dies bedeutet aber auch, dass die Gesichtsmuskeln, wenn sie zu stark oder zu oft gezogen werden, anfälliger für Überdehnung sind. Massagen können außerordentlich nutzbringend sein. Werden sie jedoch zu tief oder zu oft ausgeführt, dann können sie dazu führen, dass die Muskeln sich verlängern.

Für junge Muskeln ist das kein Problem; stark und elastisch wie neue Gummibänder schnipsen sie kräftig in ihre ursprünglich Form zurück, wenn sie gedehnt werden. Doch die Elastizität der Haut wird immer von der Zeit untergraben, auch wenn dies bei jedem Menschen unterschiedlich verläuft. Mit unterschiedlicher Geschwindigkeit verwandelt sich der Gesichtsmuskel unvermeidlich immer mehr in das ausgetrocknete, brüchige Gummiband, das man ganz unten in einer Schublade des Schreibtisches findet.

Wenn man dieses Band bis an seine Grenzen dehnt, so wird es nicht mehr in der Lage sein, seine ursprüngliche straffe Form anzunehmen und möglicherweise sogar reißen. Auf ganz ähnliche Weise verlieren die dehnbaren Fasern in Bindegewebe und Muskulatur mit zunehmendem Alter an Spannkraft. Obwohl für die Ausdehnung vorgesehen, können sie bei Überdehnung schließlich reißen. Das ist zwar nicht schmerzhaft, aber irreparabel. Andere Fasern, die mit der Gerissenen verwoben sind, werden ihre Aufgabe weiterhin erfüllen, so dass es kaum einen Verlust an Bewegung gibt. Doch Spannung geht sichtbar verloren. Diese feinen Faserrisse im unteren Gewebe zeigen sich an der Oberfläche als Linien.

So ist es also wichtig daran zu denken, dass ältere Muskeln und angrenzende Gewebe relativ brüchig sind, wenn man die Gesichtshaut von Erwachsenen behandelt. Bei der Kopfhaut ist das etwas Anderes; sie kann, ohne dass man Schaden anrichtet, ziemlich kräftig massiert werden, was auch für das Gesicht von Nutzen ist (siehe Seite 122).

Empfindliche Haut, die typischerweise hell und trocken ist, sollte ebenfalls mit großer Vorsicht massiert werden. Sie ist anfälliger für die Art Oberflächenbeschädigung, die „geplatzte Äderchen" verursachen (die eigentlich nicht geplatzt sind, sondern nur näher als normal an der Oberfläche liegen und daher besser sichtbar sind). Wenn schweres Öl für die Massage empfindlicher Haut verwendet wird, so kann es tief in die feinen Poren eindringen, sie verklumpen und offen halten.

Die eher leichte Berührung bei einer Massage hat einen weiteren Vorteil. Sie stimuliert das parasympathische Nervensystem. Dies ist das System, das Funktionen auslöst, die mit Entspannung verbunden sind: langsame Atmung, erniedrigter Blutdruck, gemäßigter Herzschlag, verringerte Adrenalinzufuhr und die Produktion von Endorphinen.

Neben direkten Wirkungen auf angespanntes Gesichtsgewebe kann also eine zarte Massage sofortigen psychologischen Gewinn bringen, der sich über den gesamten Körper verteilt. Es passiert nicht selten, dass man bei der Massage sanft dahindämmert oder sogar einschläft.

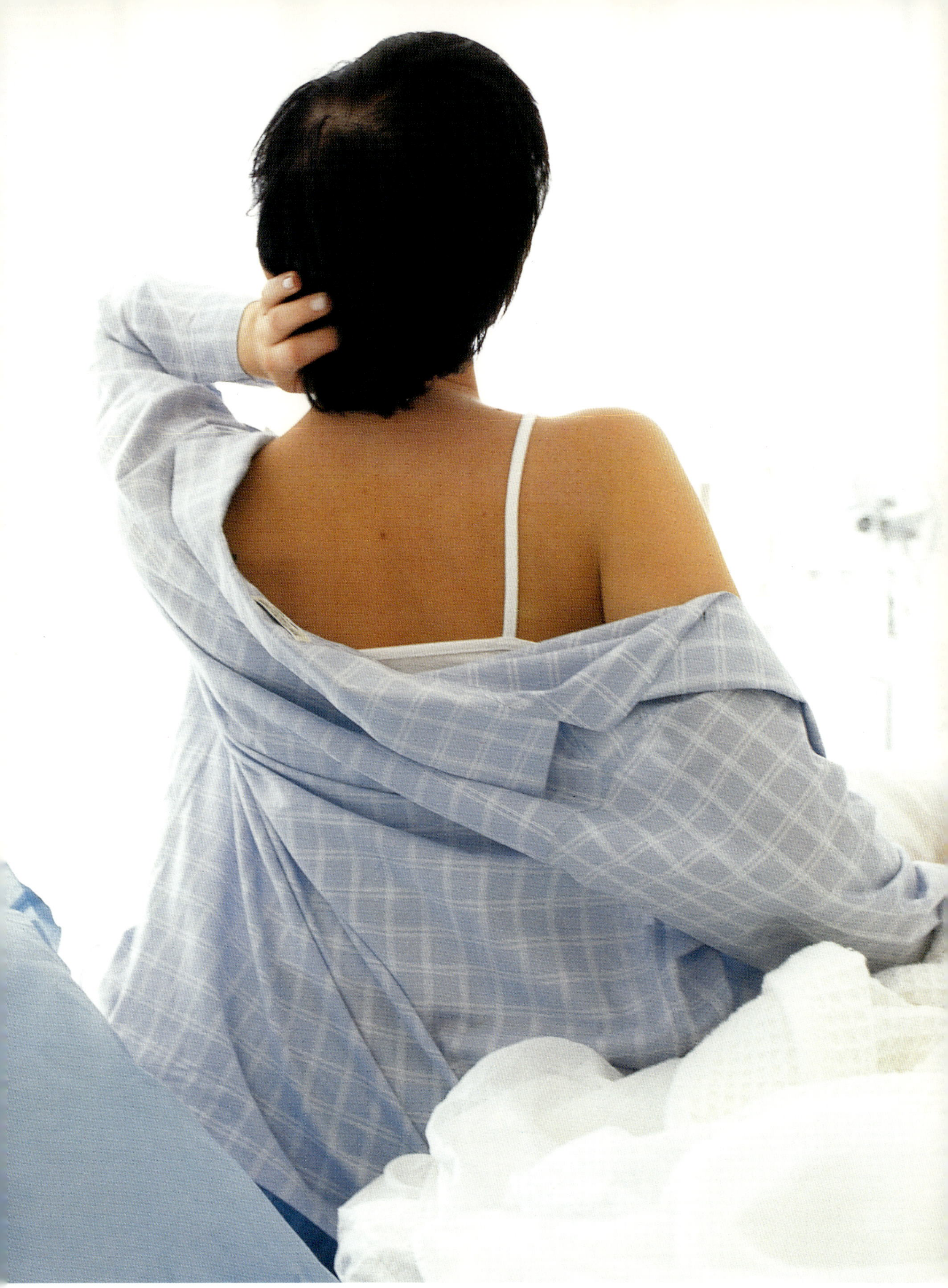

Massieren in geeigneter Umgebung

Massagen sollen auf Anspannungen in Körper und Seele wirken und gleichzeitige Erleichterung auf beiden Ebenen bringen. Sie können ihre Wirkung maximieren, wenn Sie eine Umgebung schaffen, die förderlich ist für emotionale und physische Entspannung.

Das heißt nun nicht unbedingt, dass Sie reich verzierte Vorhänge um Ihre Fenster drapieren, die Luft mit schwerem Weihrauch schwängern und traditionelle indische Musik abspielen sollen. Diese klischeebehafteten Stimmungsmacher zeigen zwar bei manchen Menschen Wirkung, doch ist an ihnen nichts Besonderes. Es sind einfach Möglichkeiten, das parasympathische Nervensystem anzusprechen, so dass Körper und Geist ruhiger werden können.

Wichtig ist, dass Sie die Umgebung finden, in der Sie eher beruhigend als anregend massieren. Hier gibt es vier Haupteinflüsse:

Damit Massage wirkt

• Waschen und erwärmen Sie Ihre Hände, bevor Sie beginnen (durch Aneinanderreiben wärmen sie sich schnell auf).

• Stellen Sie alles bereit, bevor Sie anfangen: bereiten Sie Ihr Öl zu, wenn Sie eine Mischung oder ätherische Öle verwenden. Legen Sie so viel Kleidung ab, dass Sie Hals und Schultern leicht massieren können, und wickeln Sie vorzugsweise ein Handtuch um Ihren Körper.

• Wenn Sie Öl verwenden, gießen Sie es immer zunächst auf Ihre Hände, nie direkt auf Ihr Gesicht.

• Massieren Sie stets mit einer Kreisbewegung nach oben und außen, um die Muskeln nicht nach unten zu ziehen.

• Wenden Sie sanften Druck an, so dass Ihre Finger über die Haut gleiten. Wenn Sie merken, dass Ihre Haut sich über Muskeln oder Knochen bewegt, drücken Sie zu stark.

• Verwenden Sie wenig Öl, sonst rutschen Ihre Finger ab und verlieren den notwendigen Sinneskontakt mit der Haut.

Beleuchtung Ein Grund dafür, dass wir Menschen nachts leichter schlafen als am Tag, ist die Dämmerung, die leicht niederdrückend wirkt. Sie wirkt auf den Hypothalamus, ein Teil des Gehirns, und senkt die Alarmbereitschaft. Der Augapfel ist ebenfalls ein wichtiger Spannungspunkt im Gesicht. Wenn er nicht entspannt ist – was er selten ist, da er Signale schneller aufnimmt und an das Gehirn weiterleitet als jedes andere Sinnesorgan – dann stehen mit ihm verbundene Muskeln unter Stress. Wenn Sie also Ihre Massage tagsüber durchführen, ziehen Sie die Vorhänge zu. Nachts sollten Sie nicht mehr als eine Wandlampe brennen lassen.

Klang Geräusche sind starke Nervenerreger und erhöhen den Adrenalinspiegel im Blut. In der Tat haben Untersuchungen ein paralleles Anwachsen von Stärke und Häufigkeit von Umgebungslärm und stressbedingten Krankheiten in den letzten 15 Jahren gezeigt. Idealerweise sollten Sie daher Ihre Massage im ruhigsten Raum des Hauses durchführen. Musik ist allerdings nicht ausgeschlossen, da sie stark beruhigend wirken kann.

Geruch Düfte wirken direkt auf das limbische System des Hirnes, ein Teil, der unbewusst arbeitet. Zwar ist gar kein Geruch besser als ein übler; wenn Sie aber versuchen, einen Duft zu erzeugen, der beruhigende Wirkung hat, so können Sie die entspannende Wirkung einer Massage verstärken.

Eine entspannende Umgebung schafft man am effektivsten, indem man ätherische Öle im Raum abbrennt. Es gibt eine große Auswahl an Ölen mit beruhigender Wirkung, in der sich für jeden Geschmack etwas findet. Geruch ist eine sehr individuelle Angelegenheit, und Sie finden vielleicht einige völlig abstoßend. Die bei Masseuren beliebtesten sind Lavendel, Bergamotte, Petitgrain, Sandelholz und Ylang-Ylang (siehe Seite 34). Sie können auch aus einem großen Angebot an Duftlampen wählen, vom einfachen Metallring, der auf eine Glühbirne aufgesetzt wird, bis hin zu reich verzierten Steinen.

Temperatur Wohnungen mit Zentralheizung sind oft zu warm. Sie haben nicht nur eine schleppende Blutzirkulation zur Folge, sondern trocknen außerdem die Haut aus; im Allgemeinen sollten Räume nicht auf mehr als 18°C geheizt werden. Bei der Massage können Sie jedoch eine Ausnahme machen. Wenn Ihnen nicht warm genug ist, entspannen sich Ihre Muskeln nur schwer. Wenn Sie keine Zentralheizung haben, ziehen Sie warme Kleidung an, aber oben herum nichts, was Sie behindern könnte. Warme Unterwäsche ist zwar nicht gerade sexy, jedoch eine sehr effiziente „tragbare Heizung".

Trotz all ihrer nachweisbaren Wohltaten verjüngt Massage allein Ihr Gesicht nicht. Wie jeder andere Körperteil muss das Gesicht, um seine jugendliche Kraft zu behalten, trainiert werden.

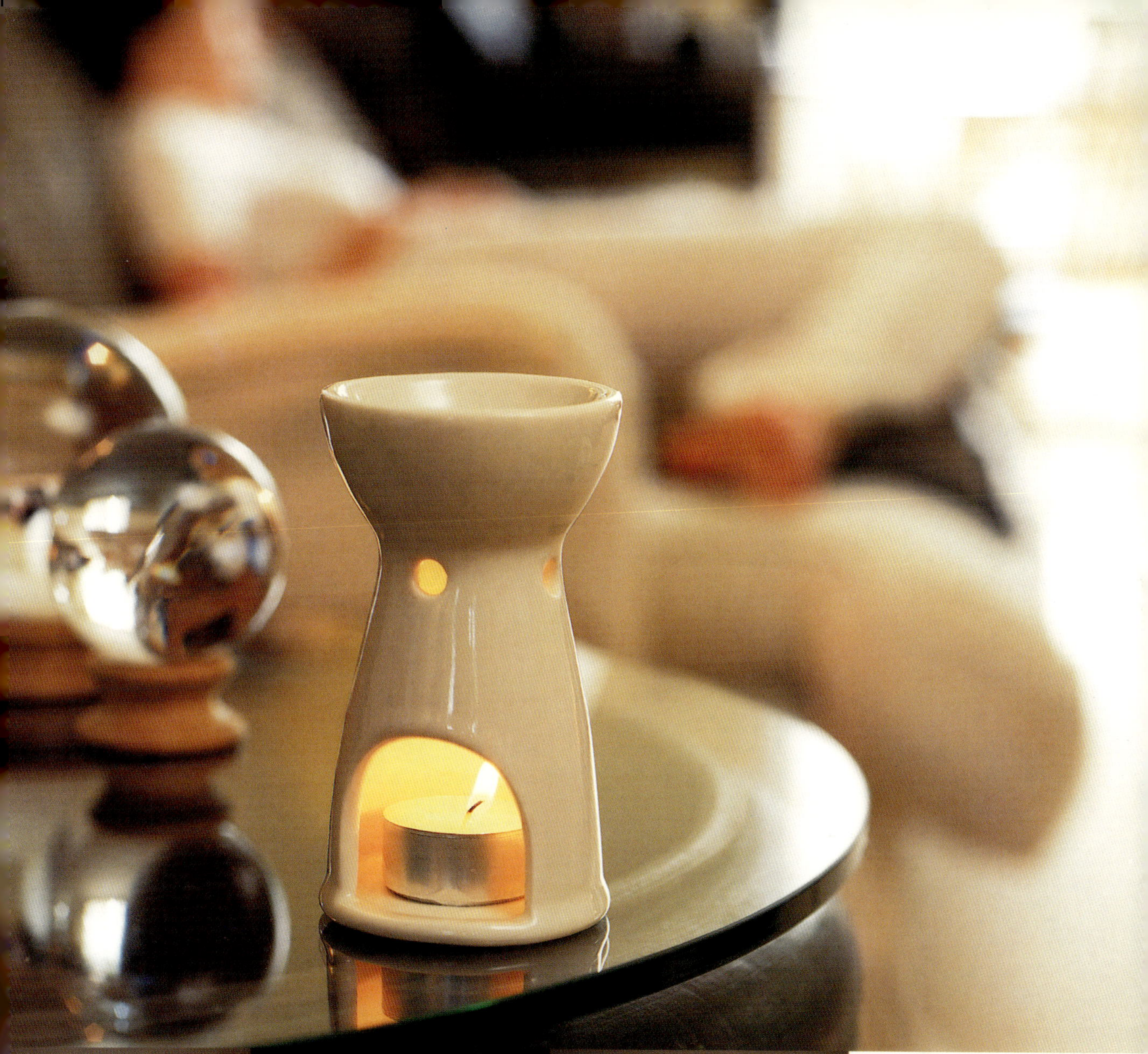

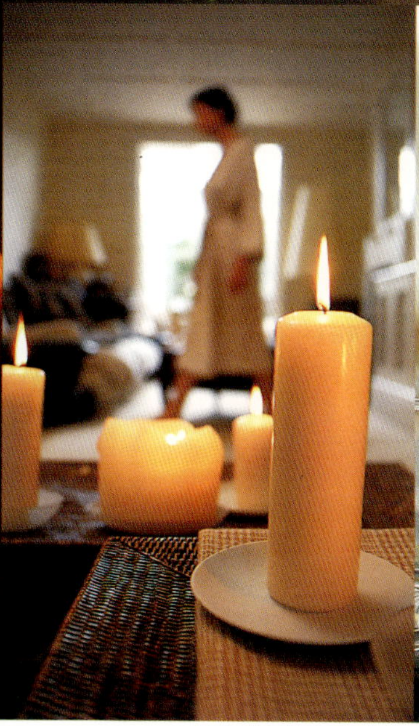

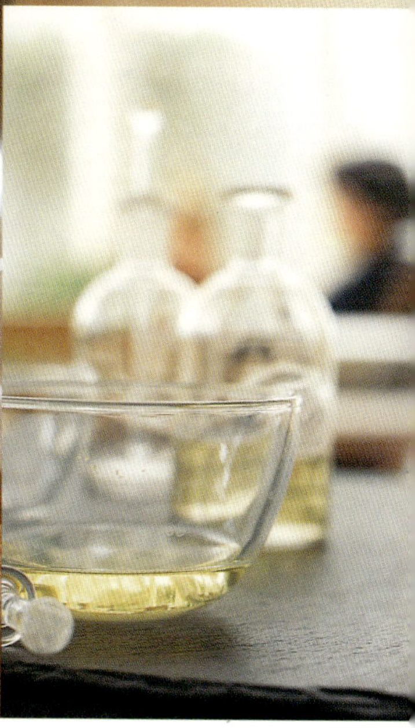

Also los, ölen Sie sich ein!

Pflanzenöle gehörten schon immer zu den grundlegenden Bestandteilen im Kosmetikbeutel. Die alten Ägypter schmierten ihre Gesichter mit allem Denkbaren ein von Rizinusöl bis Salatöl, das in kunstvollen Glasfläschchen aufbewahrt wurde. Die Elisabethaner importierten Büffelfett, während die eher konservativen Viktorianer ausgiebig Gebrauch von Mandelöl machten, einem jahrhundertealten Favoriten, der heute noch verbreitet Verwendung findet – aber glücklicherweise rät man den weniger gut Bemittelten unter uns nicht mehr, als billigen Ersatz Hammelfett zu verwenden.

All diese Öle haben eines gemein, nämlich dass sie genauso gut in der Küche wie im Badezimmer verwendet werden können. Reines Pflanzenöl kann die Haut nähren und geschmeidig machen wie kein anderes, da es besser absorbiert werden kann und die Haut erwärmt, so dass die Absorption noch maximiert wird.

Es kann die natürlichen Fette der Haut nicht ersetzen, die mit dem Alter unerbittlich schwinden; um sie zu erhalten, muss man Fette mit der Nahrung aufnehmen (siehe Seite 95). Aber natürliche Pflanzenöle können die Haut konditionieren und in gewissem Umfang die Entwässerung verlangsamen, indem sie das Entweichen von Feuchtigkeit verringern. Zwar kann jedes Öl, das sehr fein ist oder im Übermaß verwendet wird, die Poren der Haut verschließen, doch pflanzliche Öle breiten keinen erstickenden Film über die Haut aus und beeinträchtigen auch nicht deren eigene Talgproduktion.

Öl wird als integraler Bestandteil der Massage betrachtet. Der einzige Körperteil, bei dem das nicht immer zutrifft, ist das Gesicht. Bei manchen Menschen produzieren die Talgdrüsen genügend Fett, um die Finger leicht über die sehr kleine Oberfläche gleiten zu lassen. Andere haben empfindliche Haut, und Einölen könnte das zarte Gewebe überhitzen, wodurch sich die Poren zu weit öffnen würden. Manche Masseure behaupten außerdem, die Verwendung von Öl würde den Sinneskontakt zwischen Fingern und Gesicht verringern.

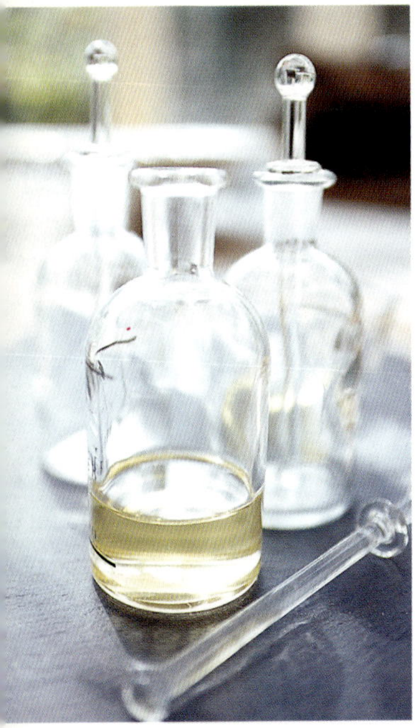

Bei der Verwendung für die Massage hat Öl die Aufgabe eine feine gleitfähige Oberfläche zu schaffen, damit die Haut bei der Behandlung nicht gezogen und nicht gedehnt wird.

Im Prinzip kann dies jedes Pflanzen- oder Nussöl leisten. Wollen Sie jedoch gleichzeitig den größten Nutzen aus den unterschiedlichen kosmetischen Eigenschaften der Öle ziehen, so wählen Sie aus der Liste auf Seite 35 diejenigen, die Ihren Hauttyp am besten nähren und konditionieren können.

Alle natürlichen Öle können den Schmutz des Tages ohne Abrasion von der Haut entfernen und sie gleichzeitig einölen. Wenn Sie diese Öle für eine Gesichtsmassage verwenden, dann kann dies gleichzeitig Bestandteil Ihrer täglichen Hautreinigung und Befeuchtung sein.

Pflanzlich oder mineralisch?

Im Handel erhältliche Öle sind meist entweder hauptsächlich aus pflanzlichen oder aus mineralischen Bestandteilen zusammengesetzt. Beide sind zwar „natürlich" in dem Sinne, dass sie Produkte natürlich vorkommender Substanzen sind, haben jedoch sehr unterschiedliche Eigenschaften und Auswirkungen auf die Haut.

Mineralische Öle werden durch die Haut nicht absorbiert. Stattdessen sitzen sie wie eine dünne Plastikfolie auf der Oberfläche der Oberhaut. Dies verschließt die Poren zu 40 bis 60 % und der Haut wird lebenswichtiger Sauerstoff vorenthalten. Es verringert zwar das Verdunsten von Wasser aus der Haut, verhindert aber auch, dass Schweiß so einfach entweicht, wie er sollte. Kurzfristig führt das zu Mitessern und Schönheitsfehlern; langfristig wird die Fähigkeit der Haut, eigenes Fett zu produzieren, eingeschränkt.

Mineralische Öle enthalten nicht wie pflanzliche oder Nussöle Nährstoffe, die der Haut zugute kommen. Dennoch sind sie bei Herstellern von Hautpflegeprodukten beliebt, weil sie kaum allergische Reaktionen hervorrufen, billig in der Herstellung sind und eine lange Haltbarkeitsdauer haben.

Als lebendige Produkte werden Pflanzen- und Nussöle im Gegensatz dazu ranzig, besonders wenn man sie an der Luft offen stehen lässt. Ihre Oxydation kann jedoch aufgehalten, ja sogar verhindert werden, indem man ihnen Vitamin-E-Öl zusetzt, das ein natürliches Antioxydationsmittel ist.

Pflanzliche Öle haben andere Vorteile. Sie schützen die Haut, ohne die Poren zu verschließen, und enthalten darüber hinaus Fettsäuren und fettlösliche Vitamine. Viele werden relativ langsam von der Haut absorbiert und wirken daher über längere Zeit ein. Jedoch werden viele im Handel erhältliche Öle heiß gepresst, ein Verfahren, das ihre Nährstoffe zerstört. Wählen Sie daher lieber kalt gepresste, die für gewöhnlich in Reformhäusern erhältlich sind.

Einige Pflanzenöle sind für bestimmte Hauttypen besser geeignet als für andere. Man kann verallgemeinern: Je trockener die Haut, desto mehr Nutzen zieht sie aus einem Öl, das reich an gesättigten Fettsäuren ist. Diese sind dicker und klebriger und werden langsamer absorbiert, so dass sie den Wasserverlust besser einschränken. Fettigere Haut braucht Öle mit einem hohen Anteil an mehrfach ungesättigten Fetten, die dünner sind und schnell in die Haut aufgenommen werden.

Wenn Sie nicht sicher sind, zu welchem Hauttyp Sie gehören (trocken, normal oder fettig), dann gönnen Sie Ihrer Haut eine einwöchige Pause. Tragen Sie keine Feuchtigkeitskrems oder Make-up auf und reinigen Sie nur mit Wasser und der mildesten Seife, und die wahre Natur Ihrer Haut wird sich zeigen. Es könnte sein, dass Ihre Tönung Ihre Haut austrocknet, dass Ihre Feuchtigkeitskrem Ihre Poren verstopft, oder Ihre Grundierung Reizungen verursacht.

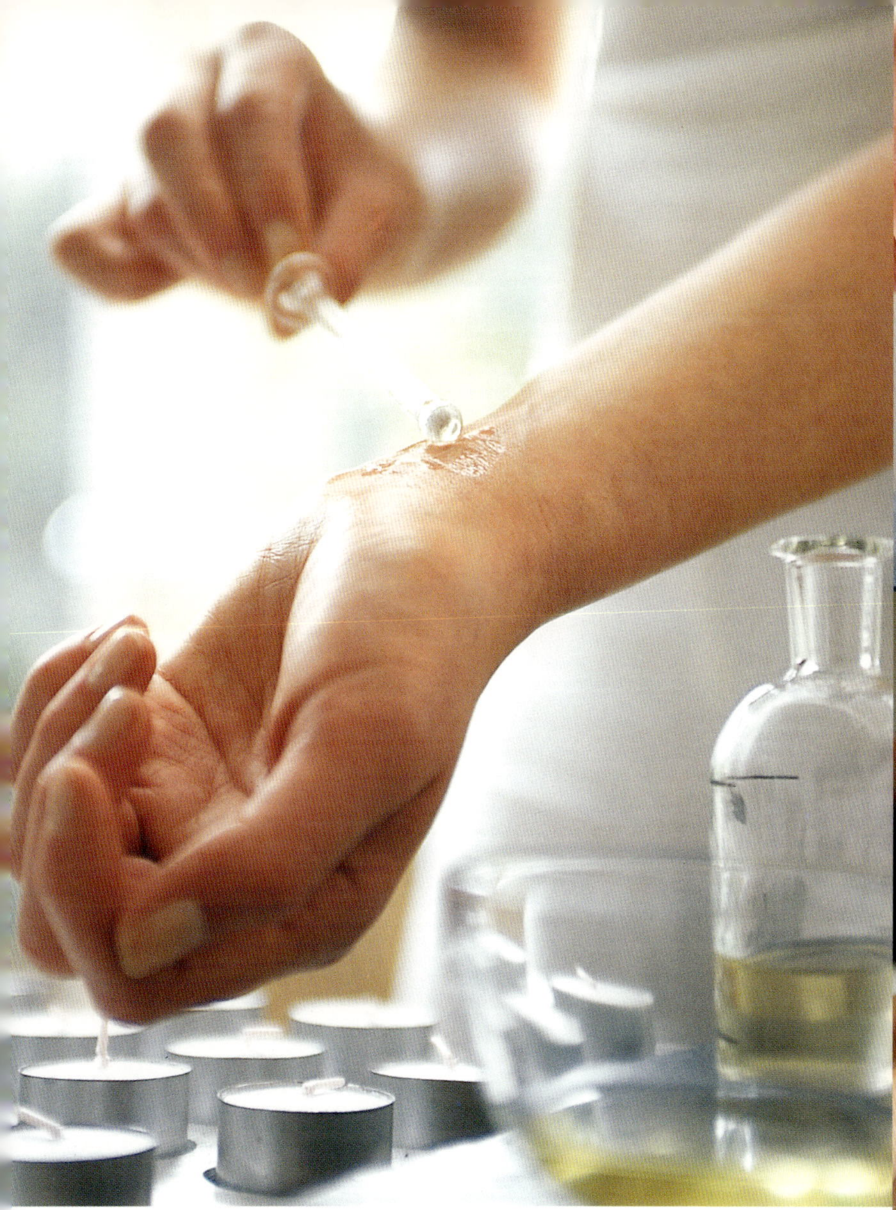

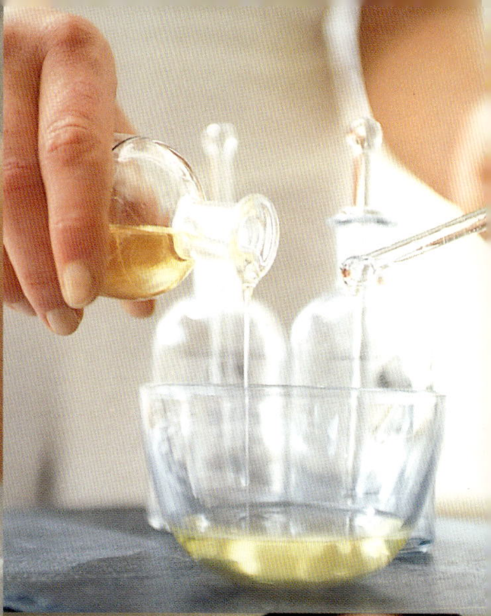

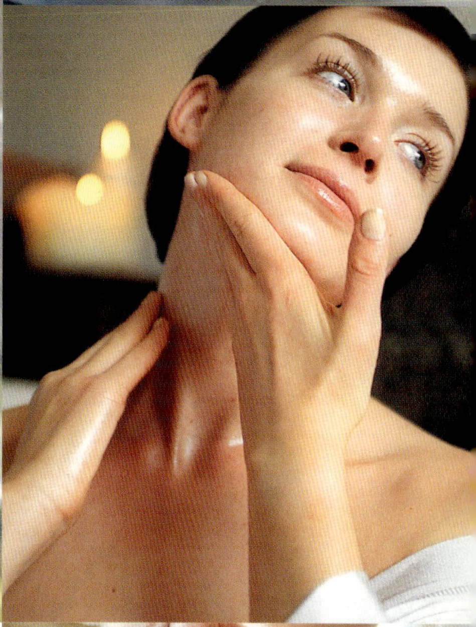

Wenn Sie Ihren Hauttyp ermittelt haben, versuchen Sie von Seite 33 ein Basisöl, das zu Ihnen passt und wählen Sie ein ätherisches Öl aus der Tabelle von Seite 35, um es zu parfümieren.

Warnung: *Verwenden Sie ätherische Öle stets mit Vorsicht. Es gibt nur wenige Öle, die unverdünnt verwendet werden können; verdünnen Sie sie daher immer, wenn es keine spezielle Anweisung gibt, sie in ihrer puren Form zu verwenden.*

Bevor Sie ein Öl verwenden, prüfen Sie immer, ob Sie es vertragen. Wenn Sie unter einer Erkrankung leiden, in medizinischer Behandlung sind, homöopathische Mittel einnehmen, schwanger sind oder stillen, empfindliche Haut oder eine Hautkrankheit haben, verwenden Sie die Öle erst nach Rücksprache mit Ihrer behandelnden Ärztin und einer ausgebildeten Aromatherapeutin.

Führen Sie erst einen Test durch, um festzustellen, ob Ihre Haut abweisend auf das Öl reagiert. Geben Sie einen verdünnten Tropfen auf Ihre Haut. Lassen Sie ihn 24 Stunden einwirken. Wenn Sie eine abweisende Reaktion feststellen wie Rötung, Schuppenbildung oder irgendeine andere Störung der Hautstruktur, VERWENDEN SIE DAS ÖL NICHT.

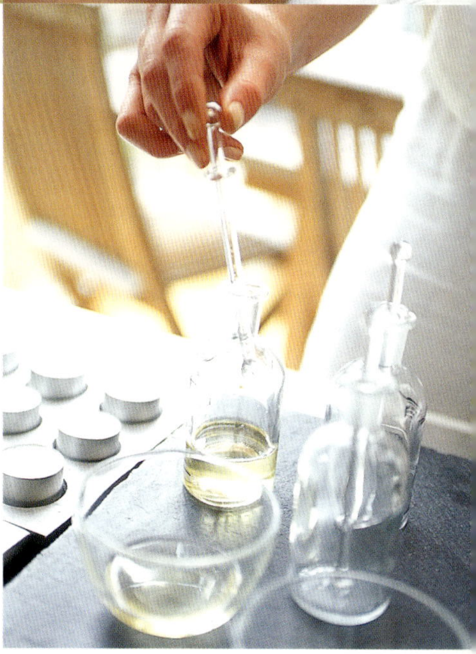

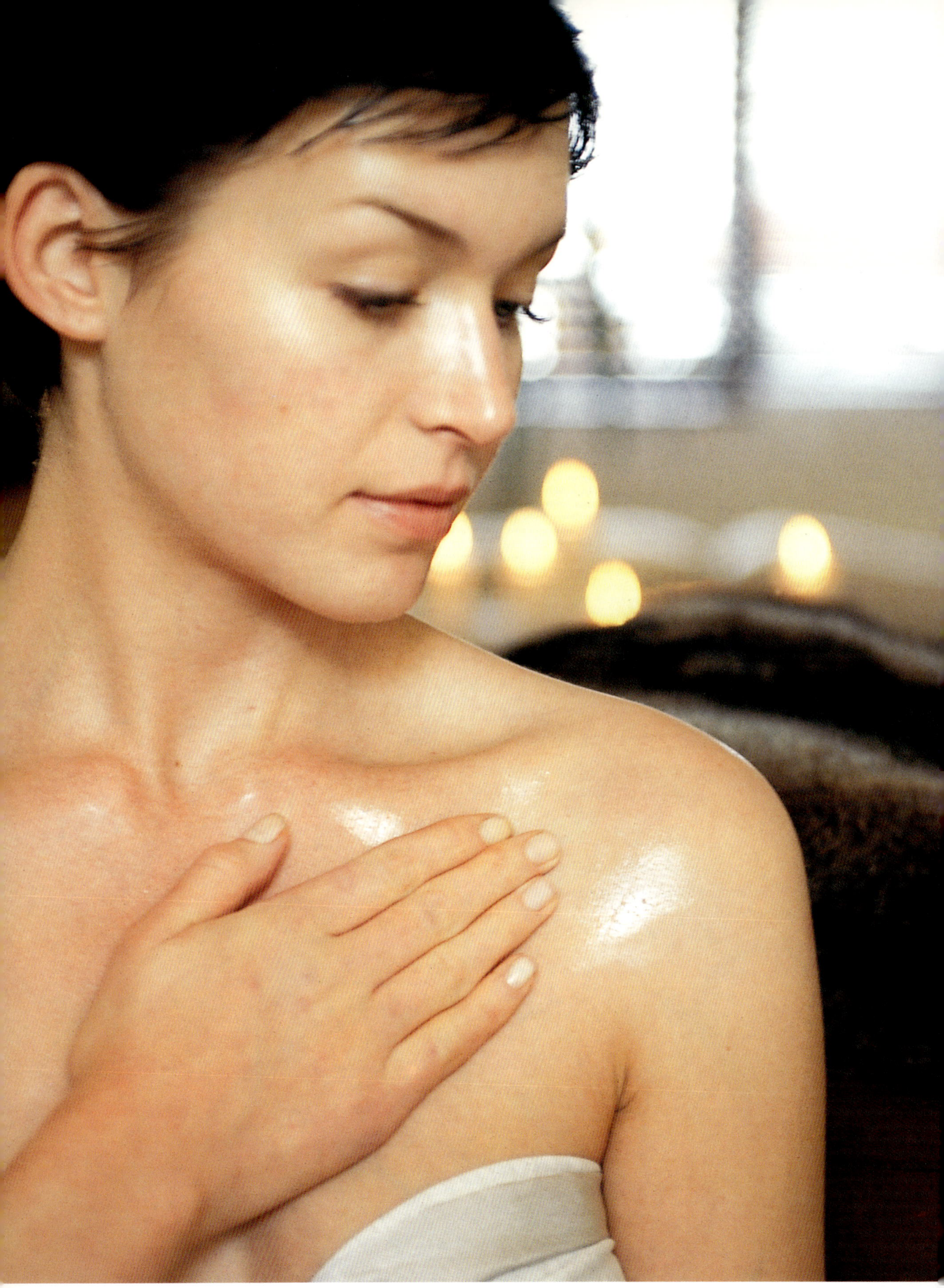

Hauttypen

Trockene oder alternde Haut

Aprikosenöl, hergestellt aus dem Kern der Frucht, wird leicht in die Haut aufgenommen und macht sie weich. Es hat einen milden Duft und beruhigt gereizte Haut.

Avocadoöl wird aus dem getrockneten Fleisch der Frucht hergestellt und ist daher reich an Nährstoffen einschließlich der Vitamine D, E und B5. Es hilft, beschädigtes Hautgewebe wieder herzustellen.

Macadamiaöl wird aus 40% gesättigten Säuren hergestellt, wird aber ziemlich leicht von der Haut absorbiert. Es fühlt sich weich und seidig an und lagert viel Feuchtigkeit ein.

Weizenkeimöl ist ein dunkelgelbes klebriges Öl mit deutlichem Geruch, das mit einem weniger potenten Öl gemischt werden muss. Es wird oft für alternde Haut empfohlen, weil es reich an Mineralien und Vitamin E ist. Trotzdem oxydiert es schnell und man muss möglicherweise mehr Vitamin E hinzufügen, damit es nicht ranzig wird.

Normale Haut

Olivenöl ist eines der dickflüssigeren Pflanzenöle, so dass es für die Massage mit dünnerem Öl vermischt werden kann. Es enthält mehrfach ungesättigte Fettsäuren, die zur Behandlung entzündeter oder narbiger Haut beitragen können. Sein stechender Geruch ist allerdings nicht jedermanns Sache.

Mandelöl ist ein alter Favorit, der seit dem Altertum in der Hautpflege eingesetzt wird. Es lässt sich gut verteilen und wird leicht absorbiert, daher eignet es sich gut für die Massage. Es mischt sich auch gut mit Bohnenkraut oder Macadamia für trockene oder alternde Haut.

Sonnenblumenöl wird aus Sonnenblumenkernen gewonnen und enthält viel Linolsäure, die der Haut zu Geschmeidigkeit verhilft. Es lässt sich leicht verteilen und wird leicht absorbiert, kann also mit fettigeren Ölen wie Jojoba oder Weizenkeim vermischt werden, um zu verhindern, dass diese einen schmierigen Film auf der Hautoberfläche hinterlassen.

Sesamöl ist ein halbfettes Öl, das für die meisten Hauttypen verwendet werden kann. Man findet es häufiger im Wok als im Kosmetikschränkchen; dennoch wird es schon sehr lange als Sonnen- und Haaröl verwendet. Es ist mild und kann selbst für die Augenpartie verwendet werden, doch sein stechendes Aroma führt dazu, dass es gewöhnlich mit einem gemäßigteren Öl verdünnt wird, wie zum Beispiel Sonnenblume oder Färberdistel.

Fettige Haut

Haselnussöl wird gut absorbiert und wirkt leicht adstringierend. Es reguliert die Talgproduktion und kann daher helfen, fettige Haut zu normalisieren.

Pfirsichkernöl ist dem aus Aprikosen ähnlich, jedoch weniger klebrig und daher besser für fettige Haut geeignet. Es enthält Vitamin A und E und dringt gut in die Haut ein.

Distelöl ist dünnflüssig, wird daher leicht absorbiert und verstopft die Poren nicht. Es enthält bis zu 80% Linolsäure, die zu Geschmeidigkeit und Bewässerung der Haut beiträgt.

Johanniskrautöl wird hergestellt, indem man die Blüten des Johanniskrautes in Olivenöl einweicht. Die Blüten geben Hypericin ab, das medizinisch als Antidepressivum eingesetzt wird und dem Öl eine leicht adstringierende Qualität verleiht. Johanniskraut muss mit einem anderen Basisöl gemischt werden.

Zwei Öle verdienen besondere Erwähnung wegen ihrer dem Altern entgegenwirkenden Eigenschaften: **Bohnenkraut** und **Nachtkerze**. Beide sind reich an Gamma-Linolsäure, bei der man festgestellt hat, dass sie Hautzellen kräftigen und Feuchtigkeitsverlust mindern kann und außerdem an der Zerstörung freier Radikale beteiligt ist, die als Oxydationsmittel die Haut altern lassen. Es sind jedoch teure Öle, so dass man sie meist mit einem der oben genannten mischt, und zwar etwa im Verhältnis ein Teil zu sieben Teilen des Hauptöls. Sie sind für alle Hauttypen gut geeignet.

Wie Weizenkeim neigen jedoch Bohnenkraut und Nachtkerze dazu, ranzig zu werden. Um zu verhindern, dass dies geschieht, setzen Sie Vitamin E zu, das als Antioxydationsmittel wirkt. Sie können Kapseln mit Vitamin-E-Öl kaufen, die Sie einfach aufbrechen und in das Basisöl tröpfeln, wenn Sie die Flasche zum ersten Mal öffnen. Das Vitamin E verbraucht sich mit der Zeit, da es die freien Radikale absorbiert und zerstört, daher müssen Sie mehr hinzufügen, wenn Sie diese Öle länger aufbewahren wollen.

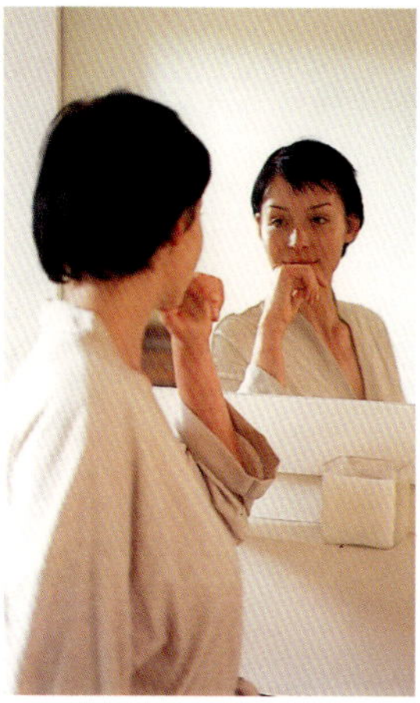

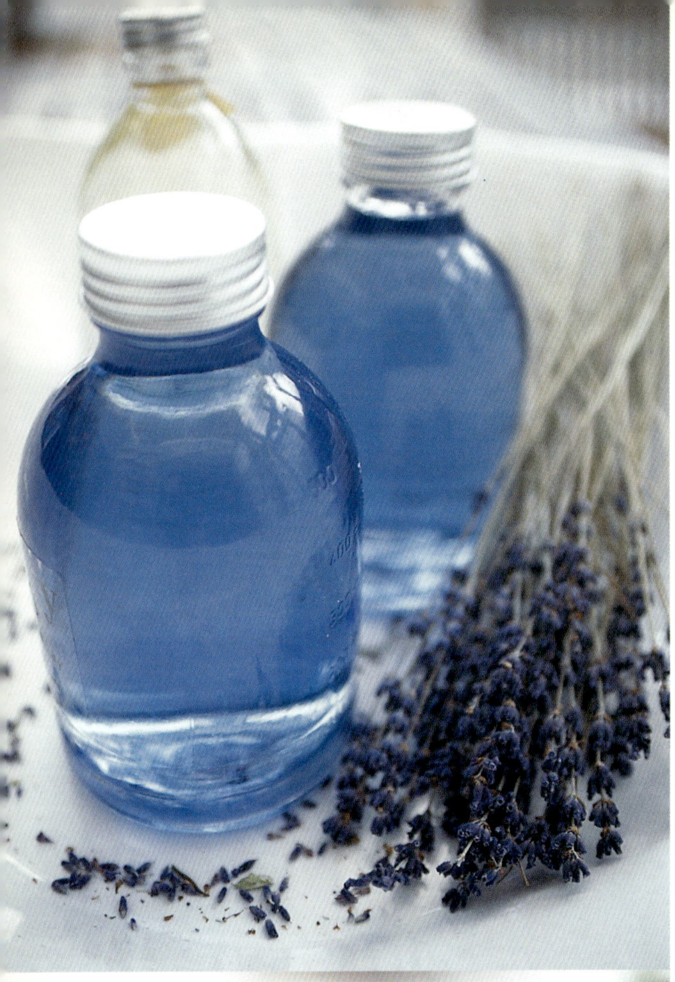

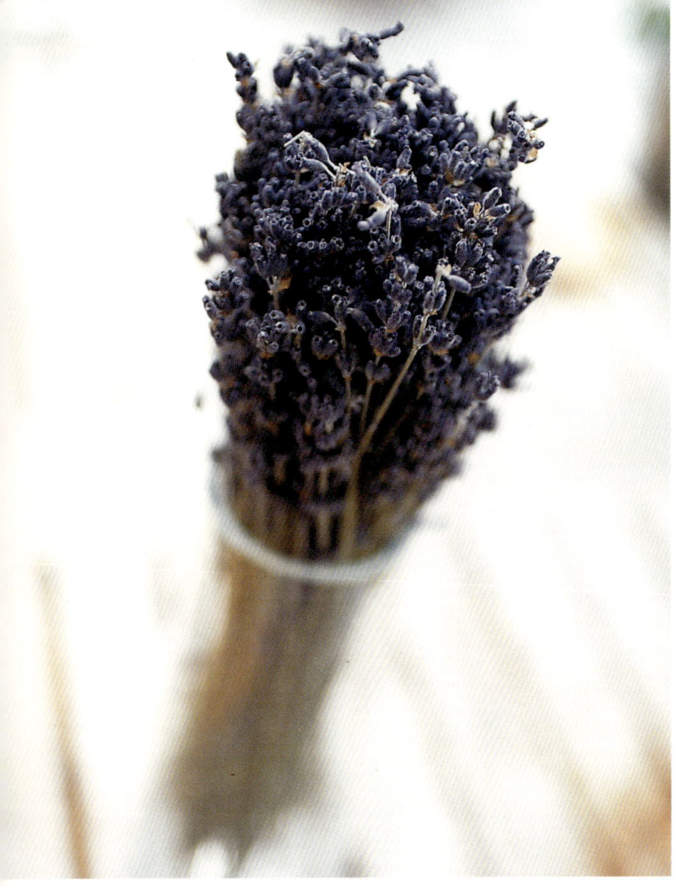

Flower power

Als natürliche Substanzen haben Öle ausgeprägte und nicht allgemein als angenehm empfundene Aromen. Daher werden Öle parfümiert, seit die alten Griechen ihren Hautölen Majoran und Minze zusetzten.

Die einfachste, sicherste und nutzbringendste Art, ein Pflanzen- oder Nussöl zu parfümieren, ist zweifellos die Verwendung von ätherischen Ölen. Viele im Handel angebotene Hautpräparate enthalten heutzutage ätherische Öle und machen damit auch ordentlich Reklame, aber mindestens 90 % dessen, was Sie riechen, ist aus künstlichen Chemikalien hergestellt. Mehrere Hundert Rohstoffe können verwendet werden, um einen einzigen künstlichen Duftstoff herzustellen, und sie sind die zweithäufigste Ursache für Allergien, Sensibilisierung oder Reizung durch handelsübliche Kosmetika. Sie haben auch nicht die vorteilhaften therapeutischen Wirkungen ätherischer Öle.

Ein ätherisches Öl ist eine konzentrierte, aromatische, flüchtige Flüssigkeit, die aus winzigen ölähnlichen Molekülen besteht, die sich gut mit Pflanzen- oder Nussöl mischen. Sie enthalten keine fettigen Substanzen und hinterlassen daher keine Flecken.

Das „Öl" entstammt den kleinen Höhlungen in der Zellstruktur der Pflanzen oder der Schale der Früchte und wird durch Destillation oder Kaltpressen entzogen, wodurch sie zu kräftigen Substanzen konzentriert werden: man benötigt zum Beispiel 100 kg Rosenblätter, um 20 ml Rosenöl herzustellen. Obwohl sie also natürlich sind, sind sie kräftig genug, um die Haut zu sensibilisieren oder sogar allergische Reaktionen hervorzurufen. Das ist jedoch weitaus weniger wahrscheinlich als bei den künstlichen Duftstoffen, die in handelsüblichen Hautpflegeprodukten verwendet werden. Ihre Potenz bedeutet, dass man sie in stark verdünnter Form verwendet. Werden sie mit einem Basisöl angewendet, ist eine Verdünnung von 1 – 2 % ausreichend; im Badewasser 5 – 8 Tropfen.

Ätherische Öle üben ihren Zauber auf vierfache Weise aus. Erstens dringen sie in die Lederhaut ein. Sie sind dazu in der Lage, weil sie aus winzigen Molekülen bestehen und lipophil (fettfreundlich) sind. Daher passieren sie die Haarfollikel, die Talg enthalten, und gelangen von da aus in die Blutbahn oder das Lymphsystem.

Zweitens rufen sie keine Abhängigkeit hervor und bringen Hautreaktionen nicht zum Stillstand, wie das geschieht, wenn sie sich an bestimmte Produkte gewöhnt. Drittens weisen alle Öle Infektionen ab und regen den Kreislauf an. Viertens (und das ist am wichtigsten, wenn Sie die 30 überschritten haben) stimulieren viele das Wachstum neuer Zellen.

Wenn jedoch ätherische Öle oxydieren, verlieren sie ihre therapeutische Wirkung. Bewahren Sie sie deshalb an einem kühlen, dunklen Ort auf und lassen Sie sie nicht offen an der Luft stehen, um ihre maximale Haltbarkeitsdauer zu erreichen. Sie sollten mindestens ein Jahr haltbar sein. Die Mischung mit einem Basisöl verkürzt ihre Lebensdauer drastisch auf zwei bis drei Monate.

Ihre Wirkung ist nicht nur direkt physischer Art. Sie agieren auch über den Nasenraum und wirken auf die Genussbahnen des Gehirns. Daher hat es keinen Zweck, ein ätherisches Öl einzig wegen seiner vorgeblichen Wirkung gegen das Altern zu wählen. Sie müssen auch seinen Geruch mögen.

Öl	Hauttyp	Eigenschaften	Mischt sich gut mit	Basisöle	Gegenanzeigen
Bergamotte	Normal bis fettig	Gut für infizierte Haut, verhindert Entzündungen	Geranium, Ylang-Ylang	Färberdistel, Mandel, Sonnenblume	
Fenchel	Alternd	Enthält leicht absorbierbare östrogen-ähnliche Moleküle, die bei Falten helfen können	Weihrauch, Lavendel, Neroli	Avocado, Macadamia, Nachtkerze	Bei Schwangerschaft meiden
Geranium	Trocken, alternd und normal, aufgedunsen	Strafft, festigt, regt Blut an	Lavendel, Bergamotte	Soja, Aprikose	Erhöht UV-Empfindlichkeit
Lavendel	Alle Typen, auch trocken, alternd und beschädigt	Unterstützt Regeneration beschädigter Haut, beruhigt Entzündungen	Palmarosa, Geranium, Rosenholz	Macadamia, Olive leicht, Ringelblume, Mandel	
Myrrhe	Alternd, beschädigt	Entzündungshemmend, antiseptisch, heilt offene Stellen und Unreinheiten	Zypresse, Weihrauch, Geranium, Teebaum	Jojoba, Mandel, Teebaum	Bei Schwangerschaft meiden
Neroli	Trocken, alternd	Festigt, unterstützt Zellregeneration, hilft bei roten Äderchen, Anzeichen von Überdehnung und Narben	Geranium, Lavendel, Neroli	Avocado, Haselnuss, Aprikose	Nicht für sehr empfindliche Haut
Palmarosa	Trocken bis normal, alternd	Regenerierend; gut bei Falten und Narben	Geranium, Rosenholz, Sandelholz	Avocado, Haselnuss, Zitrusblüte	
Patchouli	Alternd, beschädigt, Mischtypen	Festigt, verbessert Kreislauf, beruhigt Entzündungen, gut für raue, aufgesprungene Haut	Geranium, Palmarosa, Rose	Jojoba, Macadamia, Haselnuss	
Römische Kamille	Beschädigt, fettig, alternd	Beruhigt und hemmt Entzündungen; gut bei trockener, empfindlicher Haut und roten Äderchen	Rosenholz, Lavendel, Sandelholz	Olive, Ringelblume, Haselnuss	Zu Beginn einer Schwangerschaft meiden
Rose otto	Trocken, alternd, beschädigt oder empfindlich	Anregend, ausgleichend, schränkt bakterielles Wachstum ein, kräftigt zerbrechliche Kapillaren	Muskatellersalbei, Lavendel, Zypresse	Haselnuss, Bohnenkraut, Zitrusblüte	
Rosenholz	Alle Typen	Schränkt bakterielles Wachstum ein, beruhigt, festigt, regt Zellwachstum an, unterstützt Kreislauf	Lavendel, Neroli, Geranium	Jojoba, Soja, Haselnuss	
Sandelholz	Normal bis trocken	Zerstört Bakterien, beruhigt trockene, empfindliche und gereizte Haut	Geranium, Palmarosa, Bergamotte	Avocado, Mandel, Ringelblume	Nicht bei empfindlicher oder gereizter Haut
Teebaum	Normal bis fettig	Weist Bakterien ab und zerstört sie, gut bei Akne und Pilzbefall	Lavendel, Ylang-Ylang	Jojoba, Macadamia	
Weihrauch	Alternd	Strafft und festigt	Geranium, Lavendel	Aprikose, Mandel	
Ylang-Ylang	Fettig und Mischtypen	Festigt, mäßigt Talgproduktion	Palmarosa, Lavendel, Zypresse	Distel, Sonnenblume	
Zitrone	Fettig oder infiziert	Festigt, schränkt bakterielles Wachstum ein, entfernt abgestorbene Zellen, verbessert Kreislauf	Ylang-Ylang, Rose	Haselnuss, Distel	Erhöht Reaktion auf Sonnenlicht; Reizung auf empfindlicher Haut
Zypresse	Fettig oder großporig, verstopft, gerötet oder aufgedunsen	Unterstützt Blut- und Lymphfluss, hilft bei roten Äderchen	Geranium, Ylang-Ylang	Haselnuss, Bohnenkraut, Ringelblume	Zu Beginn einer Schwangerschaft meiden

Vier-Minuten-Massage

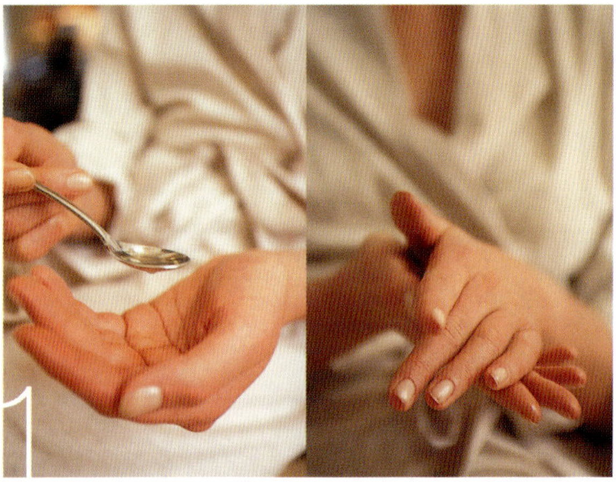

Sie können diese Massage ausführen, nachdem Sie Ihr Make-up mit einem Basisöl entfernt haben, oder während Sie Ihre Feuchtigkeitskrem auftragen. Wenn Sie sich den Ablauf einmal eingeprägt haben, dürfte sie nicht mehr als vier Minuten in Anspruch nehmen. Versuchen Sie also, sie täglich auszuführen.

1. Gießen Sie etwas weniger als einen Teelöffel Öl in eine Hand, verteilen Sie es durch Reiben in beide Hände und tragen Sie das Öl mit nach oben und außen streichenden Bewegungen auf Hals und Gesicht auf. Tragen Sie es im Augenbereich, wo die Haut sehr fein ist, mit beiden Ringfingern nur sparsam auf.

2. Streichen Sie abwechselnd mit den Händen vom Halsansatz zum Kieferknochen hoch, drehen Sie dabei die Hände, wenn nötig, und arbeiten Sie leicht über der Luftröhre. Behandeln Sie so den gesamten Hals von Ohr zu Ohr.

3. Streichen Sie fest mit dem Zeige- und Mittelfinger beider Hände an der Kante des Unterkiefers vom Kinn bis zum Ansatz der Ohren entlang. Der Zeigefinger liegt dabei an der Oberseite des Kiefers, der Mittelfinger unter der Kante.

4. Legen Sie die Hände mit zusammengelegten, gerade zur Stirn zeigenden Fingern an die Nasenseiten und drücken Sie mit den Handkanten fest zu beiden Seiten der Nase an. Halten Sie die Spannung für 3 – 4 Sekunden.

5. Lösen Sie den Druck etwas, drehen Sie Ihre Hände, so dass sie auf den Wangen zu liegen kommen und lassen Sie sie nach außen gleiten, wo die Zeigefinger vor den Ohren anhalten und einen festen Druck ausüben. 3 – 4 Sekunden halten.
Wiederholen.

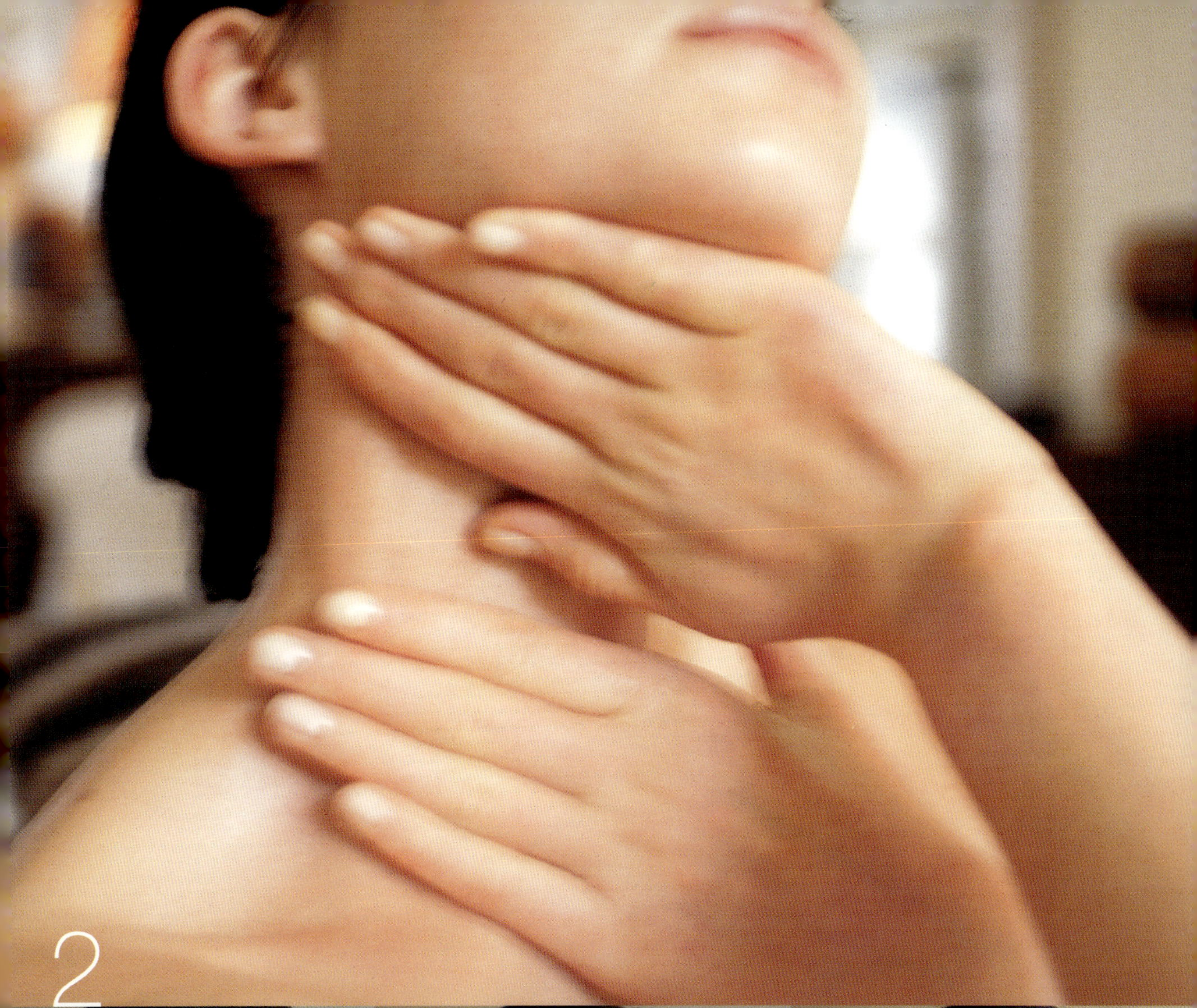
2

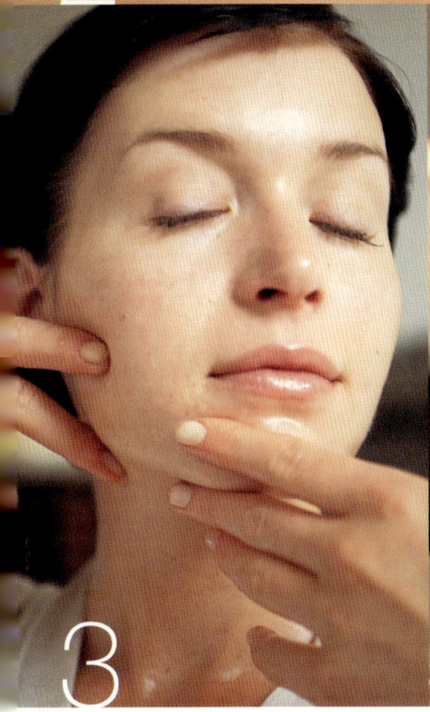
3

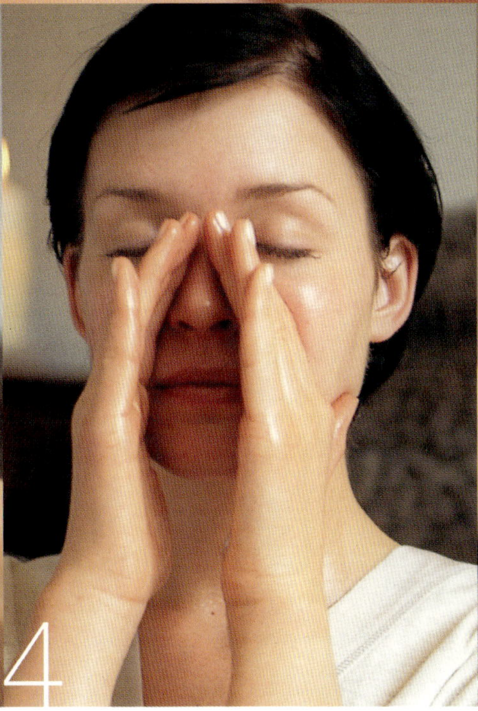
4

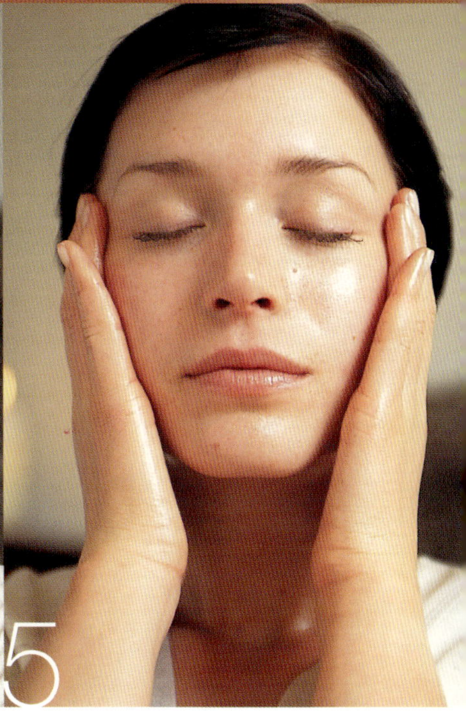
5

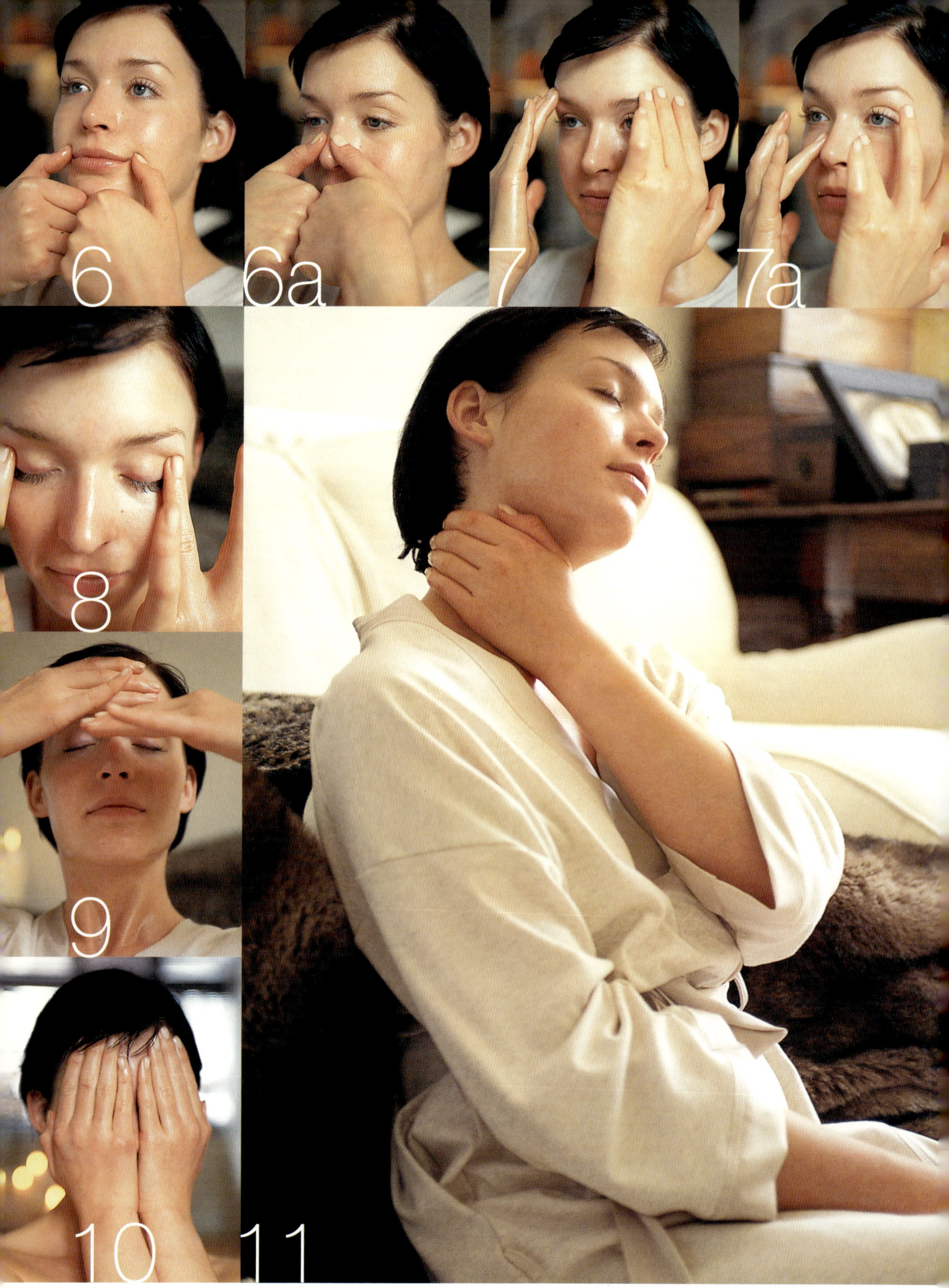
6
6a
7
7a
8
9
10
11

6. Die Finger unter das Kinn legen, mit beiden Daumen symmetrisch um die Mundwinkel nach oben fahren, unter der Nase zusammenführen, um die Nasenlöcher fahren, dann leicht über die Nasenspitze und abheben.

7. Mit Mittel- und Ringfingern beider Hände am inneren Ansatz der Augenbrauen beginnen und fest über die Augenbrauen nach außen streichen, dann nur mit dem Ringfinger ganz leicht unter den Augen nach innen fahren.

8. Mit den Ringerfingern beider Hände leicht nach außen über die geschlossenen Augenlider streichen, dann leicht unter den Augen entlang.

9. Mit geschlossenen Fingern den Zeigefinger führen lassen und abwechselnd die Handflächen mit einer festen, anhebenden Bewegung an die Stirn bis hin zum Haaransatz schmiegen; zwischen den Augenbrauen beginnen.

10. Schließen Sie die Augen, legen Sie die Finger aneinander und wölben Sie beide Hände leicht, um ein leichtes Ansaugen hervorzurufen, wenn Sie beide Hände vollständig fest auf das Gesicht pressen und sie einen Moment so halten, bevor Sie sie lösen. Bewegen Sie dann die Hände von der Nase aus nach außen zu den Ohren, erfassen Sie so das gesamte Gesicht; bewegen Sie dann die Hände nach oben und unten und erfassen Sie so die Fläche zwischen Kinn und Haaransatz.

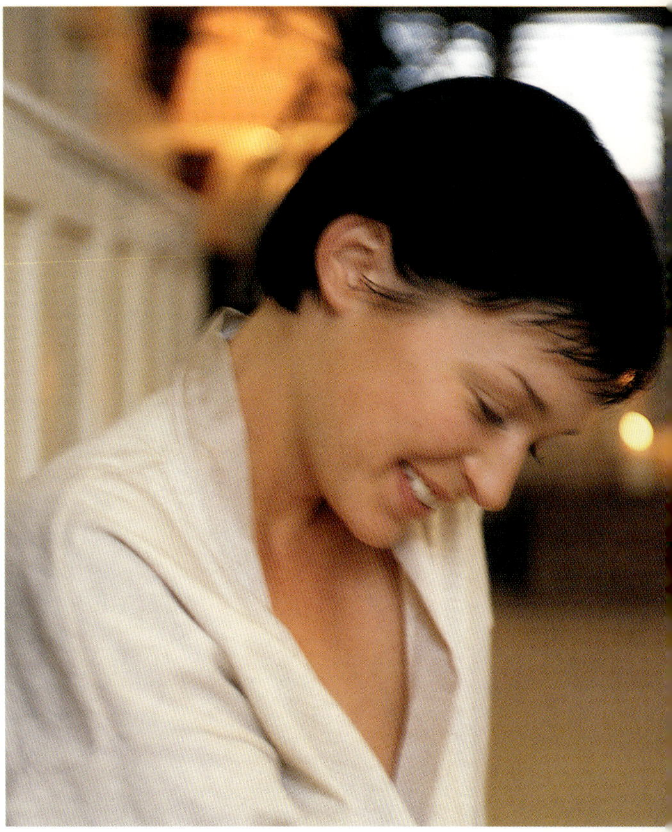

11. Legen Sie die Finger zusammen und setzen Sie die ganze Hand ein, während Sie mit der rechten Hand auf die linke Seite des Halses Druck ausüben, indem Sie vom Halsansatz bis zum Kiefer streichen, dabei jedoch die Luftröhre auslassen. Mit der linken Hand wiederholen und Druck auf die rechte Halsseite ausüben.

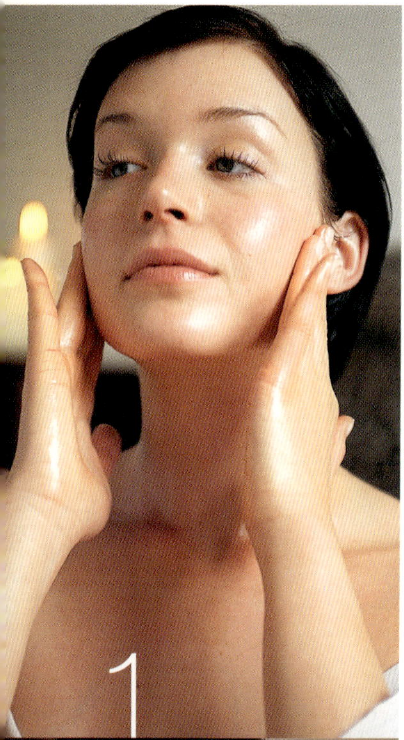

1

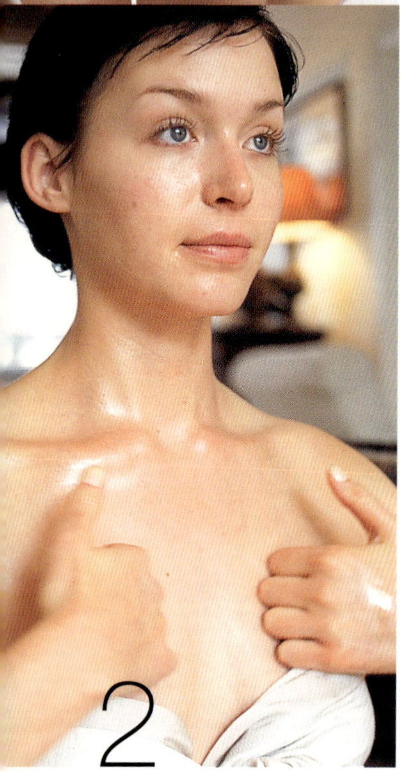

2

Fünfzehn-Minuten-Massage

Eine erweiterte Version der Vier-Minuten-Massage, am besten am Ende des Tages ausführen.

1. Gießen Sie etwa zwei Teelöffel Öl in eine Hand, verteilen Sie das Öl durch Reiben auf beide Hände, und tragen Sie es auf Gesicht, Hals, Schultern und Oberarme auf.

2. Führen Sie mit den nach innen weisenden Knöcheln beider Hände kreisförmige Knetbewegungen über den gesamten oberen Brustbereich aus.

3. Klopfen Sie mit den Knöcheln beider Hände abwechselnd Ihre Oberarm- (Deltamuskel) und oberen Schultermuskeln (Kappenmuskel) ab. Achten Sie darauf, den bearbeiteten Arm so entspannt wie möglich hängen zu lassen.

4. Bearbeiten Sie mit den flachen Fingerspitzen jeweils einer Hand in knetenden, zusammendrückenden Bewegungen die gegenüberliegende Schulter. Bewegen Sie dabei die Hand von der Schulter zum großen Kappenmuskel, der den Kopf mit hält. Stützen Sie den aktiven Arm am Ellbogen ab, während Sie die Schultern bearbeiten.

5. Üben Sie mit den flachen Fingerspitzen der drei mittleren Finger beider Hände in Kreisbewegungen festen Druck auf die Muskeln zu beiden Seiten der Halswirbelsäule aus. Arbeiten Sie sich von der Schädelbasis zum Halsansatz vor.

6. Arbeiten Sie jeweils mit einer Hand an der gegenüberliegenden Schulter und üben Sie mit den flachen Fingerspitzen langsamen, tiefen Druck auf den Muskel oben auf den Schultern hinter dem Schlüsselbein aus. Beginnen Sie am Ende des Muskels genau an der Schulter und arbeiten Sie sich schrittweise nach innen zum Halsansatz vor. Drücken Sie fest und tief, verstärken Sie den Druck, wo es sich weich anfühlt, und halten Sie den Druck, bis die Spannung sich zu lösen scheint.

Folgen Sie Schritt 2 der Vier-Minuten-Massage.

7. Üben Sie mit den Fingern einer Hand 7–10 Sekunden lang leichten Druck seitlich und etwas unterhalb des Adamsapfels aus. Wiederholen Sie dies zweimal auf beiden Seiten und wechseln Sie dabei die Hände ab.

Folgen Sie Schritt 3 der Vier-Minuten-Massage.

8. Üben Sie mit leicht gespreizten flachen Fingerspitzen festen Druck auf die Oberseite des Unterkieferknochens aus, vom Kinn bis zum Kieferwinkel. Gehen Sie dann weiter zu den Wangen und üben Sie festen Druck in Bewegungen nach oben über die Wangen aus. Setzen Sie mehrmals unten an und führen Sie jede Bewegung ein Stück weiter nach oben, so dass die letzte Bewegung auf den Wangenknochen endet.

9. Massieren Sie mit den Tastballen von Zeige- und Mittelfinger in kreisenden Druckbewegungen das Gelenk des Kieferknochens, das hervorspringt, wenn Sie die Zähne zusammenbeißen.

Folgen Sie Schritt 4 der Vier-Minuten-Massage.

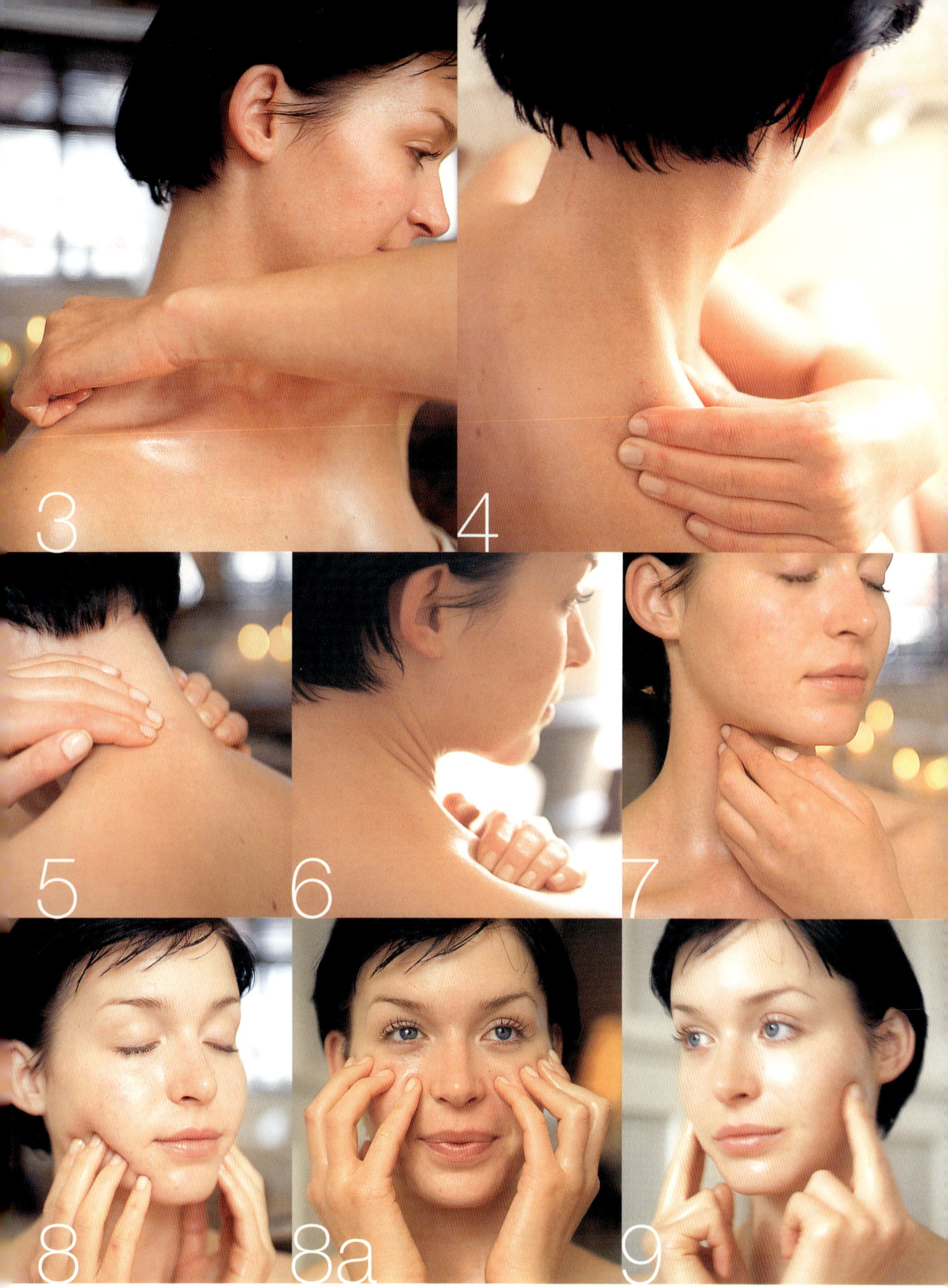
3
4
5
6
7
8
8a
9

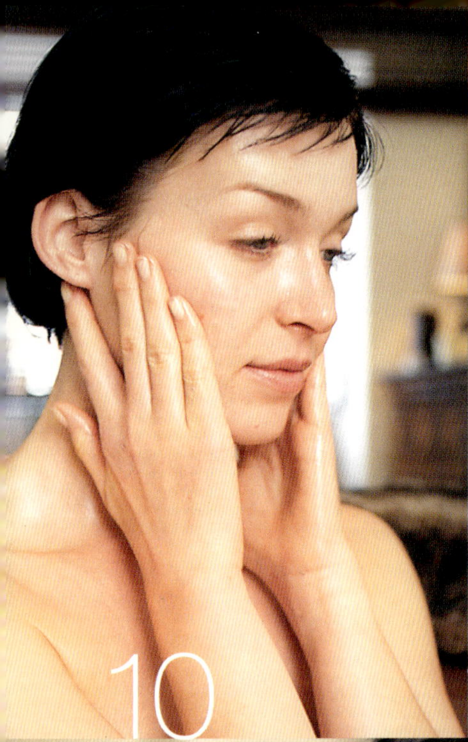

10

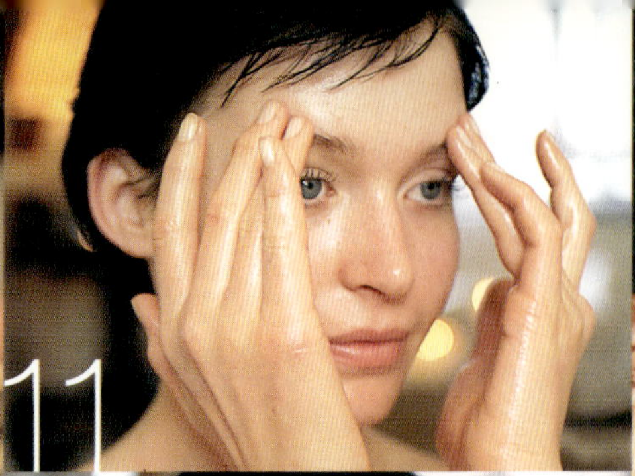

11

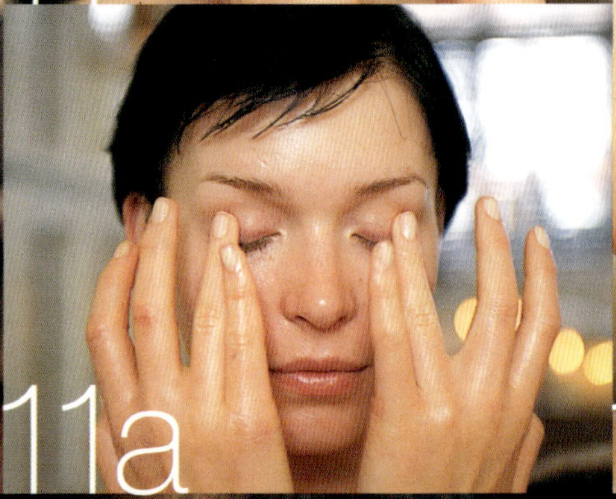

11a

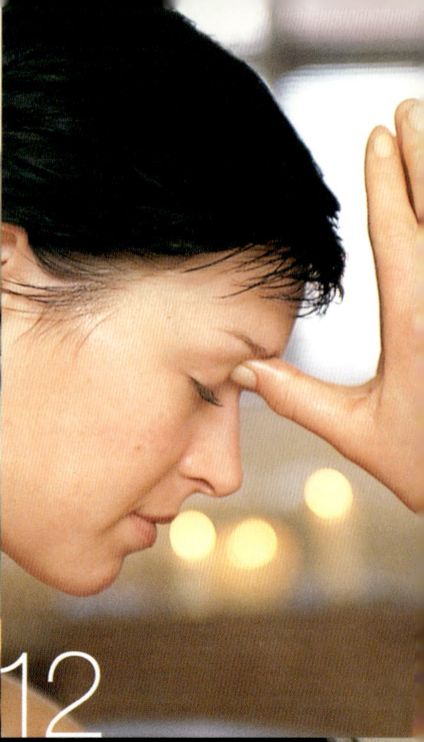

12

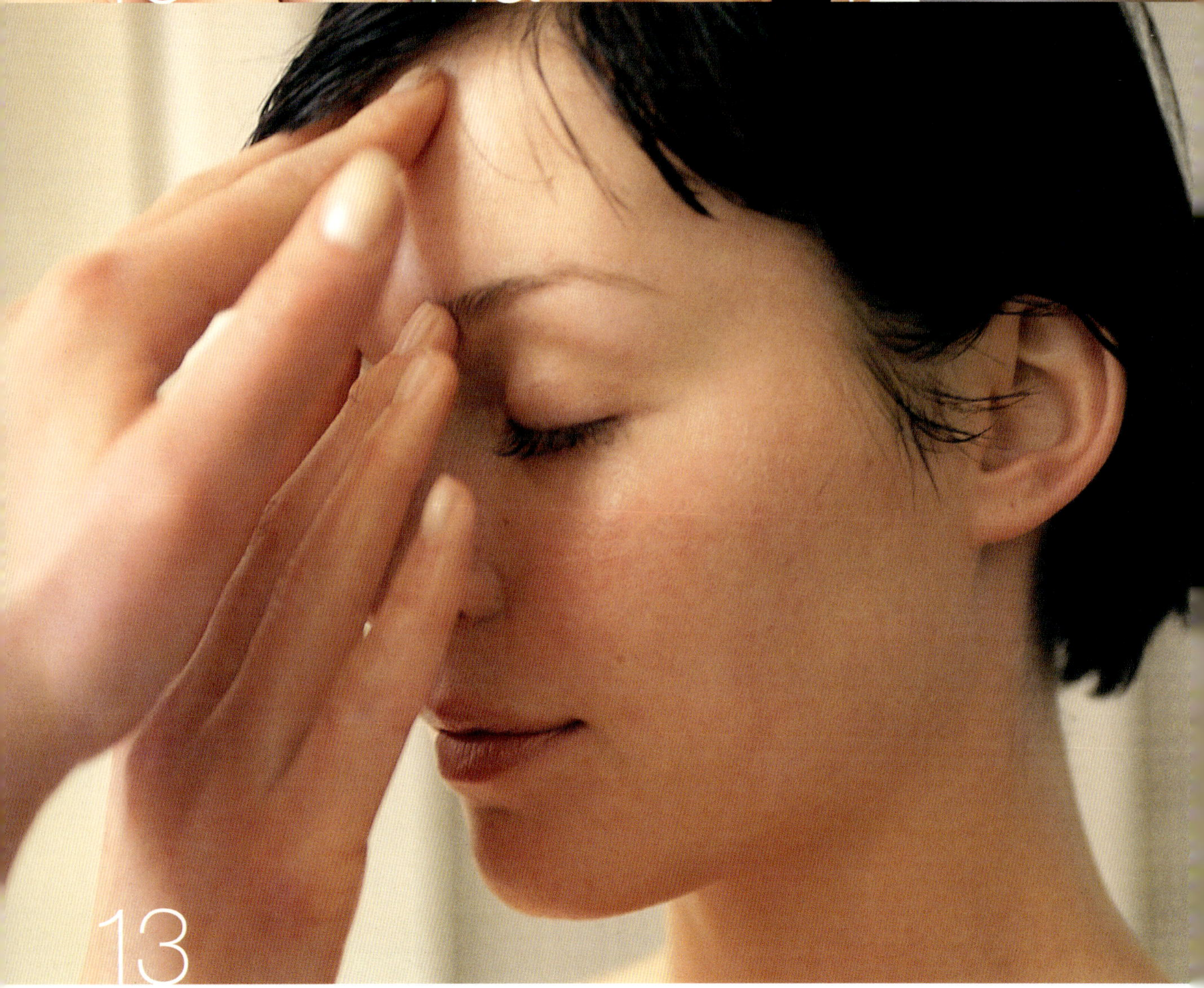

13

10. Legen Sie die Hände an die Seiten des Gesichtes, mit den Zeigefingern hinter den Ohren und den übrigen Fingern davor. Üben Sie Druck aus, während Sie die Hände aus ihrer Position vor dem Ohr hinunter zum Kieferwinkel bewegen.

Befolgen Sie die Schritte 6, 7 und 8 der Vier-Minuten-Massage.

11. Üben Sie mit den Tastballen der Zeige- und Mittelfinger beider Hände festen Druck aus und bewegen Sie dabei die Hände an den Augenbrauen entlang nach außen und unter den Augen mit Druck auf die Augenhöhlen nach innen.

12. Stützen Sie Ihre Ellbogen auf den Tisch, drücken Sie mit den Daumen fest über dem inneren Augenwinkel und lassen Sie dabei Ihren Kopf entspannt auf die Daumen sinken. Der Punkt ist oft empfindlich; beginnen Sie also mit sanftem Druck und steigern Sie langsam, sowie die Spannung sich löst. Führen Sie dies entlang des gesamten oberen Randes der Augenhöhlen fort.

13. Drücken Sie mit Zeige- und Ringfinger beider Hände abwechselnd fest auf die inneren Winkel der Augenbrauen. Lösen Sie den Druck etwas und streichen Sie gerade von der Stirn hoch zum Haaransatz. Wiederholen Sie dies abwechselnd fünf bis sechs Mal mit einer fließenden ununterbrochenen Bewegung.

Folgen Sie den Schritten 9, 10 und 11 der Vier-Minuten-Massage.

14. Legen Sie die leicht gespreizten Fingerspitzen beider Hände an die Augenbrauen und führen Sie die Tastballen mit festem Druck von den Augenbrauen nach oben zum Haaransatz. Arbeiten Sie über die gesamte Breite der Stirn.

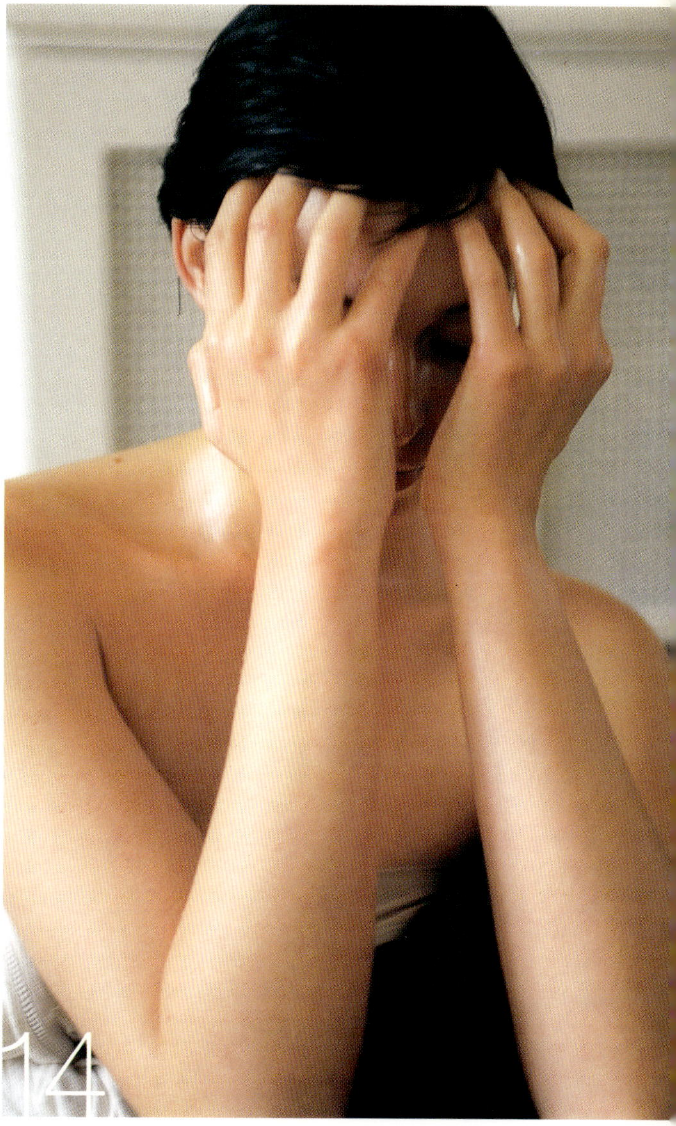

Problemzonen

In Ihrem Gesicht gibt es möglicherweise Zonen, die besondere Aufmerksamkeit verlangen. Die unten stehenden Übungen wirken behebend oder vorbeugend und können in den Ablauf der Vier-Minuten- oder Fünfzehn-Minuten-Massage eingebaut werden.

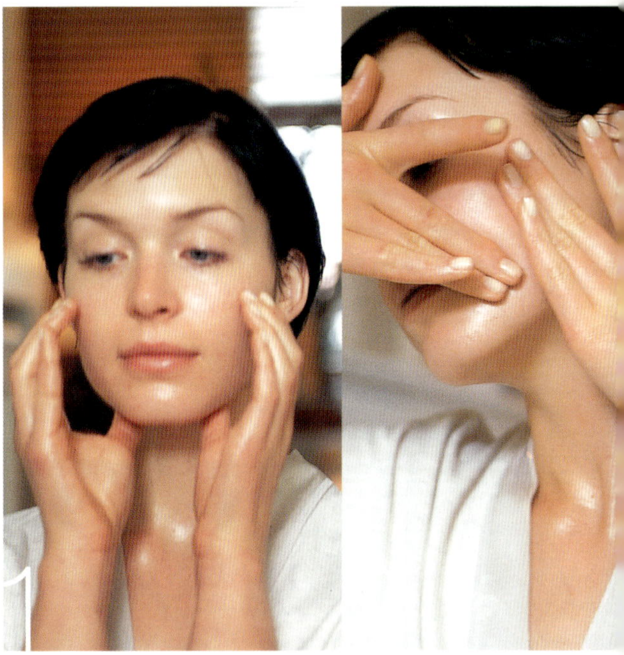

1. Gegen Doppelkinn

Entspannen Sie die Finger und drücken Sie die Daumen in den Muskel unter dem Unterkiefer; arbeiten Sie sich von der Mitte des Kinns nach außen zum Kieferwinkel vor.

Diese Übung kann nach Schritt 2 der Vier-Minuten-Massage oder nach Schritt 6 der Fünfzehn-Minuten-Massage ausgeführt werden.

2. Gegen schlaffe Wangen

Bearbeiten Sie mit dem Mittel- und Ringfinger beider Hände abwechselnd jeweils nur auf einer Seite die Wangenmuskeln (Kaumuskel und Musculus zygomaticus; siehe Darstellung Seite 53) mit rollender und anhebender Bewegung, die die Muskeln fast nach oben schnippt.

Nach Schritt 4 der Vier-Minuten-Massage oder nach Schritt 10 der Fünfzehn-Minuten-Massage ausführen.

3.–4. Gegen Lippenfältchen

Lächeln Sie, um die Lippen straff zu spannen; verankern Sie Ihren linken Mittelfinger im linken Mundwinkel und führen Sie mit dem rechten Mittelfinger kleine kreisende Bewegungen entlang des Unterlippenrandes aus. Wechseln Sie dann die Hände, um mit dem linken Mittelfinger zu arbeiten und wiederholen Sie die Kreise entlang des Oberlippenrandes.

Nach Schritt 6 der Vier-Minuten-Massage oder nach Schritt 10 der Fünfzehn-Minuten-Massage ausführen.

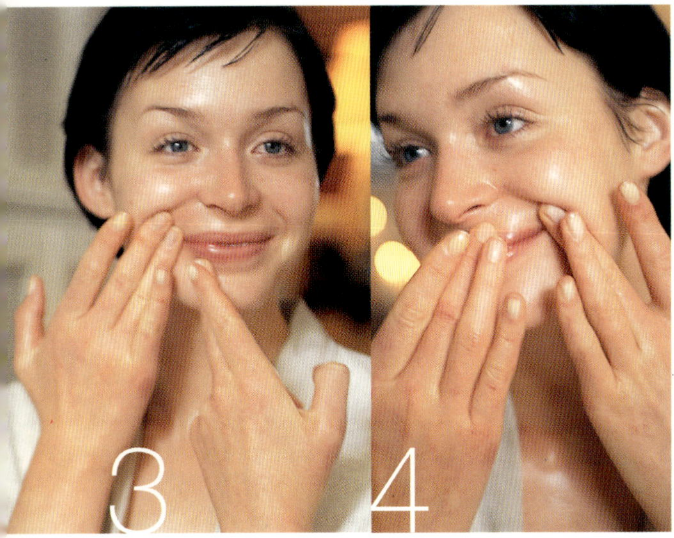

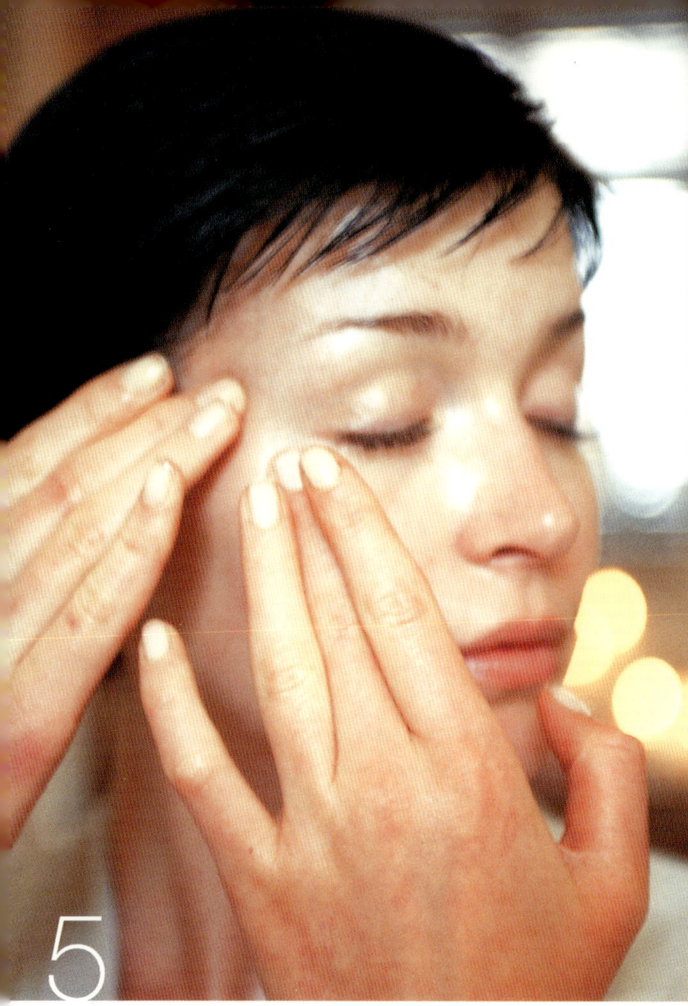

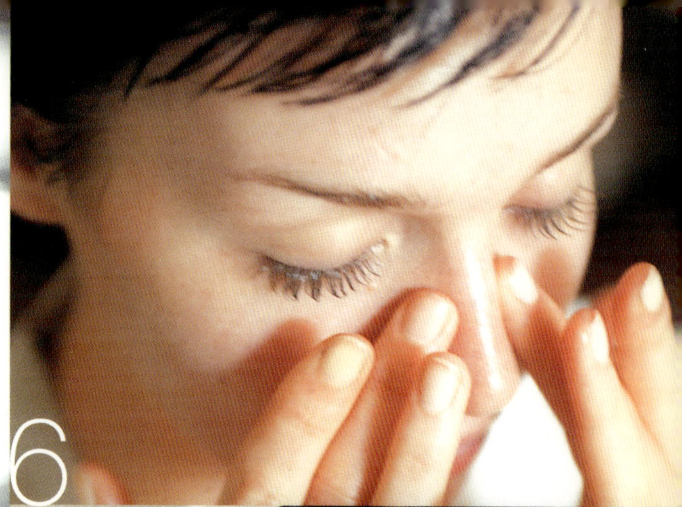

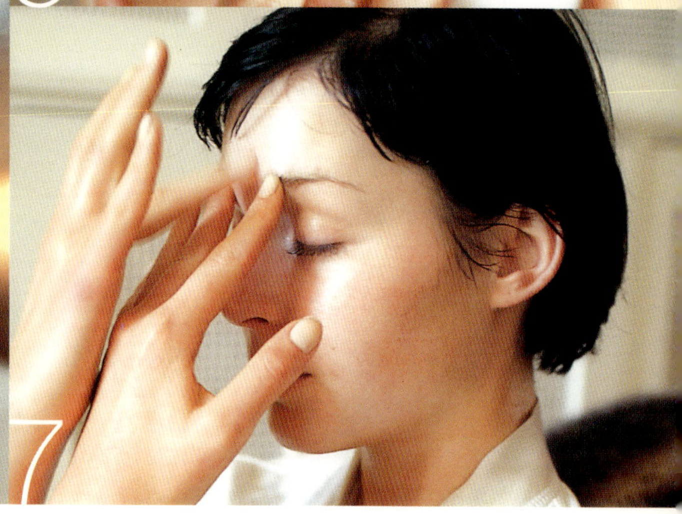

5. Gegen Krähenfüße

Ziehen Sie mit den Mittel- oder Ringfingern beider Hände ein Kreuz an der Stelle nach, an der die Krähenfüße erscheinen, indem Sie mit den Fingern abwechselnd eine horizontale und eine vertikale Linie verfolgen, vom Augenwinkel nach außen und nach oben zur Schläfe.

Nach Schritt 8 der Vier-Minuten-Massage oder nach Schritt 10 der Fünfzehn-Minuten-Massage ausführen.

6. Gegen große Poren auf der Nase und zwischen den Augen

Führen Sie mit dem Mittel- oder Ringfinger kleine kreisförmige Bewegungen über die ganze Nase und rund um die Nase aus. Beginnen Sie rund um die Nasenlöcher, hin zur Nasenspitze und dann an den Seiten nach oben bis zum Nasenrücken.

Nach Schritt 2 der Vier-Minuten-Massage oder nach Schritt 6 der Fünfzehn-Minuten-Massage ausführen.

7. Gegen Runzelfalten zwischen den Augen

Während Zeige- und Mittelfinger der linken Hand die Haut in einem nach oben gerichteten „V" halten, führen Sie kleine kreisförmige Bewegungen mit dem Ringfinger der rechten Hand zwischen den Augenbrauen aus.

Nach Schritt 8 der Vier-Minuten-Massage oder nach Schritt 12 der Fünfzehn-Minuten-Massage ausführen.

8. Gegen Stirnlinien

Ertasten Sie die Linien auf Ihrer Stirn. Beginnen Sie über dem rechten Auge und führen Sie mit dem Mittelfinger Ihrer rechten Hand kleine gleitende Kreisbewegungen von rechts nach links entlang jeder Linie aus. Halten Sie mit dem Zeige- und Mittelfinger der linken Hand die Haut zu beiden Seiten der jeweiligen Linie straff. Wiederholen Sie die Bewegung bei jeder Linie.

Nach Schritt 9 der Vier-Minuten-Massage oder nach Schritt 14 der Fünfzehn-Minuten-Massage ausführen.

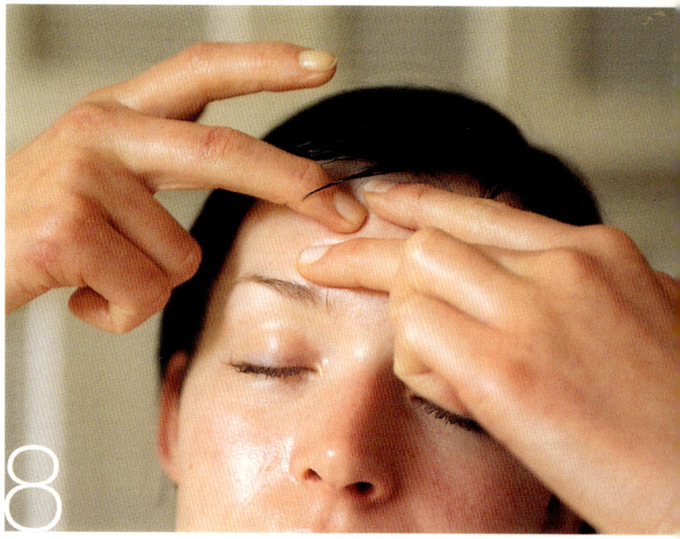

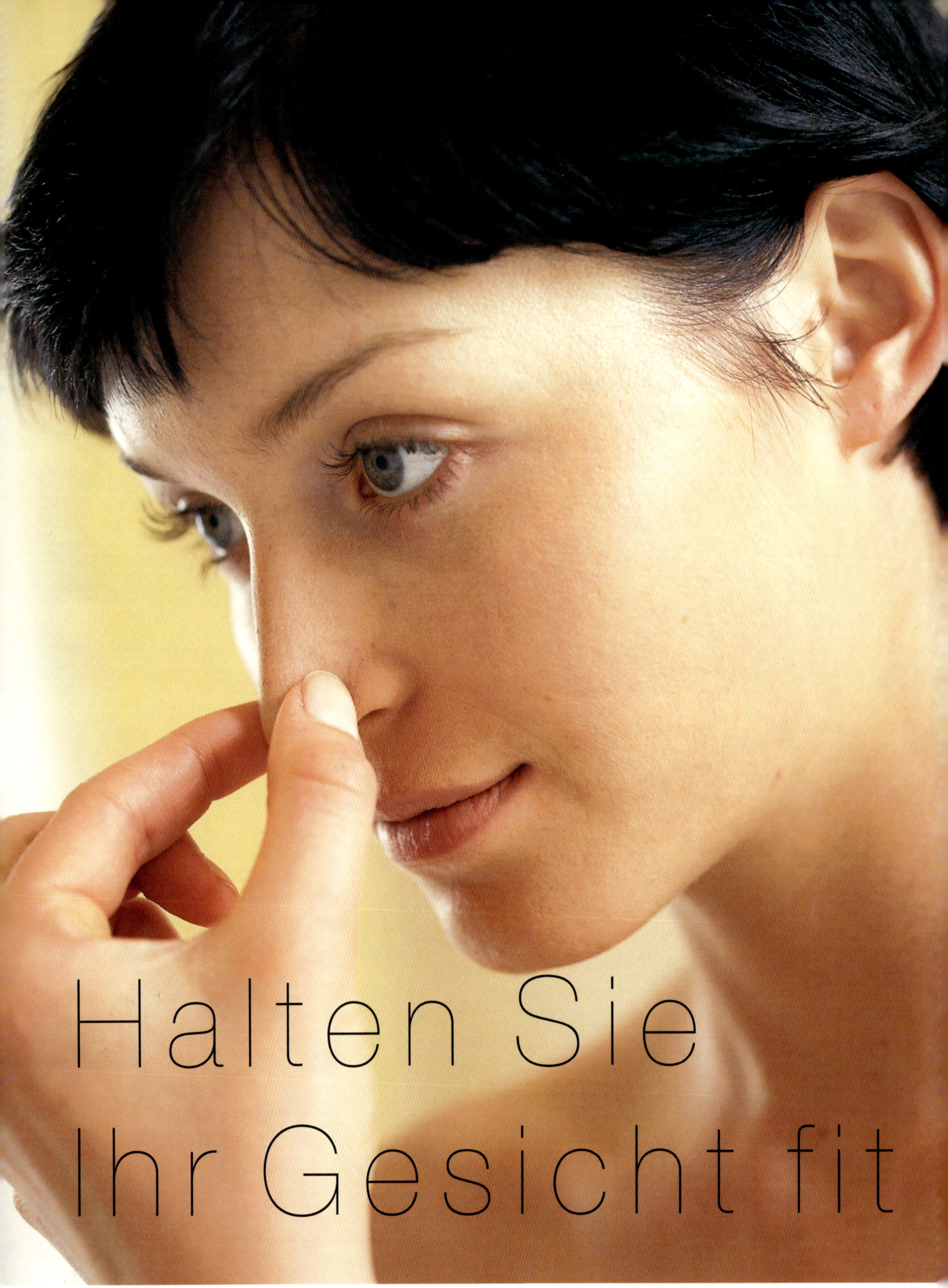
Halten Sie
Ihr Gesicht fit

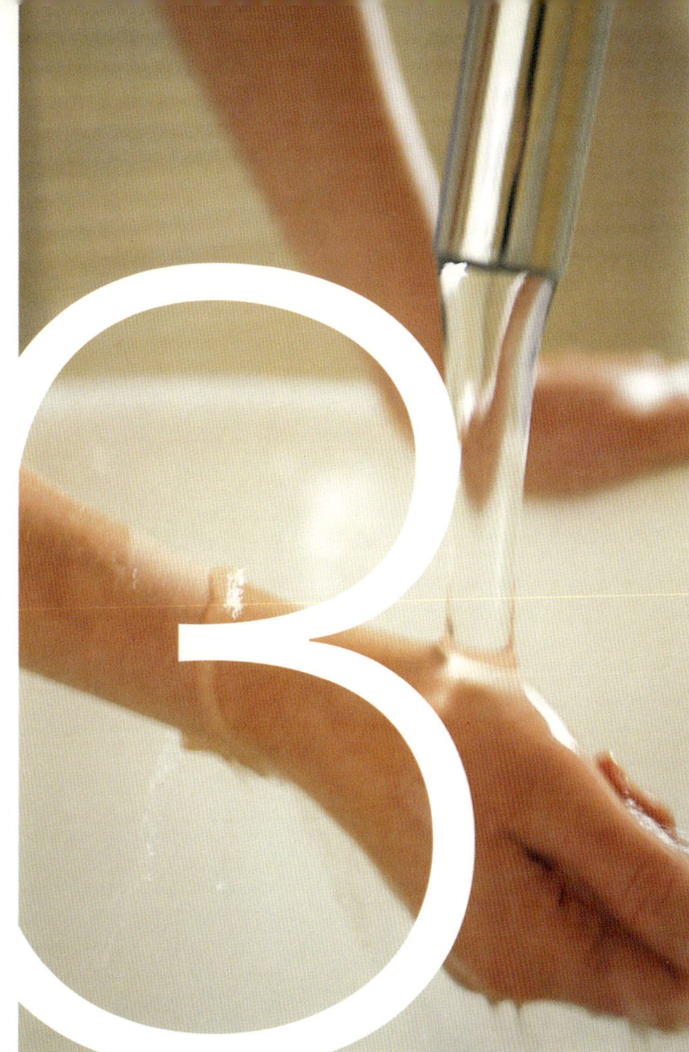
3

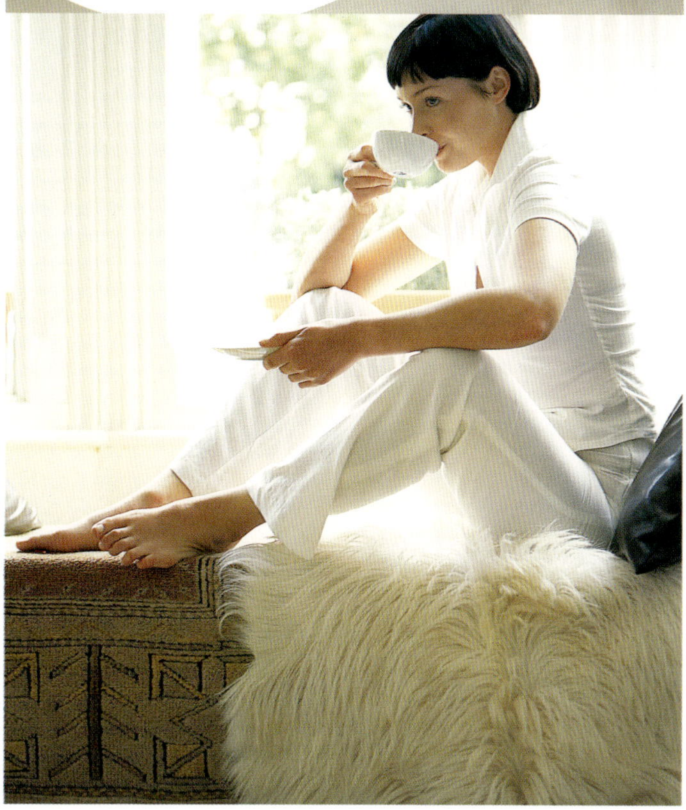

Bewusste Arbeit

Wenn Sie eine beliebige Turnhalle betreten, sehen Sie mit Sicherheit Menschen, die ihre Muskeln trainieren, bis der Schweiß in Strömen läuft. Bizeps, Trizeps und Quadrizeps werden durch Übungsfolgen gejagt, um zu erreichen, dass man mit den Anforderungen des täglichen Lebens oder der Aschenbahn auf dem Sportplatz besser fertig wird.

Der große Boom von Aerobics und Körperkultur, der in den 80-er und 90-er Jahren herrschte, hat selbst Menschen mit dem trägsten Sitzfleisch bewusster gemacht, dass Muskeltraining für ihren gesundheitlichen Allgemeinzustand und für ihr Aussehen wichtig ist. Die vereinten Kräfte der Sportartikel- und Modeindustrie sorgen dafür, dass wir auch zunehmend jene Muskeln wahrnehmen, auf deren Zustand unsere Eitelkeit beruht, wie der Musculus rectus abdominis, der den Bauch innen hält, oder die Gesäßmuskeln, die die Pobacken oben halten.

Doch welche der 656 Muskeln in unserem Körper arbeiten am längsten und werden am ehesten bemerkt? Zweifellos die mehr als 50 im Gesicht – nur ihre Besitzerinnen bekommen nichts davon mit. Ihre schlaffen Bauchmuskeln oder die absackenden Pobacken müssen Sie ganz einfach registrieren, weil Sie sie ja ständig in Hosenbünde zwängen oder unter Kleidern verbergen müssen. Die Gesichtsmuskeln sitzen ganz einfach da, bis man sie braucht; ständig aus den Augen und aus dem Sinn.

Alle Muskeln im Körper kann man grob in zwei Gruppen einteilen, nämlich willkürliche und unwillkürliche. Diejenigen, von denen das Leben abhängt, sind unwillkürliche – und das ist auch gut so, denn sonst könnten wir in der Hektik des Tages vergessen zu atmen!

Die Muskeln, die das Gesicht kontrollieren, sind genau wie jene, die die Gliedmaßen steuern, eindeutig willkürliche. Der große Unterschied zu den übrigen dieser Muskeln ist jedoch, dass die Gesichtsmuskeln viel häufiger unbewusst als bewusst bewegt werden. Tag und Nacht unterliegen sie einem strengen Regime. Wenn Sie träumen, bewegen sich Ihre Augenlider oder Ihr Kiefer lässt Sie mit den Zähnen knirschen. Während Sie dies lesen, runzeln Sie vielleicht die Stirn (hören Sie sofort damit auf!). Wenn Sie am Telefon sprechen, verleiht Ihr Gesicht Ihren Worten Ausdruck, obwohl es niemand sehen kann.

Das Gesicht steht also stets und ständig im Training. Das Problem ist nur, dass es oft eine negative Art von Training ist, da die Muskeln zu unterschiedlichen Zeiten unterschiedlich stark auseinandergezogen, zusammengezogen, angespannt und gedehnt werden.

Muskeln sind so konstruiert, dass sie in kleinen Gruppen zusammenarbeiten und sich gegenseitig ergänzen. So zieht ein Muskel die Stirn hoch und ein anderer senkt sie, einer schürzt Ihre Oberlippe und ein anderer zieht sie zurück. Wenn sie für den Zweck eingesetzt werden, für den sie idealerweise vorgesehen sind, so arbeiten sie harmonisch miteinander, indem einer sich zusammenzieht, während sich sein Teampartner dehnt.

Doch unbewusstes, gewohnheitsmäßiges Minenspiel verzerrt oft dieses harmonische Muster, indem es einige Muskeln zur Überdehnung oder übermäßigen Kontraktion bringt, während ihre Partner das jeweils entgegengesetzte Schicksal erleiden. Und was geschieht mit jedem Gewebe, das ungleich gedehnt, entspannt oder zusammengezogen wird? Tief in seiner Struktur bilden sich Rillen, die sich bald darauf als Falten an die Oberfläche arbeiten.

Wenn die beiden Gesichtshälften nicht bewusst in gleichem Umfang trainiert werden, wie das eigentlich vorgesehen war, dann werden sie außerdem asymmetrisch – und Symmetrie, das haben viele Studien in der Natur gezeigt, ist ein grundlegendes Prinzip der Schönheit.

Unsymmetrische Konturen und Falten zeigen sich letzten Endes überall am Körper. Doch im Gesicht besteht eher die Neigung dazu, weil hier mit einer Ausnahme alle Muskeln mit einem Ende im Gewebe befestigt sind, statt am Knochen.

Da das Gesicht deutlich aus Muskeln, Haut, Gewebe und Nerven besteht wie jeder andere anatomische Teil, warum denken auch die bewusstesten Zeitgenossen nicht daran, es in Schwung zu halten? Zum Teil deshalb, weil die unaufhörlichen Behauptungen und Versprechungen der Kosmetikindustrie die Menschen davon überzeugen, dass die einzige Lösung für ein schlaffes Gesicht eine äußerliche ist. Aber auch, weil die Menschen normalerweise nicht auf die Muskeln ihres Gesichtes achten, egal wie stark sie sie beanspruchen.

Der erste Trick ist also, sich der Gesichtsmuskeln ebenso bewusst zu werden wie anderer willkürlicher Muskeln im Körper.

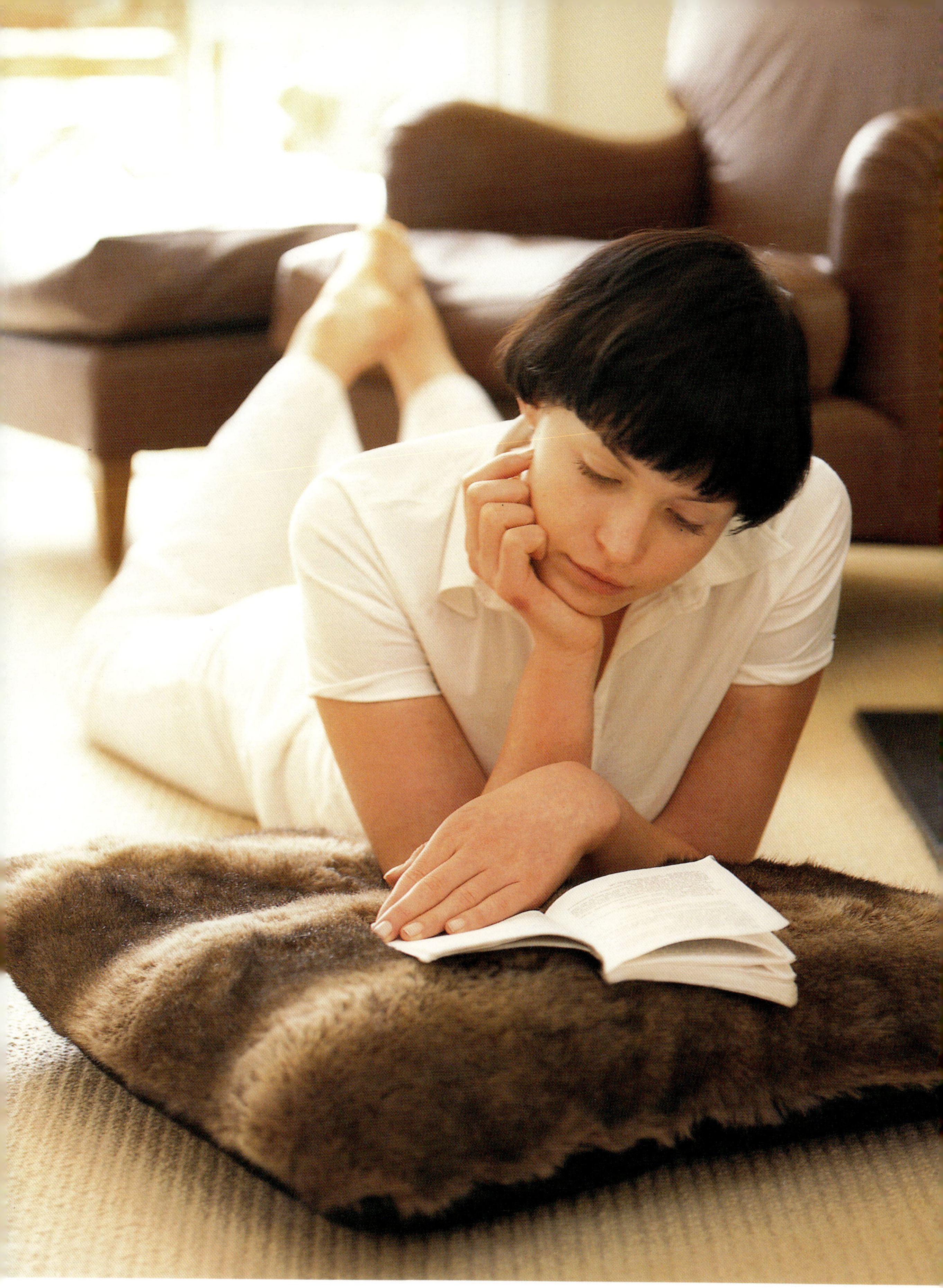

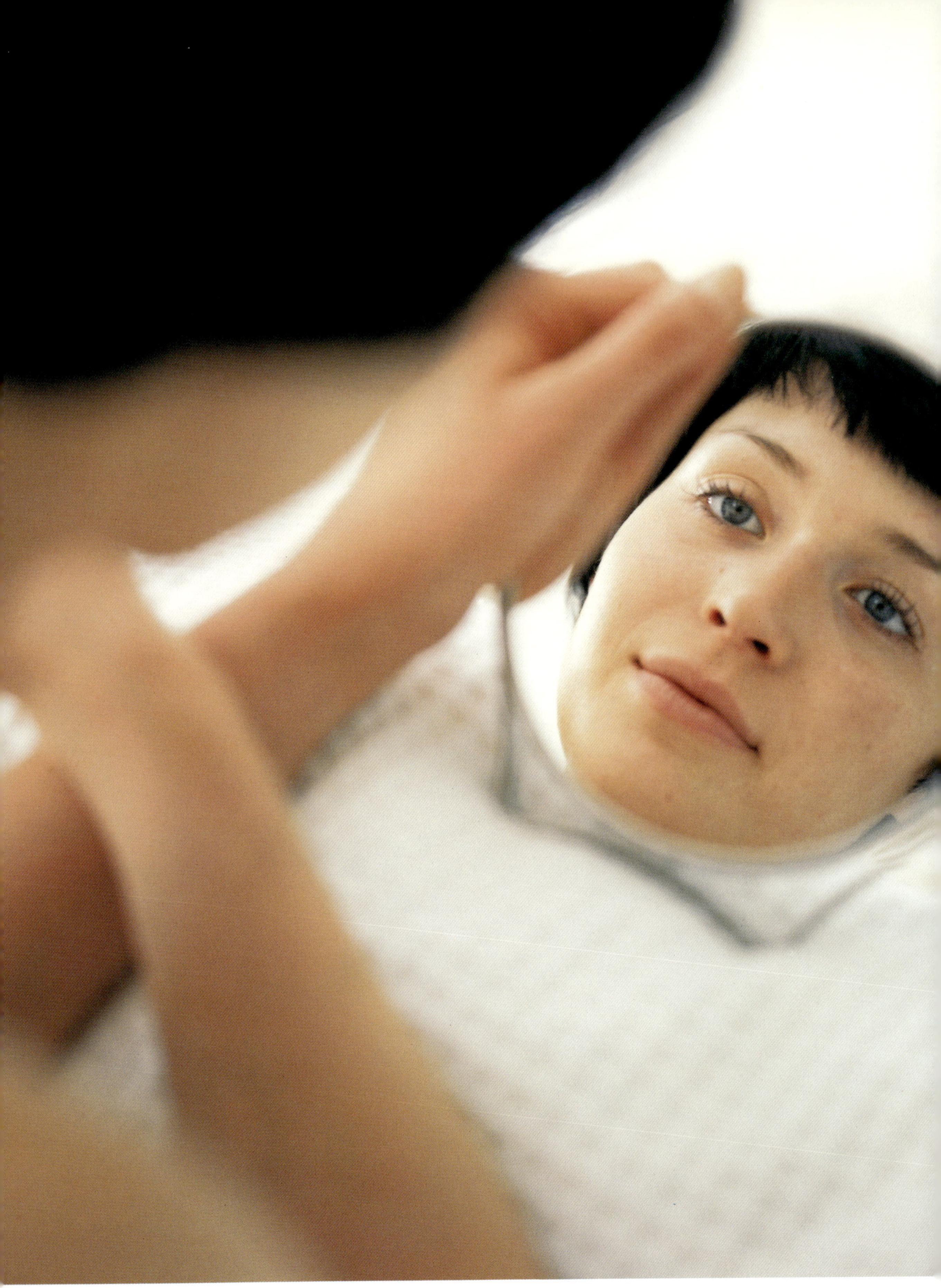

Muskeln von Bedeutung

Sie müssen lernen, die Gesichtsmuskeln auf ähnliche Art zu beobachten wie die keuchende Gestalt, die in der Turnhalle Rumpfaufrichten trainiert, den Musculus rectus abdominis betrachtet, der ihren Bauch wie ein Gürtel hält.

Die Gesichtsmuskeln beeinflussen die Konturen ebenso, und was ganz wichtig ist: Sie können genauso leicht trainiert werden. Natürlich wird die Form Ihres Gesichtes grundlegend von Ihrem Knochenbau bestimmt. Ohne die Hilfe eines Schönheitschirurgen können Sie wenig gegen die gewaltige römische Nase oder die abstehenden Ohren tun, die Sie geerbt haben. Sie können aber Ihr Kinn verstärken, Ihre Augen weniger tief liegend erscheinen lassen, Ihren Lippen vollere und Ihre Wangen deutlichere Form geben, wenn Sie die entsprechenden Muskeln trainieren.

Die Muskeln, die für den Gesichtsausdruck verantwortlich sind, liegen in zwei oder sogar drei Schichten und sind meist mit einem Ende am Knochen und mit dem anderen in einer Scheide aus Bindegewebe verankert. Übungen helfen Ihnen, die Arbeit dieser Muskeln zu spüren und so auch zu merken, wenn sie von selbst in ungeeigneter Weise tätig werden. Öfter als wir wahrhaben wollen werden unsere Gesichtsmuskeln verwendet, um Grimassen zu schneiden, zu zucken oder finster dreinzuschauen, also genau für die Bewegungen, die unser Gesicht nach unten ziehen. Und wie wir gesehen haben – wohin die Muskeln sich bewegen, dorthin folgt ihnen schließlich die Haut.

Es ist ein vielzitierte Tatsache – und man kann es gar nicht oft genug wiederholen – dass für ein Stirnrunzeln doppelt so viel Muskelaufwand notwendig ist wie für ein Lächeln.

Alle Muskeln bilden sich mit fortschreitendem Alter zurück. Das daraus resultierende Erschlaffen des Gesichtes beginnt sehr fein und langsam im Alter von etwa zwanzig, wird mit den Dreißigern sichtbar und verwandelt sich in den Vierzigern unvermeidlich in Besorgnis. Aber gleichmäßige und aufwärts gerichtete Übungen verleihen den Muskeln immer wieder Volumen und heben sie an, wenn sich auch Tempo und Wirksamkeit ihres Aufbaus sich im Laufe der Jahre verringern.

Kopf hoch

Wenn Sie immer noch nicht überzeugt davon sind, dass der Zustand der Gesichtsmuskeln Ihr Gesicht ebenso formt wie die Delta- und Brustmuskeln von Ruderern ihren Schulter- und Brustbereich formen, dann probieren Sie folgendes aus. Stellen Sie einen kleinen Spiegel auf den Boden und stellen Sie sich mit dem Rücken dazu. Spreizen Sie die Beine etwas, so dass Sie einen festen Stand haben. Beugen Sie sich aus der Hüfte heraus nach vorn und lassen Sie den Kopf nach unten hängen, so dass Sie Ihr Gesicht kopfüber im Spiegel sehen. Sehen Sie die losen Hautfalten? Ein wenig mehr an Muskeln, wie Sie sie vielleicht einmal hatten, würden diese Schlaffheit beheben können.

Sie müssen sich nun Ihrer Gesichtsmuskeln auch dann bewusst werden, wenn Sie nicht kopfüber in einen Spiegel sehen.

Wenn Sie mit Massage begonnen haben, sind Sie schon dabei zu lernen, wie sie sich von außen anfühlen. Übungen helfen Ihnen, sie zu fühlen, wenn sie arbeiten. Sie können nicht erwarten, dass Sie sich ständig aller Muskeln bewusst sein werden. Wenn Sie jedoch lernen, die 18 wichtigsten Muskeln (siehe Seite 53) zu beherrschen, können Sie damit anfangen, Ihr Gesicht zu verjüngen.

Das Gesicht fühlen

Zwar gehören die Muskeln des Gesichts zu den am meisten beschäftigten des Körpers, dennoch sind sie nicht einfach zu steuern. Wenn Sie irgendeinen Menschen bitten, einen Sprint auf der Aschenbahn zu laufen, dann wird er das können, wenn es seine Kondition erlaubt. Sagen Sie ihm, er soll eine schwere Hantel anheben, und wenn er das Gleichgewicht halten kann, wird er es tun. Viele Menschen können aber weder ihre Nüstern blähen, noch mit den Ohren wackeln, noch ihre Kopfhaut bewegen, weil wir auf die Muskeln, die solche Bewegungen steuern, im täglichen Verlauf der Dinge nicht zurückgreifen müssen. Zum Glück sind diese speziellen Muskeln auch nicht für Form oder Farbe des Gesichtes ausschlaggebend, daher sind sie keine festen Bestandteile eines Übungsablaufes. Es gibt jedoch andere zu wenig benutzte Gesichtsmuskeln, über die Sie Kontrolle gewinnen sollten.

Diese Muskeln sind nicht völlig inaktiv. Sie bewegen Sie vielleicht oft im Schlaf oder unfreiwillig, wenn Sie andere, größere Muskeln beugen. Wie lernen Sie aber, sie zu fühlen und bewusst zu bewegen? Es ist in gewissem Sinne so, als würden Sie eine Fremdsprache lernen. Sie müssen lernen, welche Muskeln welche Bewegungen hervorrufen. Ein Grund dafür, dass Immigranten und Emigranten durchweg ihren starken Akzent beibehalten, liegt darin, dass sie zum Bilden der neuen Laute in Zunge, Kehle und Lippen dieselben Muskeln und Bewegungsabläufe einsetzen wie für ihre jeweilige Muttersprache.

So kann das aber nicht funktionieren. Zuerst müssten sie sich die Stellung, die die Zunge zum Bilden des Lautes einnehmen sollte, von jemandem zeigen lassen, der dies auf natürliche Weise tut, und dann versuchen isoliert den Laut immer wieder zu bilden. In neun von zehn Fällen wird er schließlich spontan entstehen.

Physische Ausdauer ist nur eine Seite der Gleichung; die andere ist Vorstellungskraft. Wenn Sie die Muskeln, die Sie trainieren müssen, visualisieren, kann dies helfen, sie bewusst ins Spiel zu bringen.

Alter zählt nicht

Je jünger Sie sind, wenn Sie mit der Gesichtsgymnastik beginnen, desto besser. Wenn Sie mit etwa 20 Jahren beginnen, bevor sich die ersten Fältchen zeigen, können Sie die richtigen Falten um Jahre nach hinten verschieben. Jüngere Muskeln werden schneller durch Training aufgebaut als ältere, und weil sie elastischer sind, sind sie weniger anfällig für Beschädigung.

Andererseits ist es aber auch nie zu spät dafür. Übungen werden sogar besonders empfohlen für Menschen, die eine kosmetische Gesichtsoperation hinter sich haben – und in dieser Gruppe sind die Meisten Ende Vierzig, Anfang Fünfzig. Einige aufgeklärte Ärzte empfehlen inzwischen auch ihren Patienten, schon vor der Operation ein Gesichtsübungsprogramm zu beginnen, um die Muskulatur zu kräftigen. Das macht sie widerstandsfähiger während der folgenden Erholungsphase und erleichtert die Fortsetzung des Aufbaus danach.

Wie ein Muskel altert

Wenn der Mensch die Dreißig erreicht hat, beginnt die Muskulatur im gesamten Körper zu schwinden, da das Gewebe an Protein verliert. Während die Anzahl der Fasern gleich bleibt, nimmt ihr Durchmesser ab, deshalb dünnt die Muskulatur aus. Die Muskulatur wird auch trockener und verliert an Flüssigkeitsvolumen. Sie verliert aber nicht an Länge, sondern kann sogar durch Dehnung noch länger werden. Dadurch wird das schlaffe Aussehen, das sich im Alter zeigt, noch verstärkt.

Der Vorgang vollzieht sich so langsam, dass er nicht wahrnehmbar ist, bis man einmal Bilder vom Oberarm einer Person mit 25 und 45 vergleicht. Die Muskeln in der oberen Körperhälfte schrumpfen schneller, da sie nicht gezwungen sind, täglich Gewicht zu tragen. Wenn man die Wirkung auf die Oberarme betrachtet, die wir ja zum Heben einsetzen, wenn auch nicht zum ständigen Tragen von Gewicht wie die Beine, dann kann man sich vorstellen, wie viel schneller die Gesichtsmuskeln schwinden müssen.

Eine weitere Folge des Muskelschwundes ist das Absinken der Bildung steroider Hormone in den Nebennieren und Geschlechtsdrüsen. Diese Hormone sind unter anderem zuständig für eine glatte, geschmeidige Haut. Durch Training kann man das Absinken des Hormonspiegels verlangsamen. Es hat also mehrere Vorteile, die Muskeln aktiv zu erhalten.

Zusätzliche Vorteile

Training nützt nicht nur den Muskeln unter der Haut. Eine Anstrengung des Gesichts scheint auch auf das angrenzende Bindegewebe eine Wirkung auszuüben. Durch Erhöhung der Versorgung des Gewebes mit Sauerstoff und Nährstoffen sollen Übungen das Zellwachstum in den elastischen Fasern im Kollagen und Elastin anregen, die normalerweise mit zunehmendem Alter schwinden. Dies steht im Gegensatz zur oberen Hautschicht, die mit den Jahren ausdünnt, unabhängig davon, wie viele gut vermarkte Lotions und Zaubertränke Sie verwenden.

Ein weiteres schwindendes Gut der Haut ist Fett. Zwar halten die meisten Frauen während ihrer Zeit als Jugendliche oder junge Erwachsene Fettgewebe für ihren schlimmsten Feind, doch wenn es dann aus dem Gesicht verschwindet, fehlt es ihnen. Denn an der Stelle, wo früher das Fett saß, graben sich Falten ein. Das zeigt sich am deutlichsten da, wo die Haut am dünnsten ist, zum Beispiel um die Augen herum. Wenn diese Zone etwas von dem wenigen Fettgewebe verliert, das sie hat, nehmen die Augen einen hohlen Ausdruck an, der oft noch verstärkt wird durch Ringe dunkler werdender Haut. Während also die Fettspeicher im ganzen Gesicht schrumpfen, nimmt dieses ein ausgezehrteres Aussehen an.

Eine Möglichkeit besteht nun darin, die Kalorienaufnahme zu erhöhen, eine Dauerbestellung bei der nächsten Pommesbude aufzugeben und obendrein unwürdig schwabbelnde Hüften hinzunehmen. Eine attraktivere Lösung ist das Ausfüllen der Haut mit Muskeln durch Übungen.

Die Muskeln des Gesichtes

Es gibt mehr als 50 Muskeln im Gesicht (siehe Darstellung rechts) und mehr als 40 weitere, die zu Bewegungen im Gesicht beitragen und zum großen Teil im Hals- und oberen Schulterbereich sitzen. Aber keine Sorge – Sie müssen weniger als die Hälfte davon trainieren, um Ihr Gesicht im Hinblick auf Farbe und Kontur deutlich zu verändern.

1 Musculae (Mm.) temporalis Schläfenmuskeln, die das Schließen des Unterkiefers ermöglichen

2 Mm. frontalis Stirnmuskeln, die für das Zusammenziehen der Augenbrauen zuständig sind

3 M. orbicularis oculi Ringmuskel des Auges, der für die Linien sorgt, die mit Lachen und Lächeln in Verbindung gebracht werden

4 M. quadratus labii superioris Oberlippenmuskel, der ein Lächeln auf die Oberlippe zaubert

5 M. zygomaticus Jochbeinmuskel; unterstützt die Mundbewegung

6 M. masseter Kaumuskel, der den Kiefer schließt

7 M. sterno-cleido-mastoideus Kopfwender, der Brust und Schlüsselbein mit dem Schädel verbindet und das Drehen des Kopfes gestattet

8 M. triangularis Das Sinken der Mundwinkel im Zustand der Unzufriedenheit wird durch diesen Dreiecksmuskel erleichtert

9 M. orbicularis Der obere Ringmuskel der Lippen ist auch zuständig für die Lippenbewegung

10 M. buccinator Diese tiefen Wangenmuskeln sind für die Bildung von Grübchen beim Lachen verantwortlich

11 M. orbicularis orbis inferioris Der Ringmuskel der Unterlippe ist auch in der Lage, die Lippen zu bewegen

12 M. quadratis labii inferioris Der untere rechteckige Lippenmuskel

13 M. mentalis Der Kinnmuskel

14 M. digastricus Dieser Muskel ist verantwortlich für das Doppelkinn und hält den Unterkiefer beweglich

15 M. scalenus medius Der Halsmuskel, ein Dreiecksmuskel mit ungleichen Seiten

16 M. omhyoideus Schulterblattmuskel

17 M. sternohyoideus Brustbein-Zungenbein-Muskel

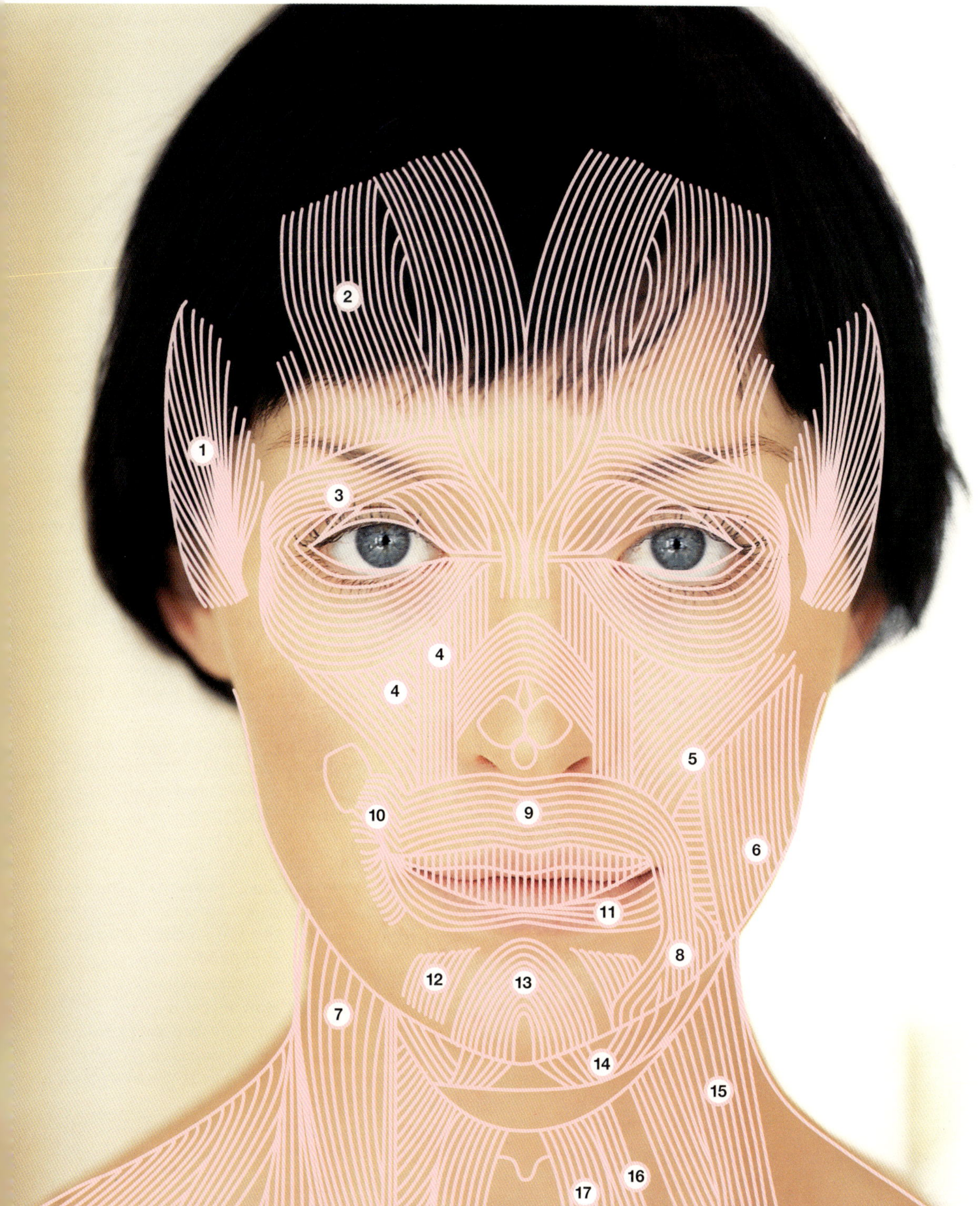

1
2
3
4
4
5
6
7
8
9
10
11
12
13
14
15
16
17

Haltung bewahren

Der sitzende Lebensstil, den die meisten von uns heutzutage führen, tut unserem Gesicht nicht gut. Wir haben uns an zusammengesunkene und nachlässige Haltung gewöhnt. Doch eine schlechte Haltung hat gleichermaßen negative Auswirkungen auf Gesicht und Hals. Den Körper aufrecht halten ist eine Übungsform, die die Hals- und Gesichtsmuskeln trainiert. Wenn die Muskeln im Schulter- und Halsbereich geschwächt oder durch schlechte Haltung verdreht sind, mindert die entstehende Spannung die lebenswichtige Durchblutung des Gesichtes.

Die Haltung wird durch viele Körperteile beflusst. Wenn Sie sich aber auf die vier Hauptbereiche konzentrieren, die unten beschrieben werden, können Sie Ihre Haltung so weit verändern, dass sich der Unterschied in Ihrem Gesicht widerspiegelt.

Hals

Menschen lernen viel später Laufen als andere Säugetiere, weil sie, um ihr großes Gehirn unterzubringen, überproportional große Köpfe benötigen. Bis zum Erwachsenenalter werden die Proportionen zwar ausgeglichen, aber dennoch braucht der Kopf mit etwa fünf Kilo Gewicht noch immer die volle Unterstützung des Halses, damit er einen Halt hat.

Die meisten Menschen halten ihren Kopf zu weit hinten und setzen damit ihren Hals großer Anstrengung aus, um den Kopf nach vorn zu ziehen – damit nämlich das Gewicht des Kopfes sie nicht hintenüber zieht! Die daraus entstehende Spannung im Nacken unterbricht die Blutzufuhr zum Gesicht und verhindert, dass die Stützmuskeln die nötige Bewegung haben, so dass Muskulatur abgebaut wird. Die sichtbarste Folge ist ein faltiger Hals. Da der Hals ohnehin schneller altert als das Gesicht, brauchen Sie dieses Problem nicht auch noch.

Um die Spannung zu lösen, führen Sie täglich ein paar Halsbeugen aus. Entspannen Sie die Schultern beim Ausatmen und lassen Sie den Kopf nach vorn fallen. Nehmen Sie ihn dann zurück, so dass er wieder oben auf der Wirbelsäule sitzt, und dann seitwärts zu jeder Schulter. Wahrscheinlich hören und fühlen Sie ein beunruhigendes Knirschen an jedem Punkt, wo sich die Spannungsknoten lösen.

Als kleine Hilfe, um herauszufinden, wo der Kopf auf der Wirbelsäule sitzen sollte, versuchen Sie es einmal mit bildhafter Vorstellung. Wenn Sie im Alltag sitzen oder stehen, stellen Sie sich vor, dass ein Faden am Scheitelpunkt Ihres Kopfes befestigt ist, der diesen himmelwärts zieht. Das sollte Ihnen helfen, Ihren Kopf am entscheidenden Gelenk zwischen Kopf und erstem Wirbel aufrecht zu halten. Eine andere Möglichkeit ist, sich vorzustellen, dass Ihr Kopf ein Ballon ist, der Ihr oberes Ende nach oben zieht. Versuchen Sie gleichzeitig, die Schultern nicht hochzuziehen, sondern sie breit und entspannt zu halten, als würden sie von den Ohren weg nach unten gezogen.

Oberer Rücken und Schultern

Wenn man Menschen auf ihre schlechte Haltung anspricht, dann ziehen sie zuallererst ihre Schultern zurück wie bei einer Militärparade. Dies verursacht Spannung in Nacken und Schultern, verkürzt das Rückgrat und schränkt die Atmung ein. Halten Sie Ihren Rücken breit und stellen Sie sich vor, dass sich Ihre Wirbelsäule ausdehnt, so dass sich der Zwischenraum zwischen den Wirbeln vergrößert. Stellen Sie sich vor, dass Ihre Schulterblätter in bequemem Abstand voneinander immer vom Ohr aus nach unten in Richtung Po sinken. Dies öffnet den Brustkorb, wodurch sich die Rückenmuskeln verlängern können, und gibt den Lungen reichlich Raum, sich auszudehnen.

Becken

Das Becken markiert den Schwerpunkt im Körper und ist daher ausgesprochen wichtig für eine gute Haltung. Man muss nur einmal den Gang einer Berufstänzerin beobachten, die typischerweise aus den Hüften heraus dahinschwebt, um zu erkennen, dass es zentrale Bedeutung für ein ausgewogenes Gleichgewicht hat.

Wir anderen lassen das Becken unbewusst nach vor kippen, was nicht nur den unteren Rücken belastet, sondern auch das Hinterteil unvorteilhaft hervorstehen lässt. Um dies zu korrigieren, führen Sie täglich ein paar Beckenschwünge aus.

Füße

Vermutlich wird kein anderer Teil am Körper einer Frau so routinemäßig vernachlässigt oder missbraucht wie ihre Füße. Im Namen der Mode werden sie in Schuhe geschoben, deren Form ebenso viel mit einem menschlichen Fuß zu tun haben wie ein Kürbis mit einer Bananenschale. Das Ergebnis, Fußballenentzündungen, Blasen und Hornschwielen, sorgt zwar dafür, dass Chiropraktiker immer genug Arbeit haben, tut jedoch Ihrer Haltung nicht gut. Mehr noch, Ihr Gesicht ist die erste Stelle, die die Unbequemlichkeit sichtbar zeigt.

Stehen Sie barfuß, die Füße schulterbreit auseinander und flach auf dem Boden. Verteilen Sie das Gewicht gleichmäßig auf Fersen, Ballen und die leicht gespreizten Zehen.

Belasten Sie nicht einen Fuß mehr als den anderen mit Ihrem Gewicht, da das Ungleichgewicht sich auf die eine oder andere Hüfte überträgt und von da auf das Rückgrat, das sich zum Ausgleichen verdreht und den Hals verspannen lässt.

Lassen Sie sich Zeit

Ebenso wie ein Muskel langsam altert, verbessert er sich langsam durch Gymnastik. Lassen Sie sich nicht verleiten, mehr zu tun als angegeben, um schnellere Ergebnisse zu erzielen – ohnehin wird Ihnen dies nicht gelingen, und die unnütze Anstrengung führt vielleicht dazu, dass Sie aufgeben und sich auf die Suche nach der neuesten „Einmal-täglich-Verjüngungskrem“ begeben.

Kurzfristig werden Sie eine Auffrischung Ihrer Gesichtsfarbe schon nach einigen Minuten Übung feststellen. Dies ist jedoch eher auf gesteigerte Blutzirkulation und Lymphfluss zurückzuführen als auf eine festere Muskulatur.

Da sich die Muskeln in ihrer Größe und Nähe zur Oberflächenhaut unterscheiden, scheinen sie sich in unterschiedlichem Tempo zu verbessern. Die Verbesserung der Spannung Ihrer Wangen sollte zum Beispiel binnen weniger Wochen sichtbar werden. Im Hals- und Kieferbereich kann es jedoch länger dauern, bis sie sich zeigt.

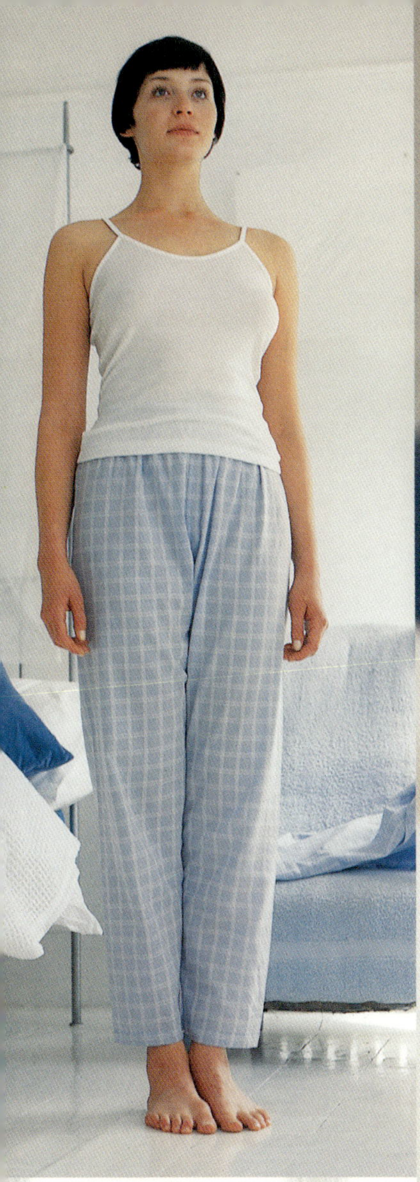

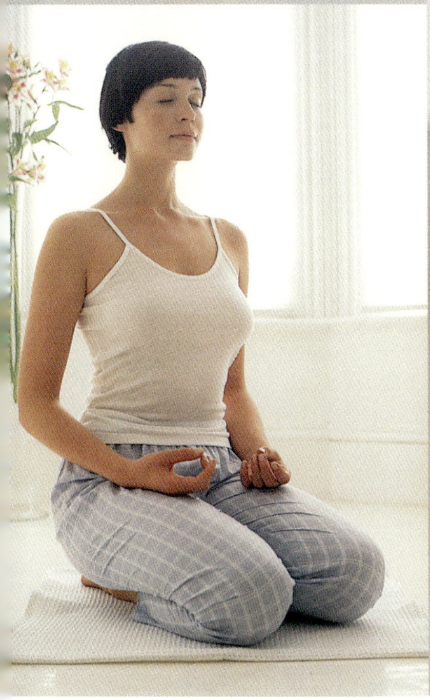

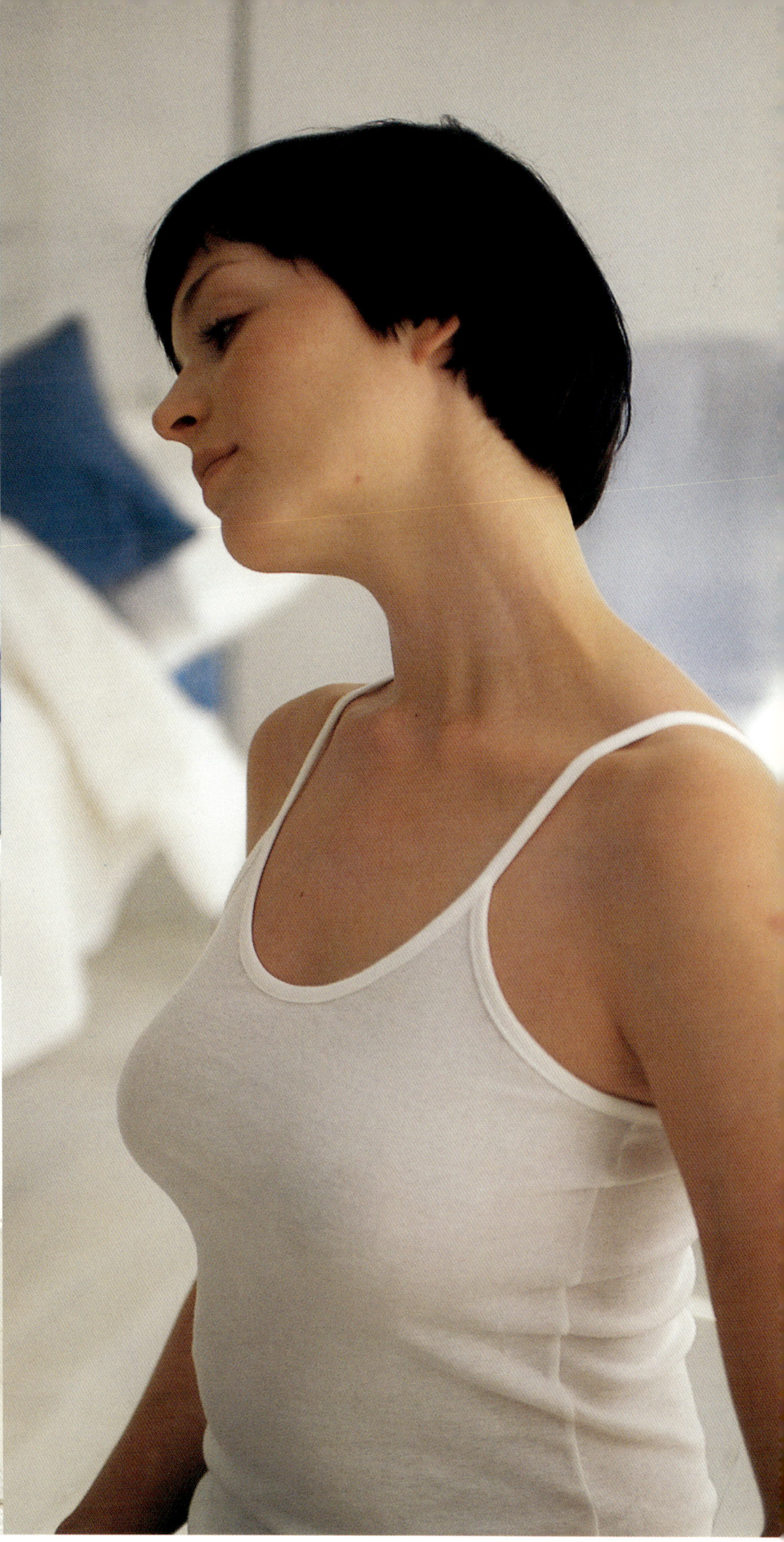

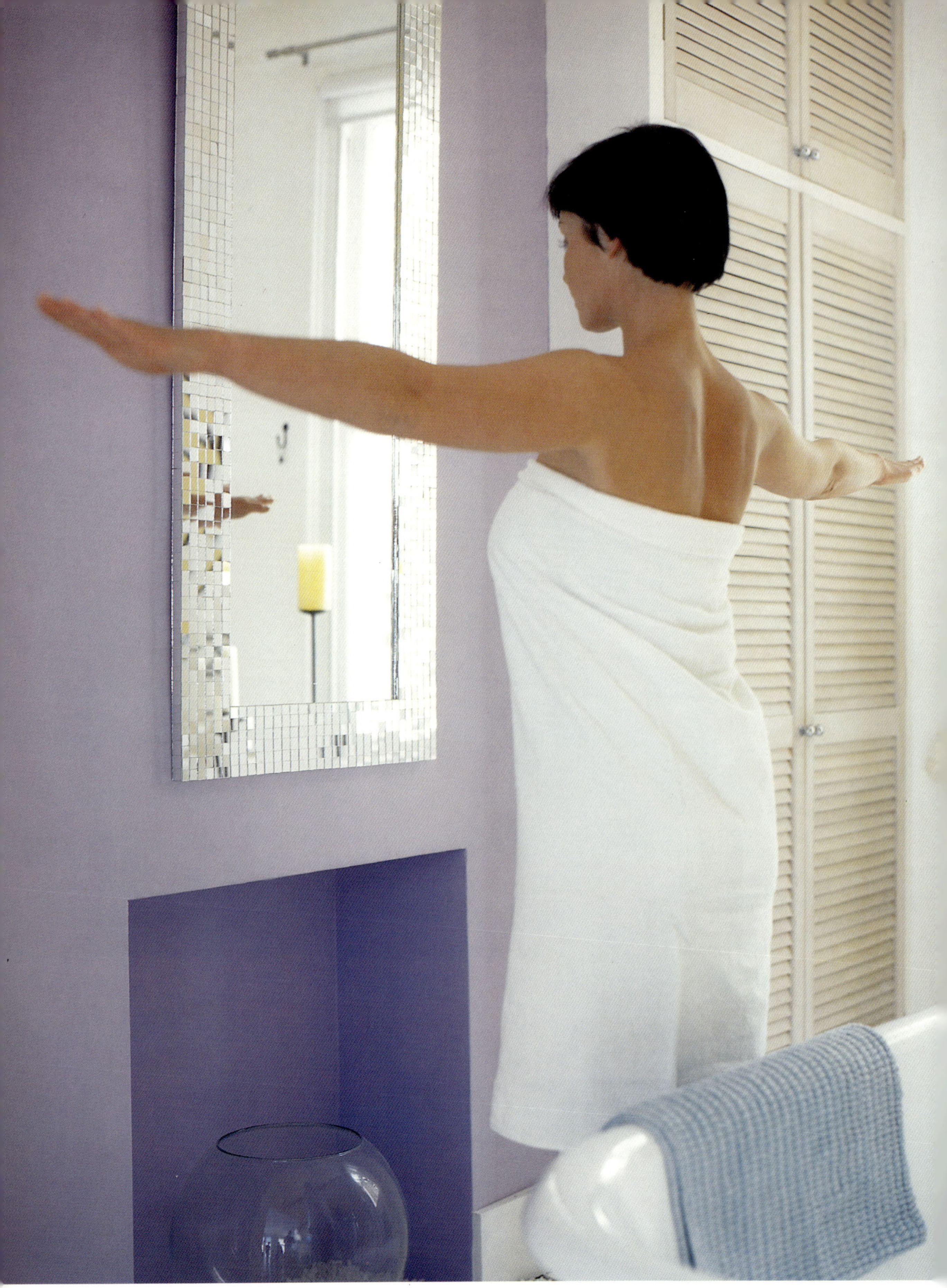

Drei Schritte zum vitalen Gesicht

Alle Übungen in den Übungsfolgen unten und auf den folgenden Seiten folgen einem ähnlichen dreigeteilten Muster, das auf den folgenden Prinzipien basiert:

Finden Es scheint zwar logisch, dass man einen Muskeln erst finden muss, bevor man ihn trainieren kann, doch tut man es nicht automatisch. Inaktive Muskeln werden alles andere als deutlich zu erkennen sein, und bei kleinen kann es einiger Übung bedürfen, sie zu lokalisieren. Anfangs kann es helfen, in den Spiegel zu schauen, während man die Übung ausführt. (Wenn Sie deshalb lachen müssen, umso besser: Krähenfüße sind besser als Stirnfurchen!)

Widerstand bieten Wird dem Muskel ein Widerstand geboten, gegen den er seine Kraft aufwenden kann, so schränkt dies den Blutzufluss zum Muskel ein. Dann wird der Zufluss verstärkt und der Sauerstoff im neuen Blutstrom nährt den Muskel und baut ihn auf.

Entspannen Der beanspruchte Muskel muss bewusst entspannt werden, nachdem er angespannt wurde. Sonst stören Spannung und Festigkeit eine gute Blutzirkulation und können Krämpfe hervorrufen.

Tipps für Gesichtsgymnastik

- Sorgen Sie dafür, dass Ihr Gesicht immer entspannt ist, bevor Sie mit der Gymnastik beginnen (siehe Seite 117).
- Tragen Sie eine leichte Krem oder Öl auf, um eine eventuelle Dehnung der Haut so gering wie möglich zu halten. Vor dem Auftragen eines solchen Gleitmittels muss das Gesicht sauber sein.
- Erwärmen Sie die Muskeln, bevor Sie sie trainieren, besonders dann, wenn Sie regelmäßig eine Problemzone trainieren.
- Platzieren Sie einen Spiegel in Kopfhöhe, während Sie sich mit den Übungen vertraut machen, so dass Sie beim Üben bequem die Bewegungen verfolgen und Ihr Gesicht beobachten können.
- Ziehen Sie nie an Ihrer Haut; bei Widerstandsübungen muss der Muskel bewegt werden, nicht die Haut.
- Wenn Sie Schmerzen irgendwelcher Art verspüren, hören Sie auf. Dies bedeutet möglicherweise, dass Sie die falschen Muskeln einsetzen. Lesen Sie die Anweisung, versuchen Sie, die Muskeln zu visualisieren und sich darauf zu konzentrieren, und versuchen Sie die Übung später noch einmal.
- Bei Übungen für Muskeln, die spiegelbildlich auf beiden Seiten Ihres Gesichtes vorhanden sind, trainieren Sie beide Seiten in gleichem Maße. Symmetrie ist eines der grundlegenden Prinzipien körperlicher Schönheit.
- Üben Sie nach Möglichkeit täglich; wie für andere Arten der körperlichen Stärkung gilt auch hier, dass ein wenig regelmäßiges Üben besser ist als eine gelegentliche Mammutaktion.
- Nehmen Sie sich für jede Übung Zeit; eine richtig ausgeführte Übung bringt mehr als zehn flüchtig ausgeführte.
- Entspannen Sie sich zwischen den Übungen. Die Entspannungsphase sollte so lang sein wie jede Übungsphase.
- Achten Sie auf Ihren Atem und halten Sie den Atem nicht an.
- Selbst wenn Sie sich erschöpft oder in Eile fühlen, führen Sie die „Abkühlungs"-Folge nach dem Üben aus.

Zwar werden nur wenige von uns jeden Tag die Zeit haben, bevor wir beginnen dafür zu sorgen, dass all diese Bedingungen erfüllt sind. Doch benötigt im Gegensatz zu Übungen für andere Körperteile die Gesichtsgymnastik keine spezielle Ausrüstung, Bekleidung oder Räumlichkeiten. Sie können sie eigentlich jederzeit und überall ausführen: im Stau, in der Warteschlange, an Ihrem Schreibtisch und auf der Toilette.

Sie werden vielleicht zunächst komisch angesehen, doch wenn sich die verwunderten oder amüsierten Zuschauerinnen selbst mit schlaffen Wangen und Krähenfüßen wiederfinden, sind Sie es, die zuletzt lacht.

Vorher und hinterher

Wenn Sie irgendeinen Teil Ihres Körpers durch Übungen trainieren, ist es wichtig, sich vorher zu erwärmen und hinterher abzukühlen. Das Erwärmen hilft, Spannungen in den verwendeten Muskeln abzubauen und den Kreislauf anzuregen, während eine schnelle Übungsfolge zum Abkühlen hilft, Krämpfe oder entstehende Schmerzen zu verhindern. Das Gesicht stellt keine Ausnahme dar und zieht den größten Nutzen aus den Übungen auf den folgenden Seiten, wenn die unten stehenden Übungen vorher und hinterher ausgeführt werden.

Aufwärmen Strecken Sie im aufrechten Stand oder Sitz die Arme in Schulterhöhe seitlich aus. Führen Sie mit dem ganzen Arm aus dem Schultergelenk heraus zehn kleine Kreisbewegungen nach vorn aus. Dasselbe rückwärts wiederholen. In jede Richtung drei- bis fünfmal wiederholen und bei jeder Wiederholung die Kreise etwa größer werden lassen. Dies hilft, die gesamte Kehl- und Nackenregion zu lösen und den Blutfluss zu verbessern.

Abkühlen Wiederholen Sie den Übungsablauf für Aufwärmung und lassen Sie sich dann nach vorn fallen, so dass der Kopf fast die Knie berührt. Der gesamte Oberkörper sollte locker sein und die Arme wie ein Pendel herabhängen. Atmen Sie tief ein und aus.

Dies hilft, den Lymphfluss aufrecht zu erhalten, der alle Giftstoffe wegschwemmt, die sich vielleicht während des Übens gebildet haben.

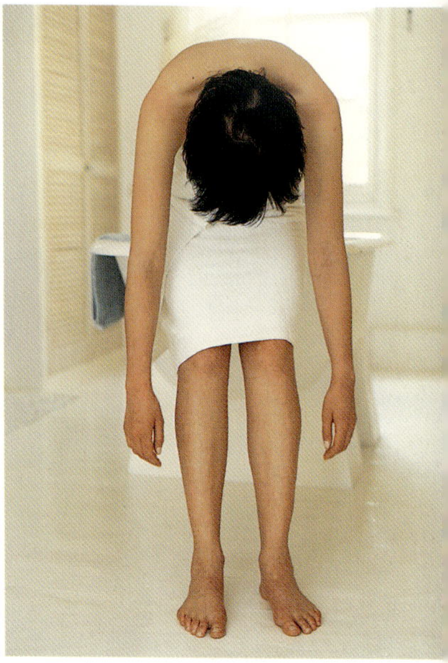

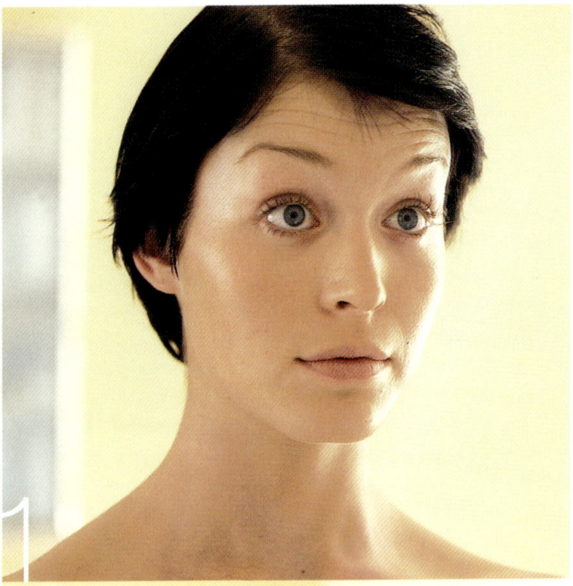

Übungsfolgen

Sie müssen nicht alle Übungen machen. Wählen Sie die vier oder fünf, die auf die Zonen wirken, die Sie verbessern wollen, und verwenden Sie nicht mehr als eine Minute auf jede. Beginnen Sie zu Hause mit einem Spiegel und einer Buchstütze und führen Sie die Bewegungen aus.

Stirn (links)

Wirkt auf den Stirnmuskel, der über die Stirn verläuft. Hilft, horizontale Runzellinien zu verhindern oder abzuschwächen.

1. Der Stirnmuskel ist leicht zu erkennen: Ziehen Sie einfach die Brauen hoch.

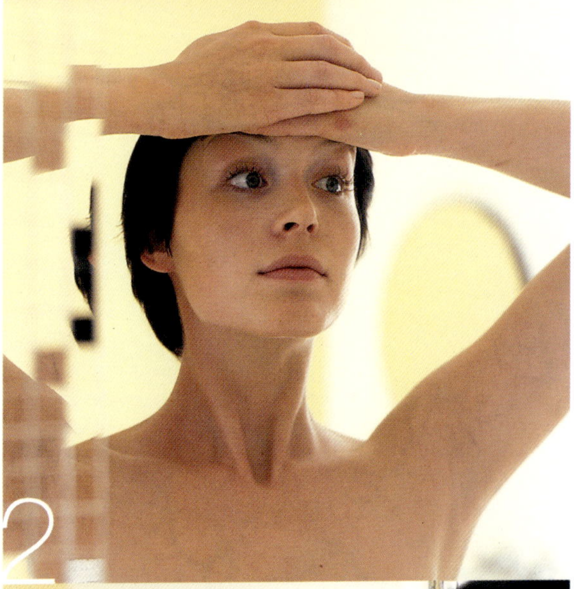

2. Legen Sie die Hände übereinander mit nach innen gerichteten Fingerspitzen auf die Stirn und drücken Sie. Sie können ruhig fest zudrücken, denn dies ist der einzige Gesichtsmuskel, der an zwei Knochen befestigt ist. Ziehen Sie nun den Muskel gegen den Druck Ihrer Hände in Richtung Kopfhaut hoch. Fünf Sekunden halten, dann ausruhen. Viermal wiederholen.

3. Um den Stirnmuskel zu entspannen, schließen Sie die Augen und schielen Sie für 5–10 Sekunden. Drei bis viermal wiederholen.

Augen (rechts)

Wirkt auf den Augenringmuskel. Hilft, schwere Augenlider anzuheben und das Erscheinen von Krähenfüßen nach hinten zu verschieben sowie ihre Intensität zu verringern.

1. Schließen Sie die Augen und starren Sie intensiv. Was Sie fühlen, ist der kreisförmige Muskelring, der rund um jedes Auge verläuft.

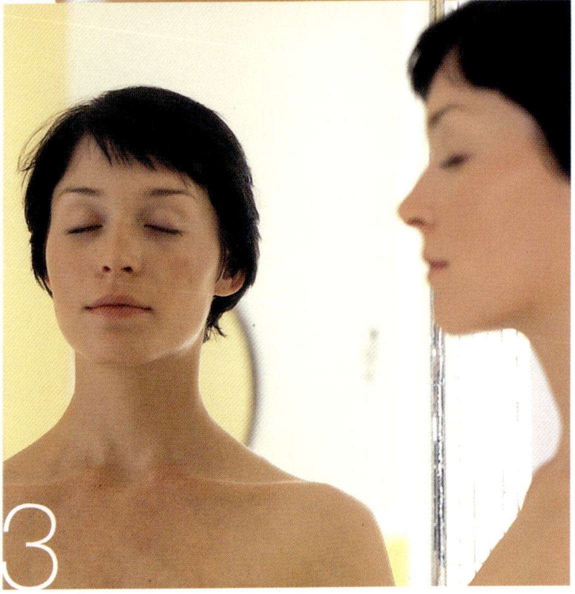

2. Lassen Sie die Augen geschlossen und ziehen Sie sie fest zusammen, lenken Sie die Pupillen nach innen und schielen Sie. Einige Sekunden halten. Öffnen Sie die Augen so weit wie möglich und starren Sie sofort auf einen festen Punkt, damit die Pupille zentriert wird.

3. Zwinkern Sie schnell und wiederholt, etwa 10–15 Mal und schließen Sie dann wieder sanft die Augen. Warten Sie, bis Sie das Gefühl haben, dass sich die Pupillen wieder normalisiert haben.

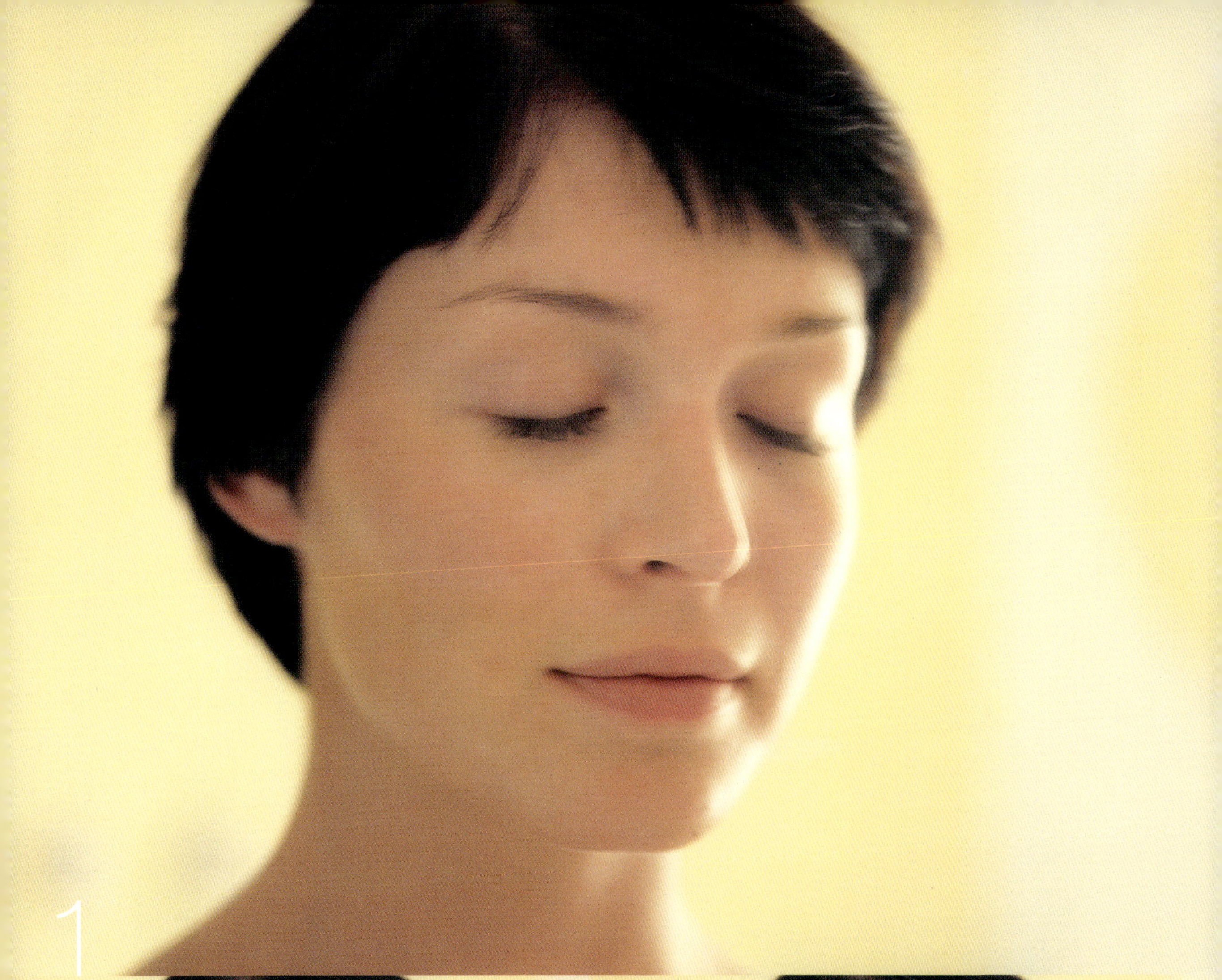
1

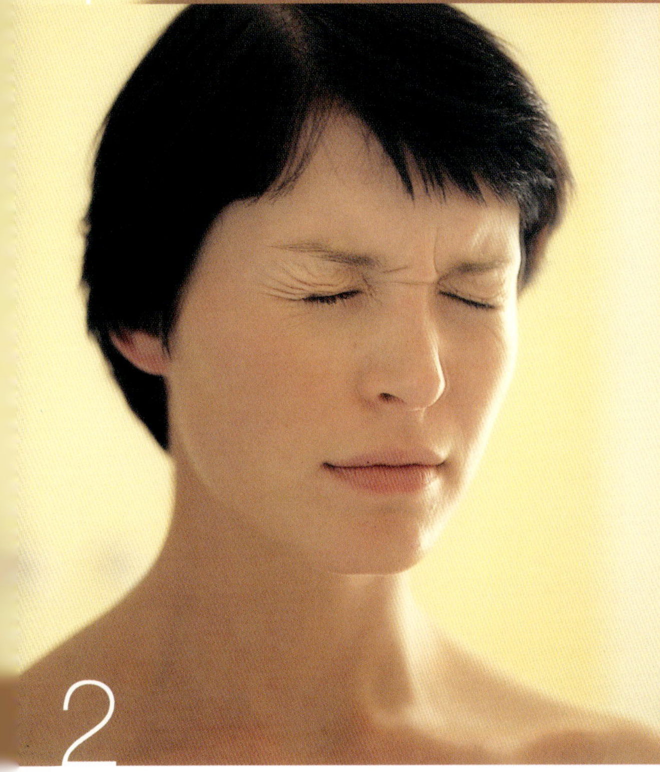
2

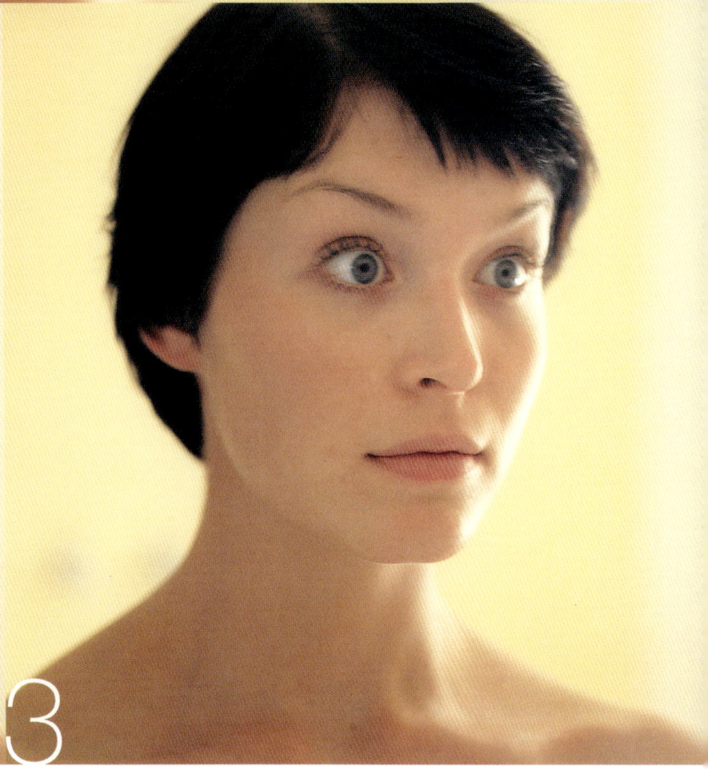
3

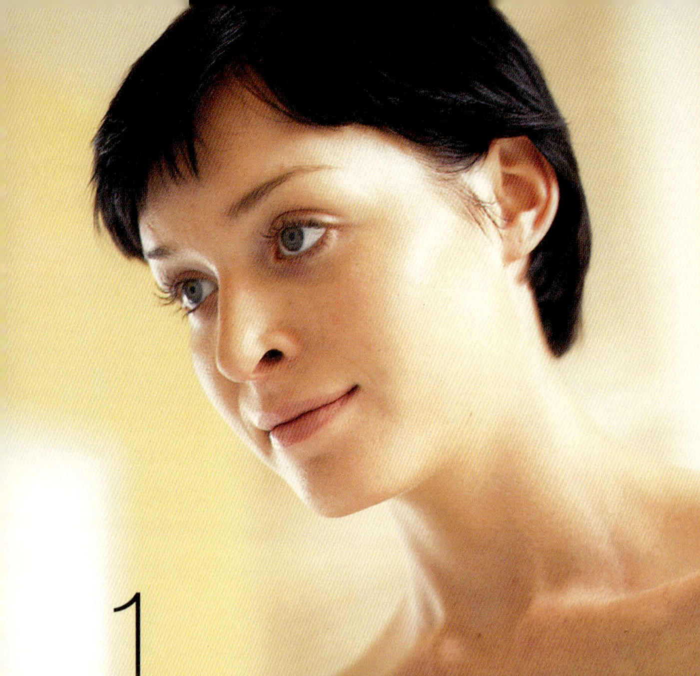
1

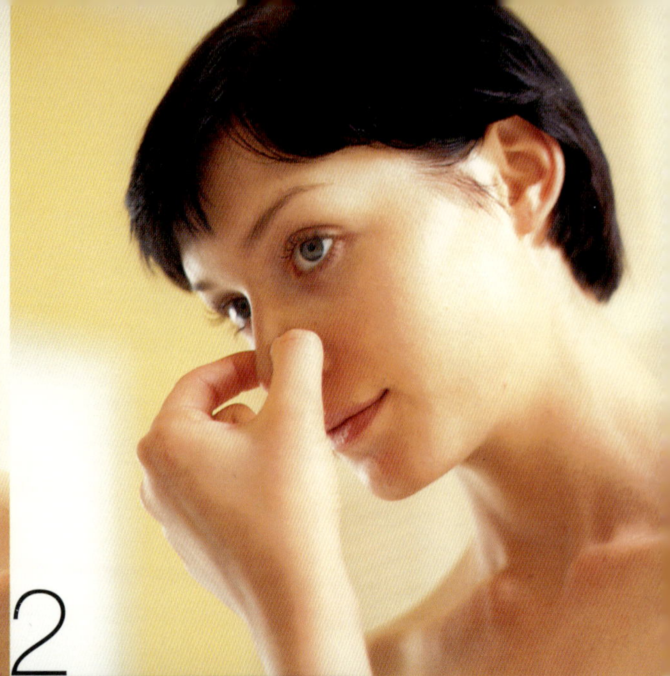
2

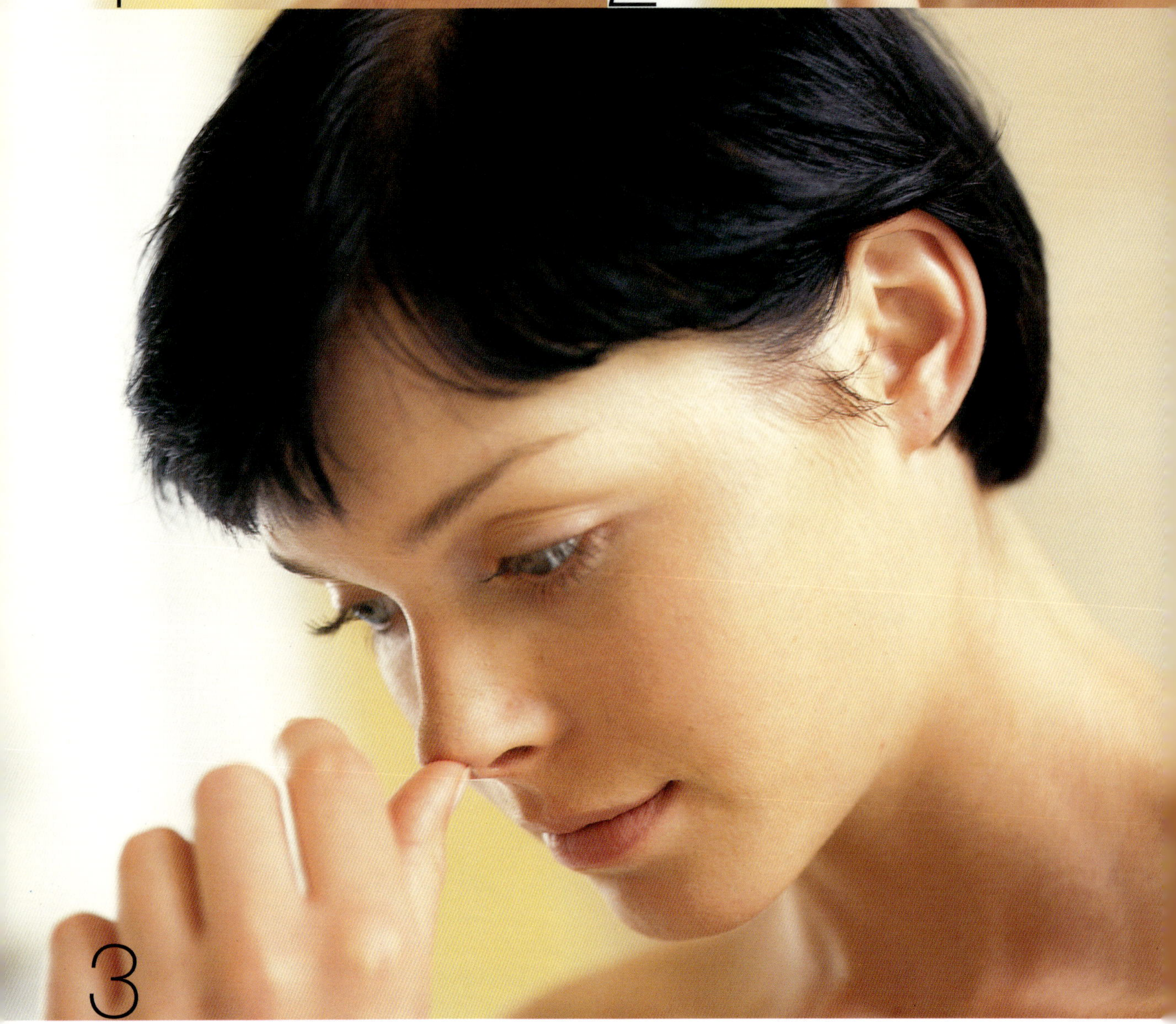
3

Nase (links)

Wirkt auf den Musculus nasalis, den Hauptmuskel der Nase, der an dem Knochen befestigt ist, in dem die Augenzähne verankert sind. Hilft, die Vergrößerung der Nase zu verhindern (die mit zunehmendem Alter wächst), indem der Muskel gefestigt und flexibel gehalten wird.

1. Blähen Sie beide Nasenlöcher, während Sie langsam und intensiv einatmen. Ziehen Sie die Nase hoch und schnüffeln Sie. Ziehen Sie die Nasenlöcher beim Ausatmen zusammen. Sechs- bis siebenmal wiederholen.

2. Wie oben wiederholen, dabei die Nasenlöcher leicht zwischen Daumen und Zeigefinger halten. Langsam durch die Nase ausatmen und dabei spüren, wie die Brust sinkt.

3. Mit dem Zeigefinger die Nasenspitze nach oben schieben, dann zwischen Daumen und Zeigefinger nach unten ziehen. Vier- bis fünfmal wiederholen.

Mund und Kinn (unten)

Wirkt auf den unteren rechteckigen Lippenmuskel, der die Unterlippe bewegt, und auf den kleinen dreieckigen Kinnmuskel. Hilft zu verhindern, dass Mundwinkel und Kinn absinken und hebt beginnende Hängebäckchen an. Verbessert außerdem Kontur und Straffung der Lippen.

1. Öffnen Sie die Lippen, wobei Sie obere und untere Zahnreihe geschlossen halten. Ziehen Sie die Mundwinkel zur Seite, so dass die untere Zahnreihe sichtbar wird.

2. Drücken Sie Ihre Zeigefinger in die beiden Mundwinkel und ziehen Sie mit dem Muskel die Mundwinkel nach unten gegen den Widerstand Ihrer Finger.

3. Öffnen Sie leicht den Mund und schütteln Sie leicht den Kopf, um die Spannung um Ihr Kinn zu lösen.

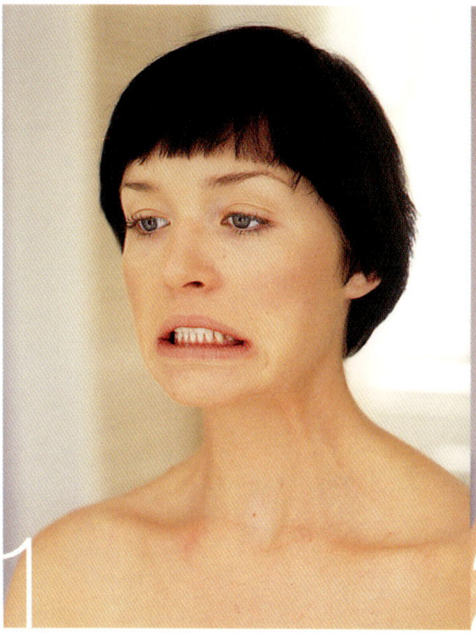

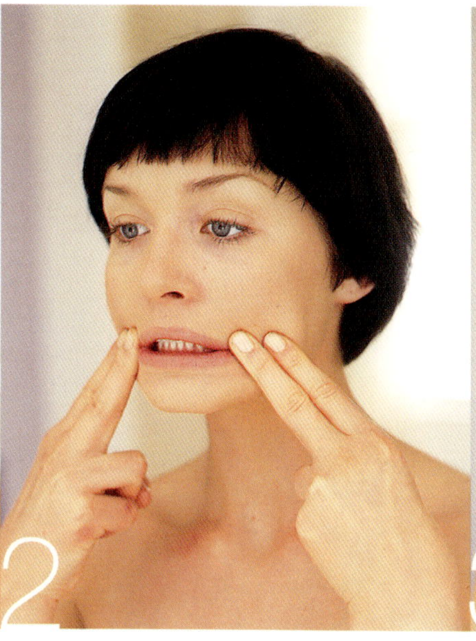

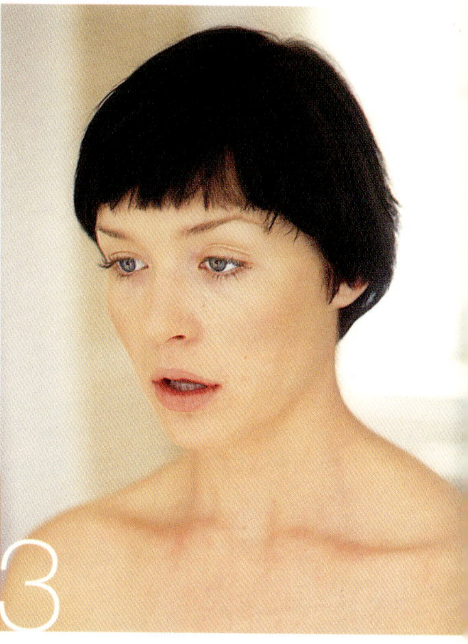

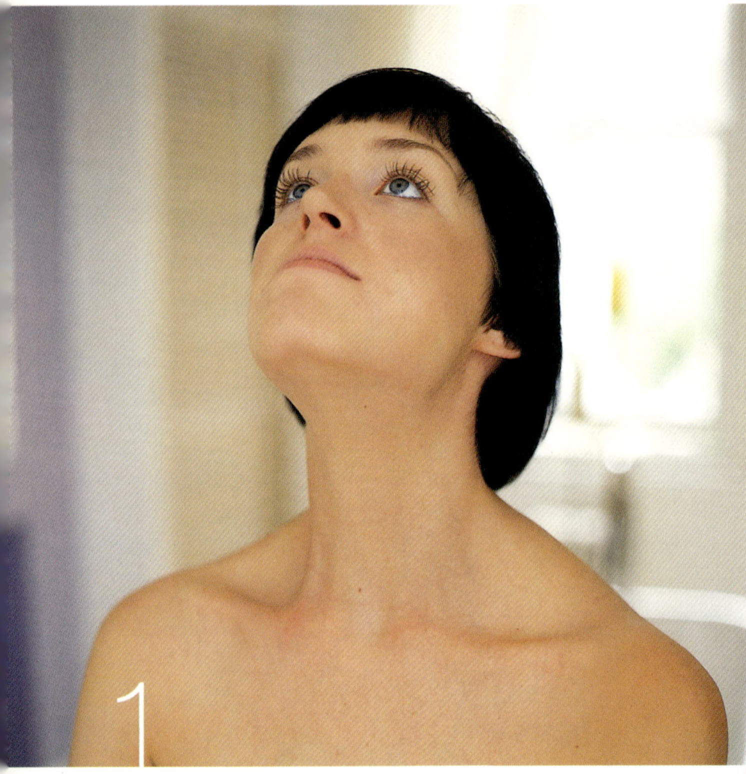

1

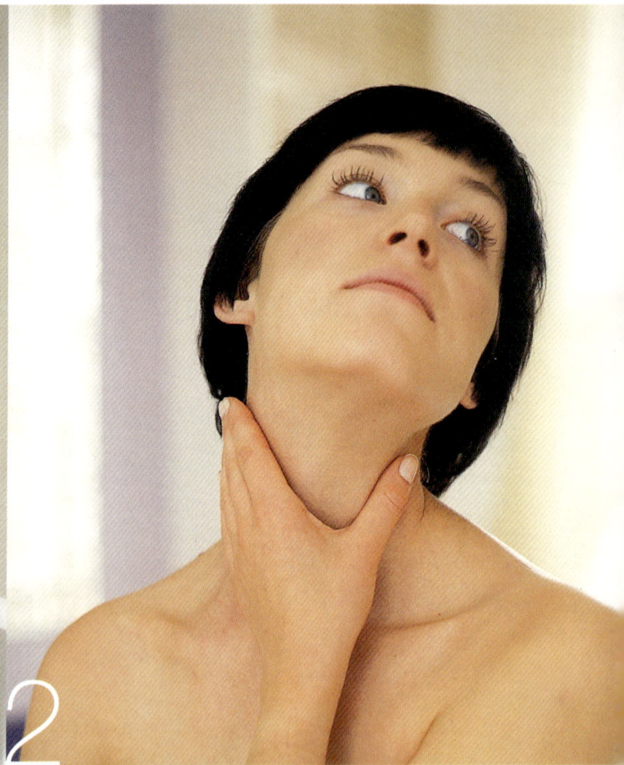

2

Hals

Wirkt auf die vier Hauptmuskeln, die zu beiden Seiten des Adamsapfels am Hals nach unten verlaufen. Hilft, die Kehle zu festigen und das Brustgewebe anzuheben, während gleichzeitig die Durchblutung im gesamten Gesicht angeregt wird.

1. Legen Sie den Kopf nach hinten und strecken Sie den Unterkiefer vor. Während Sie Ihr Kinn nach vorn schieben, so dass die unteren Zähne vor den oberen zu liegen kommen. Fühlen Sie, wie sich ihre Halsmuskeln zu voller Länge strecken. Atmen Sie die in Ihrer Brust verbliebene Luft aus.

2. Drehen Sie den Kopf abwechselnd nach rechts und links und versuchen Sie, über die Schulter zu schauen. Halten Sie den Hals zwischen Daumen und übrigen Fingern und bewegen Sie den Kopf nochmals von einer Seite zur anderen.

3. Lassen Sie den Kopf nach vorn hängen und nicken Sie leicht mehrmals nach hinten und vorn und von rechts nach links.

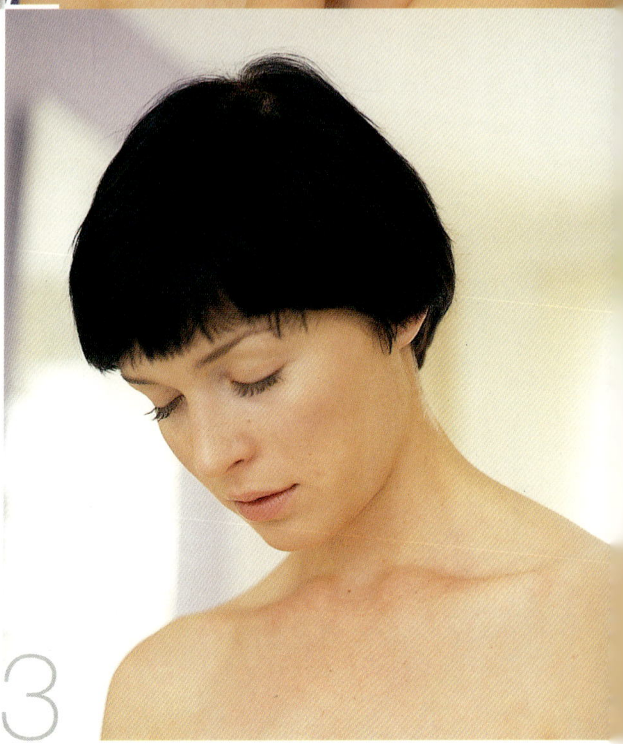

3

Extraübungen für Problemzonen

Stirnlinien

Wirkt auf den mittleren Teil des Stirnmuskels und hilft, horizontale Falten der Stirn zu glätten.

1. Heben Sie die Augenbrauen, öffnen Sie die Augen weit und starren Sie auf einen festen Punkt direkt vor Ihnen.

2. Legen Sie die Spitzen Ihres Zeige- und Mittel- oder Ringfingers genau über die Augenbrauen und heben Sie die Augenbrauen gegen den Widerstand der Finger an.

3. Pressen Sie drei Finger jeder Hand leicht oberhalb der Augenbrauen gegen die Stirn und schütteln Sie leicht den Kopf.

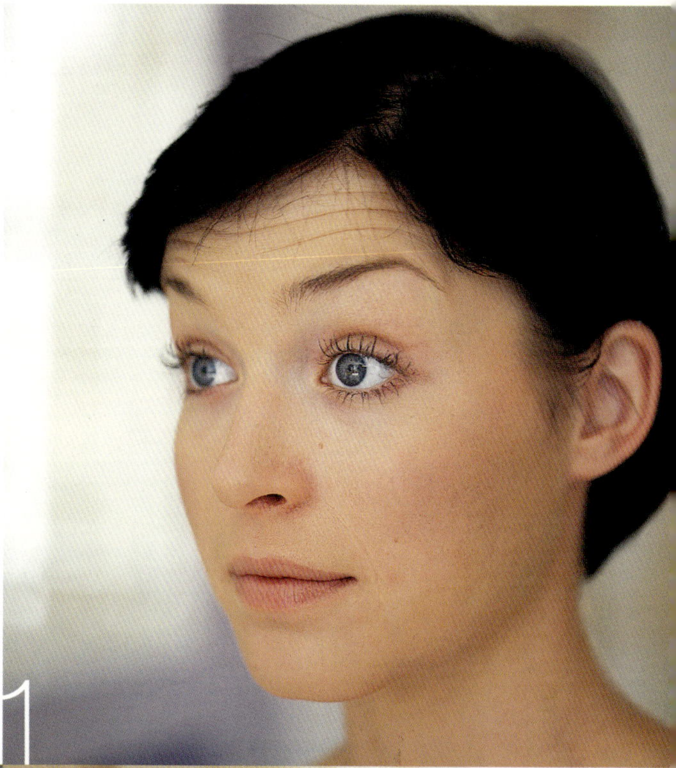

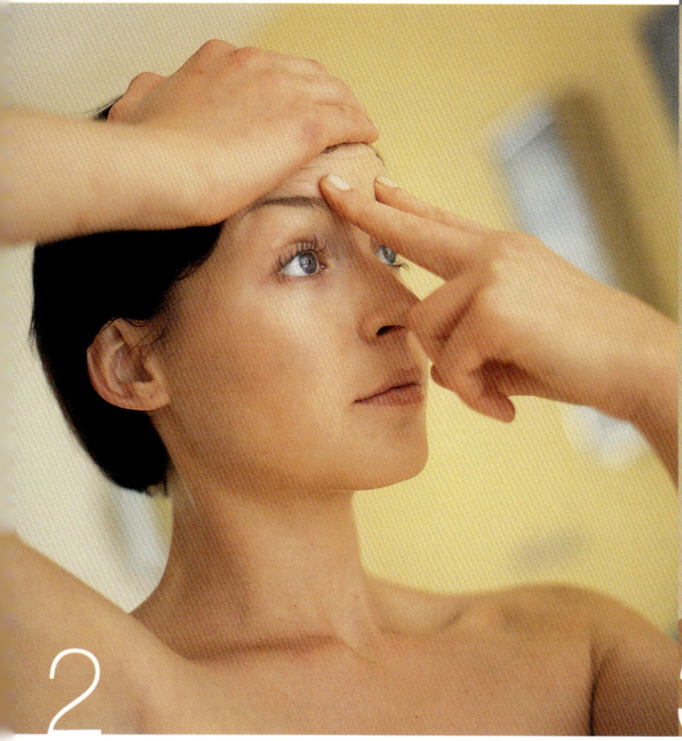

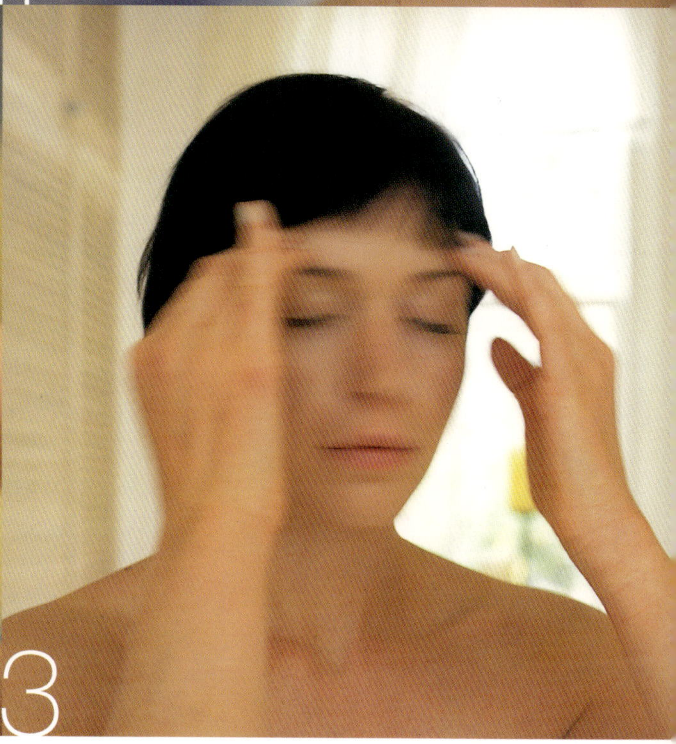

Lachfältchen (rechts)

Wirkt auf die rechteckigen Muskeln der Oberlippe. Hilft, die Linien abzuschwächen, die von der Außenseite der Nasenlöcher zu den Mundwinkeln verlaufen.

1. Heben Sie die Mundwinkel und die Oberlippe, indem Sie die Oberlippe nach oben über die obere Zahnreihe anheben und den Mund etwa zwei Zentimeter öffnen. Lassen Sie Mund und Halsmuskeln entspannt. Sie sollten eine Spannung in den Wangenwülsten fühlen.

2. Füllen Sie eine Wange mit Luft und bewegen Sie diese in die andere Wange. Füllen Sie dann beide Wangen und den Raum über der Oberlippe mit Luft, so dass keine horizontalen oder vertikalen Linien mehr sichtbar sind. „Kauen" Sie die Luft. Fünf- bis zehnmal wiederholen.

3. Schürzen Sie leicht die Lippen, öffnen Sie sie etwa einen Zentimeter, als wollten Sie Seifenblasen wegpusten und lassen Sie die Luft sanft ausströmen.

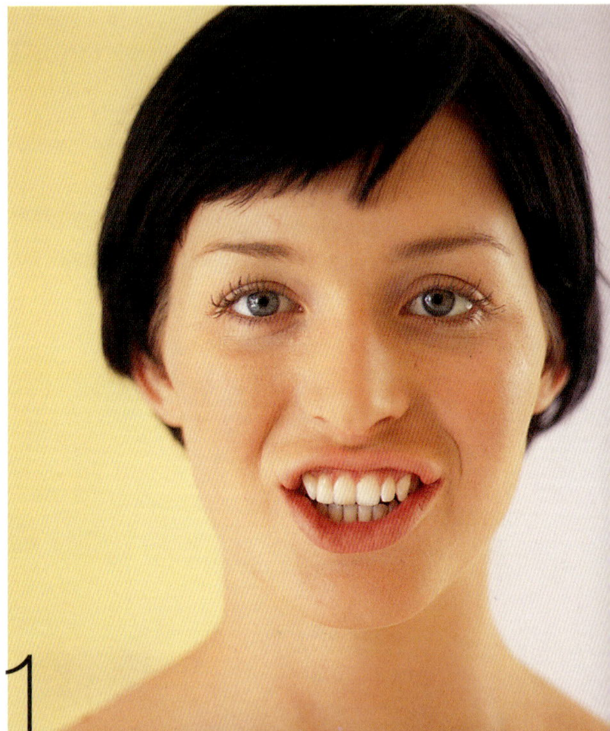

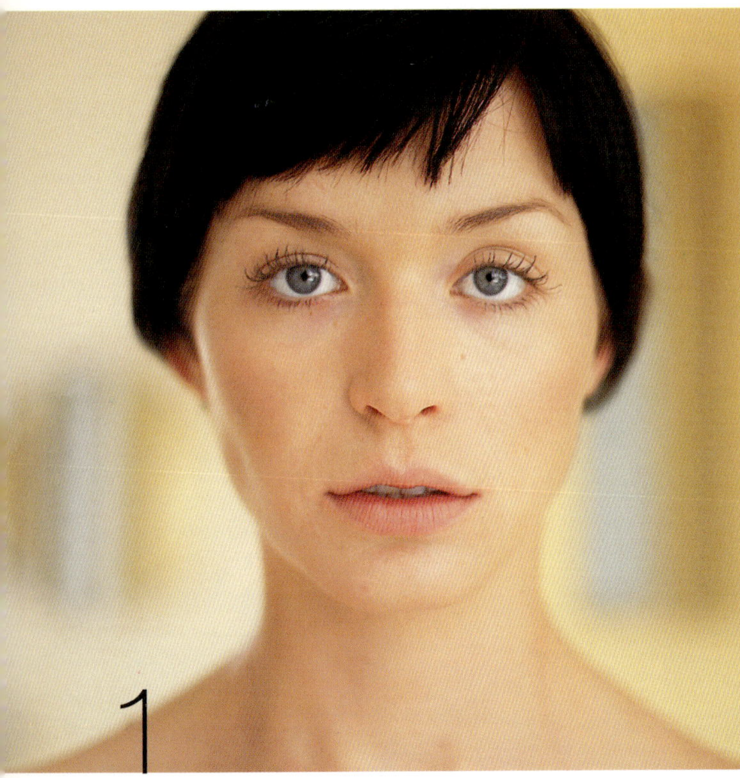

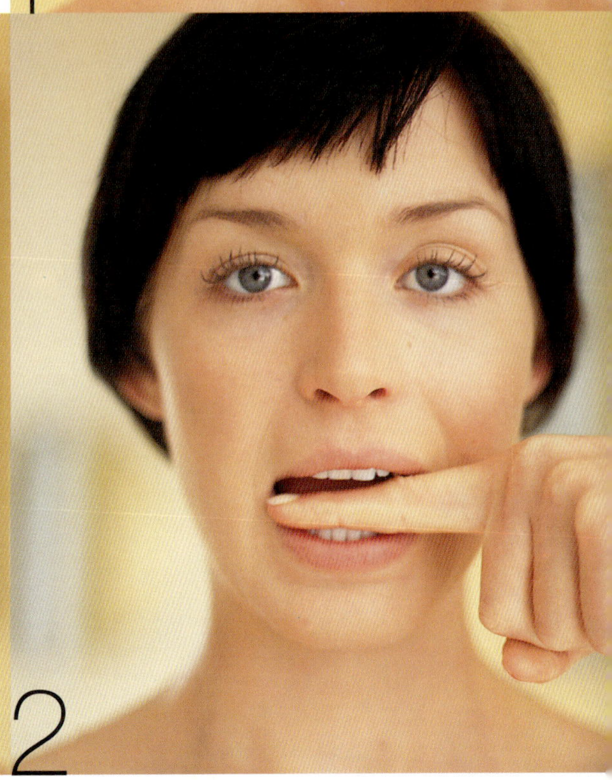

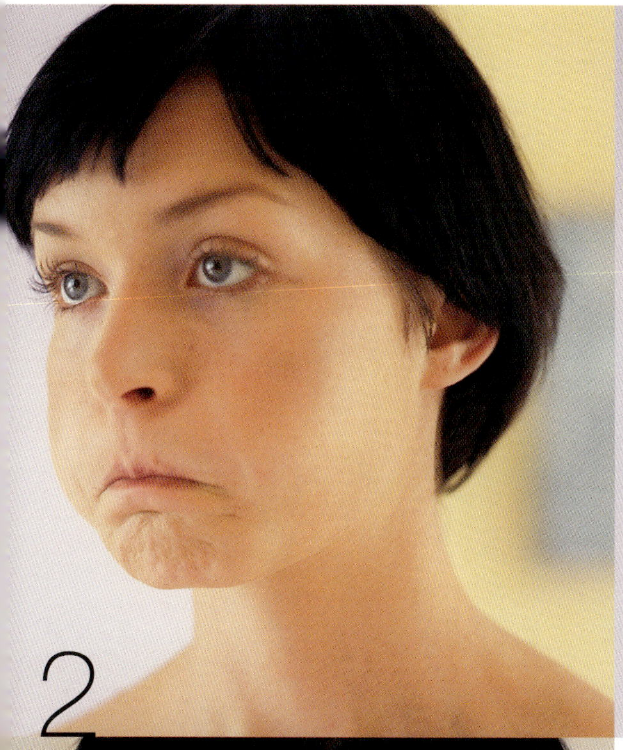

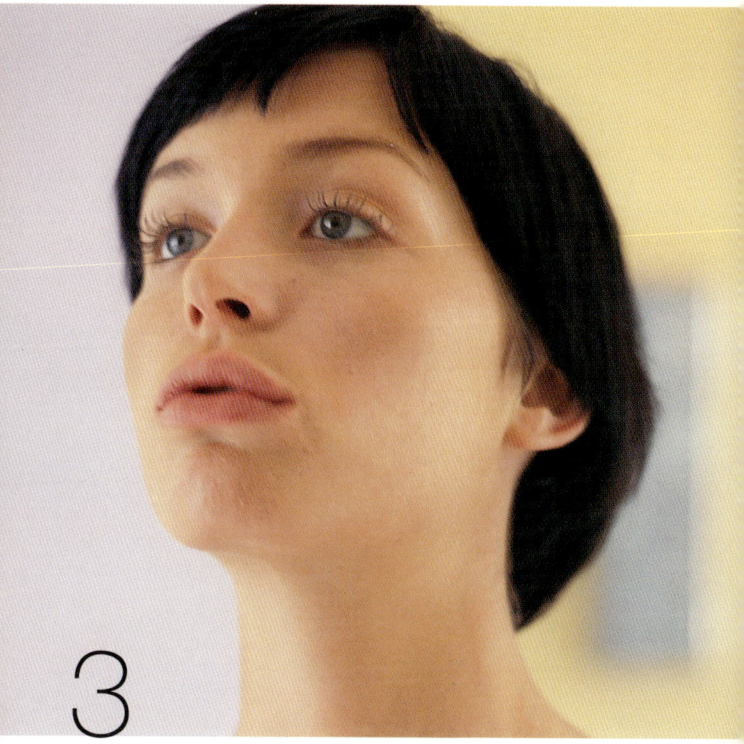

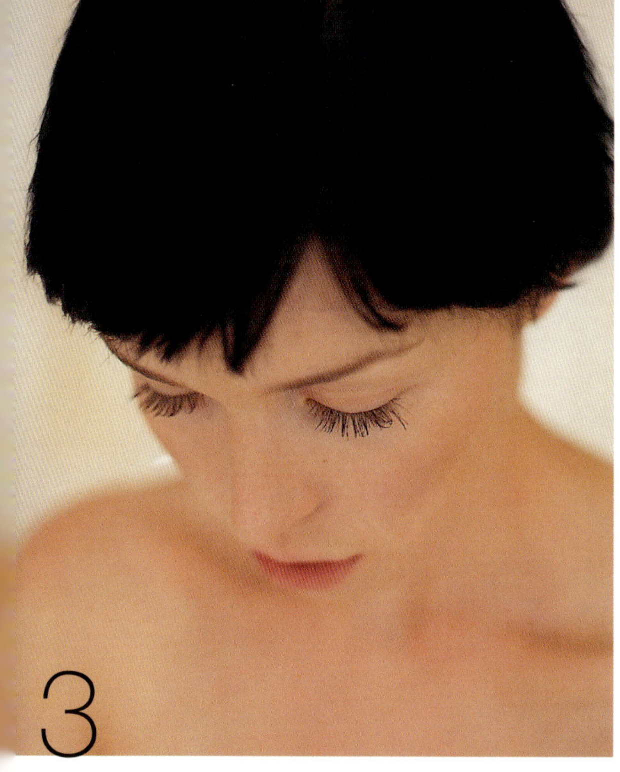

Hängebäckchen (links)

Wirkt auf den Kaumuskel. Hilft, das Seitenprofil der Wange zu verbessern und Hängebäckchen anzuheben.

1. Beißen Sie die Backenzähne 10 – 20 Sekunden lang fest zusammen und steigern Sie dabei den Druck langsam. Spüren Sie, wie sich der Muskel zusammenzieht.

2. Legen Sie einen Zeigefinger auf Ihre untere Zahnreihe, halten Sie den Finger starr und ziehen Sie die Zähne gegen seinen Widerstand nach oben. 10 Sekunden halten.

3. Lassen Sie den Kopf nach vorn fallen, entspannen Sie den Hals und drehen Sie den Kopf leicht nach beiden Seiten, als wollten Sie „nein" sagen.

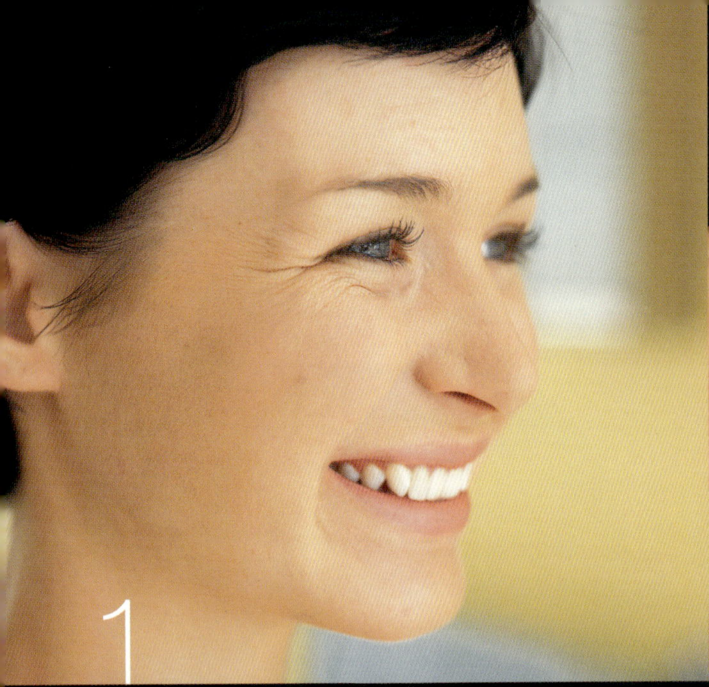
1
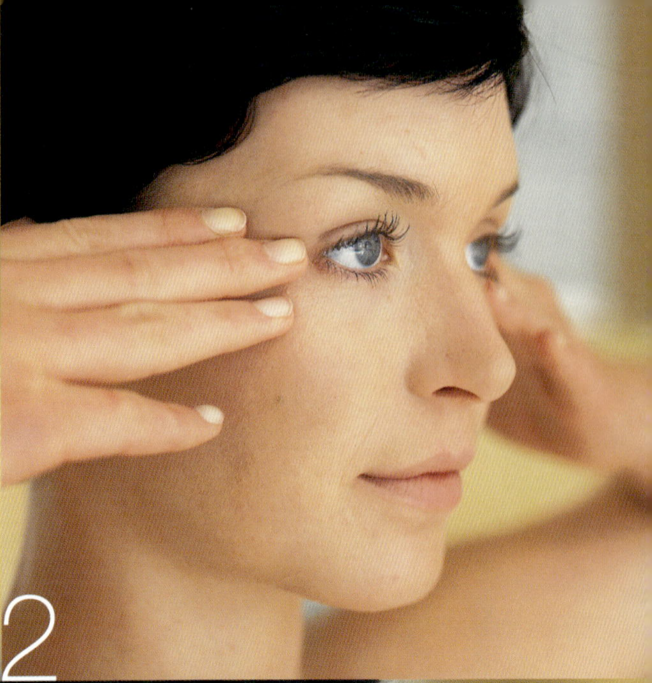
2
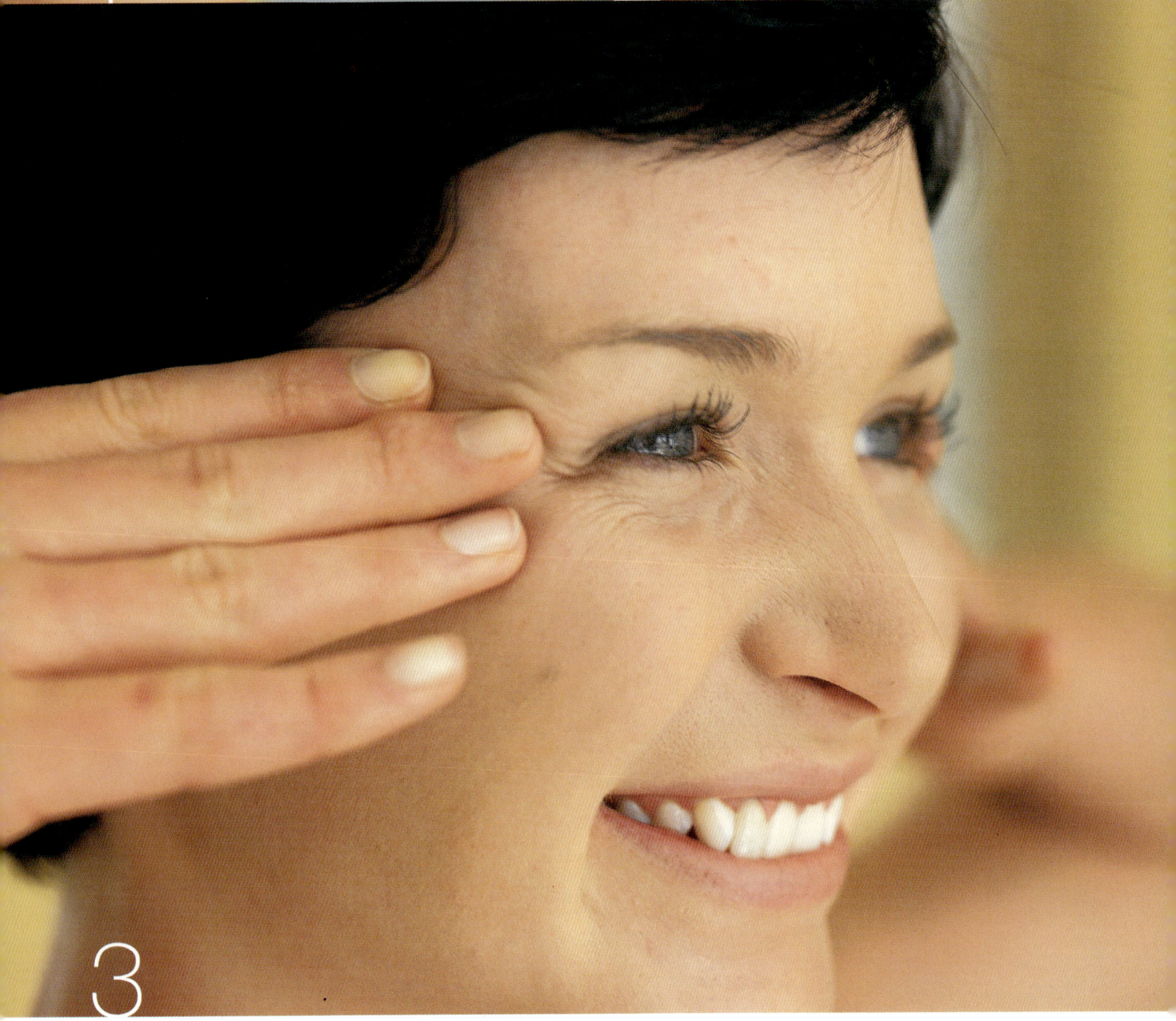
3

Krähenfüße (links)
Wirkt auf den äußeren Rand des Augenringmuskels, den Musculus orbicularis oculi, der sich zusammenzieht, wenn man lacht oder lächelt.

1. Kneifen Sie die Augen zusammen, so dass an den äußeren Augenwinkeln die Krähenfüße deutlich zu sehen sind.

2. Legen Sie die drei mittleren Finger mit nach innen gerichteten Fingerspitzen horizontal dort über die Haut, wo die Krähenfüße erscheinen.

3. Versuchen Sie, die Krähenfüße gegen den Druck der Fingerspitzen wieder zu erzeugen.

Runzelfalten (rechts)
Wirkt auf die Musculus corrugator gabellae, die entsprechend dem Namen die vertikalen Furchen erzeugen, die sich beim Stirnrunzeln zwischen den Augen bilden.

1. Runzeln sie fest die Stirn und entspannen Sie dann die Muskeln.

2. Legen Sie Ihre drei mittleren Finger jeder Hand auf den Schläfenmuskel am äußeren Ende jeder Augenbraue, runzeln Sie erneut die Stirn und fühlen Sie den Zug an Ihren Fingern.

3. Schließen Sie die Augen und schütteln Sie die Muskeln locker aus, indem Sie leicht mit den Fingern auf den Muskeln trommeln.

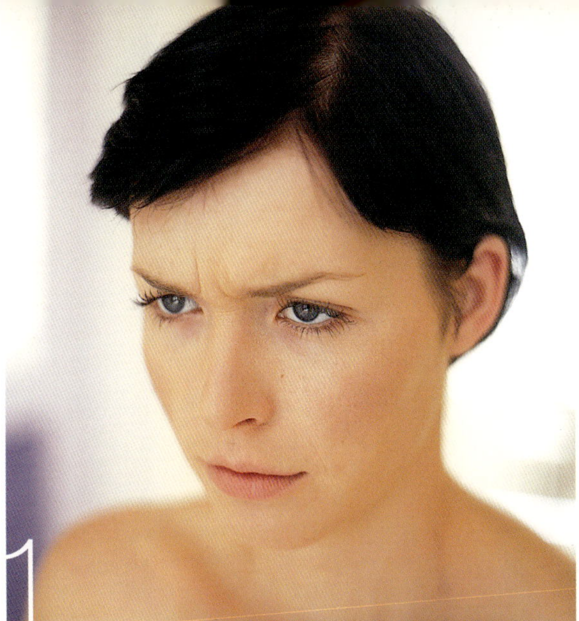

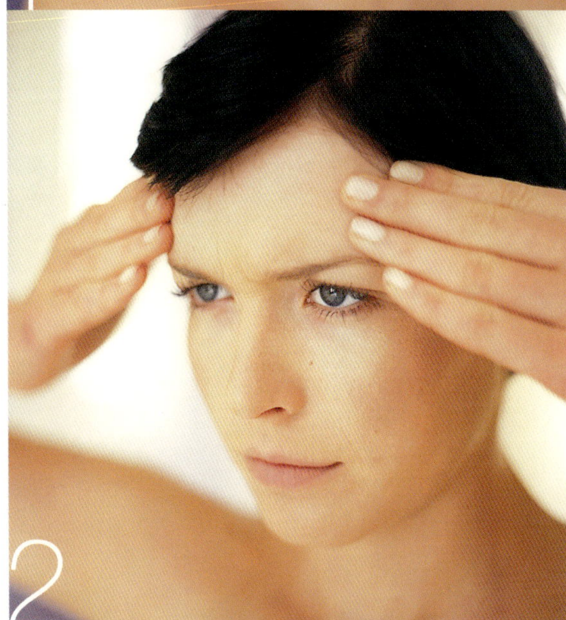

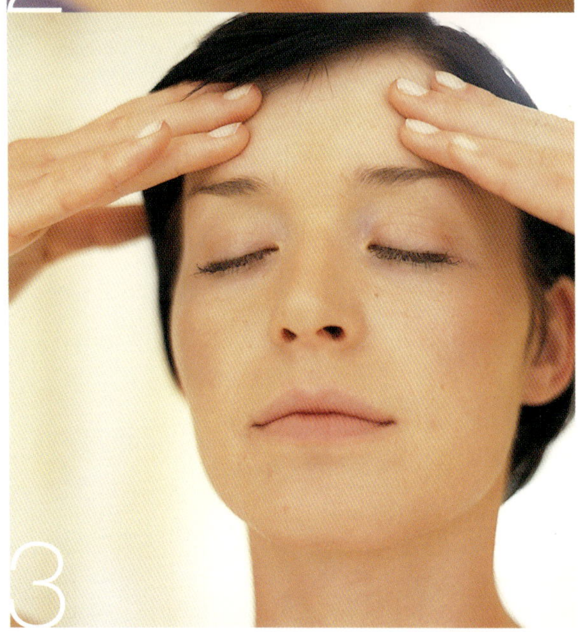

Doppelkinn (unten)
Wirkt auf den Brustbein-Zungenbein-Muskel, der mit dem Brustbein verbunden ist und sich spannt, wenn man kaut oder das Kinn nach vorn streckt.

1. Halten Sie den Kopf gerade und spannen Sie die Schultermuskeln. Rollen Sie die Zunge zurück an das Gaumendach und drücken Sie sie zurück gegen die Kehle, als wollten Sie die Zunge verschlucken. Wenn Sie spüren, dass diese Bewegung Ihre Haut überdehnt, öffnen Sie leicht den Mund.

2. Versuchen Sie zu schlucken. Vier- bis fünfmal wiederholen.

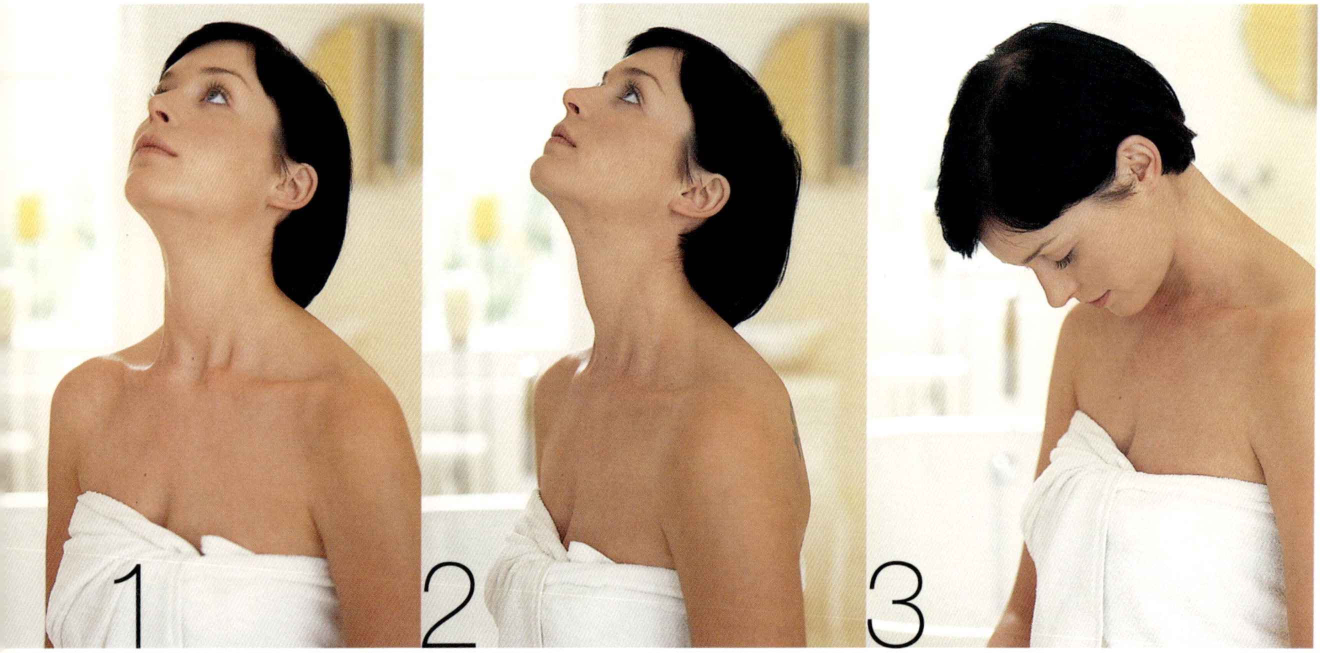

3. Neigen Sie den Kopf, öffnen Sie leicht den Mund und bewegen Sie den Kopf von einer Seite zur anderen; halten Sie dabei den Kiefer locker.

Oberlippenfältchen und schlaffe Wangen (rechts)
Wirkt auf den Ringmuskel, der um die Lippen verläuft und Falten bildet, wenn die Lippen geschürzt werden; entspannt den Musculus quadratus labii superioris, den rechteckigen Oberlippenmuskel, der die Oberlippe zum Lächeln nach oben zieht.

1. Drücken Sie Ihre Lippen nach vorn zu einem deutlichen Kussmund.

2. Wiederholen Sie dies mit gegen den Mund gepressten mittleren Fingern.

3. Lassen Sie Ihre Lippen beim Ausatmen flattern wie ein Pferd.

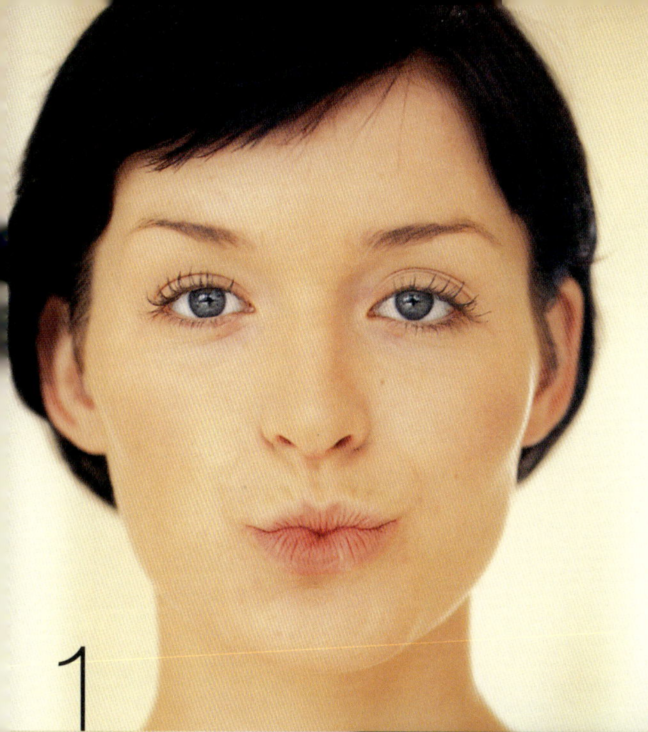

1

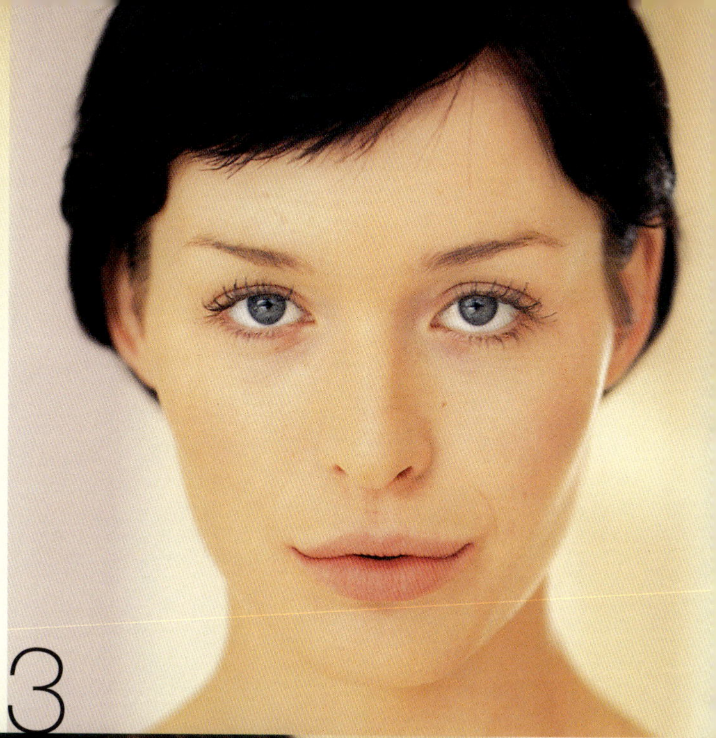

3

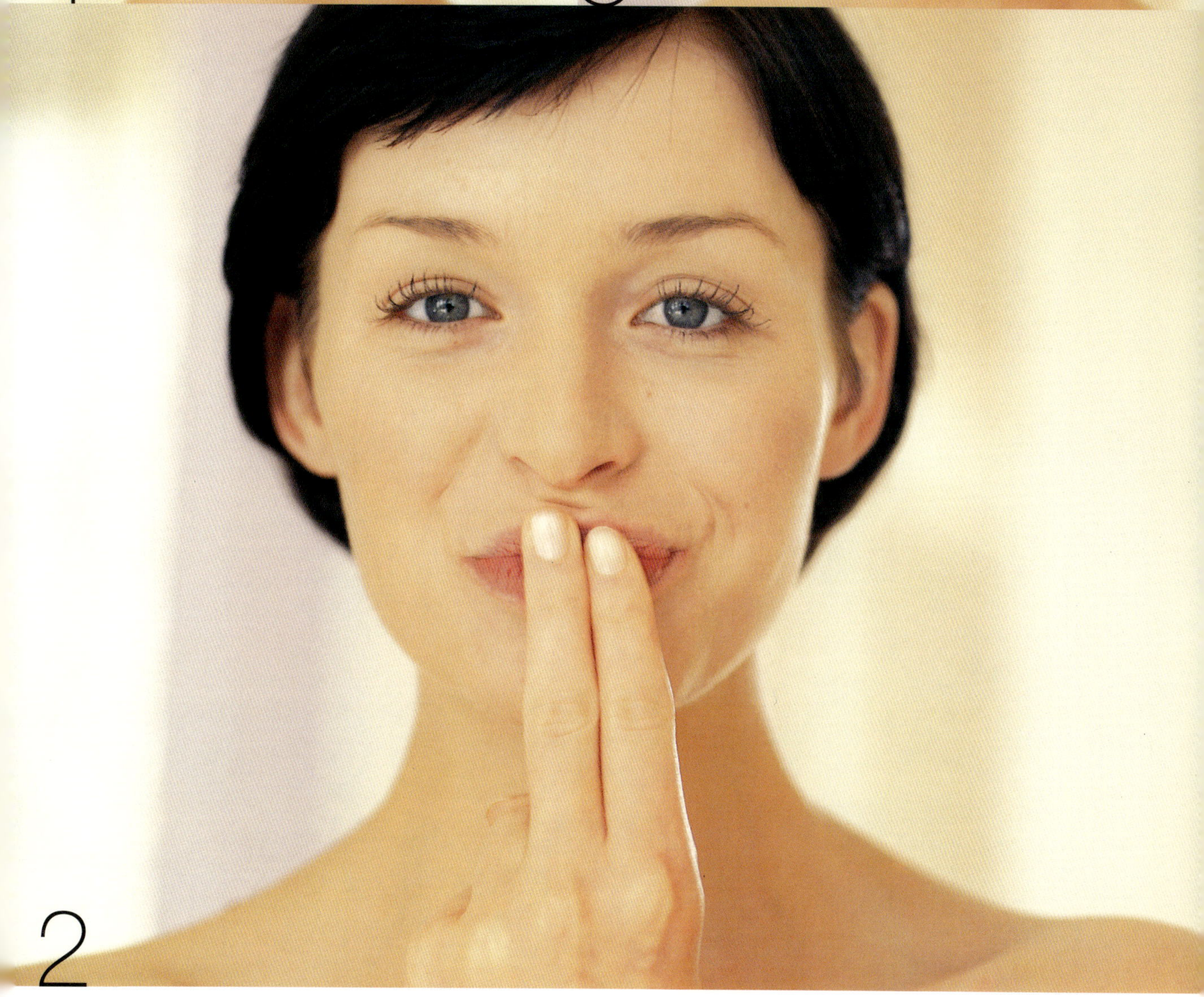

2

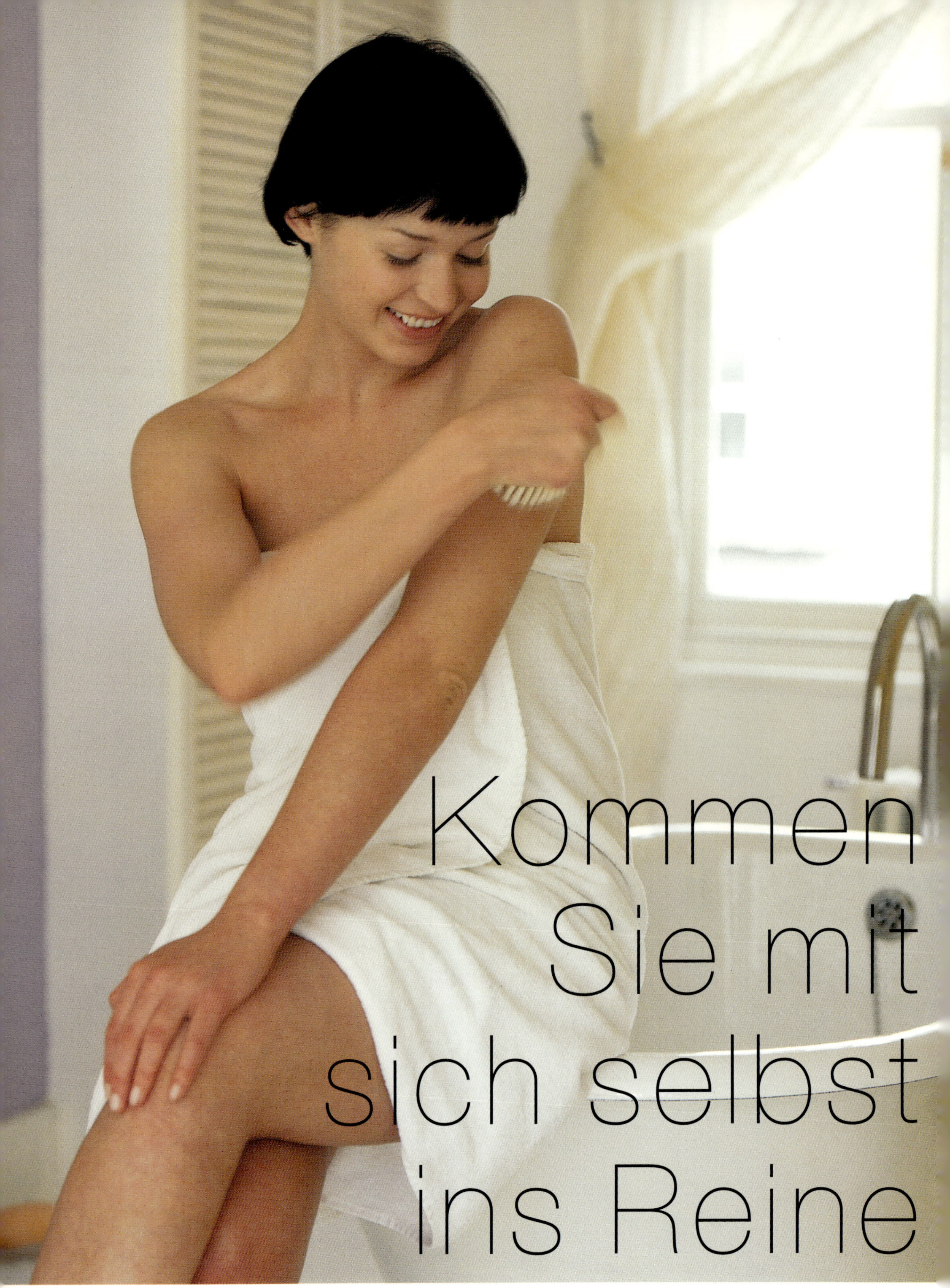

Kommen Sie mit sich selbst ins Reine

4

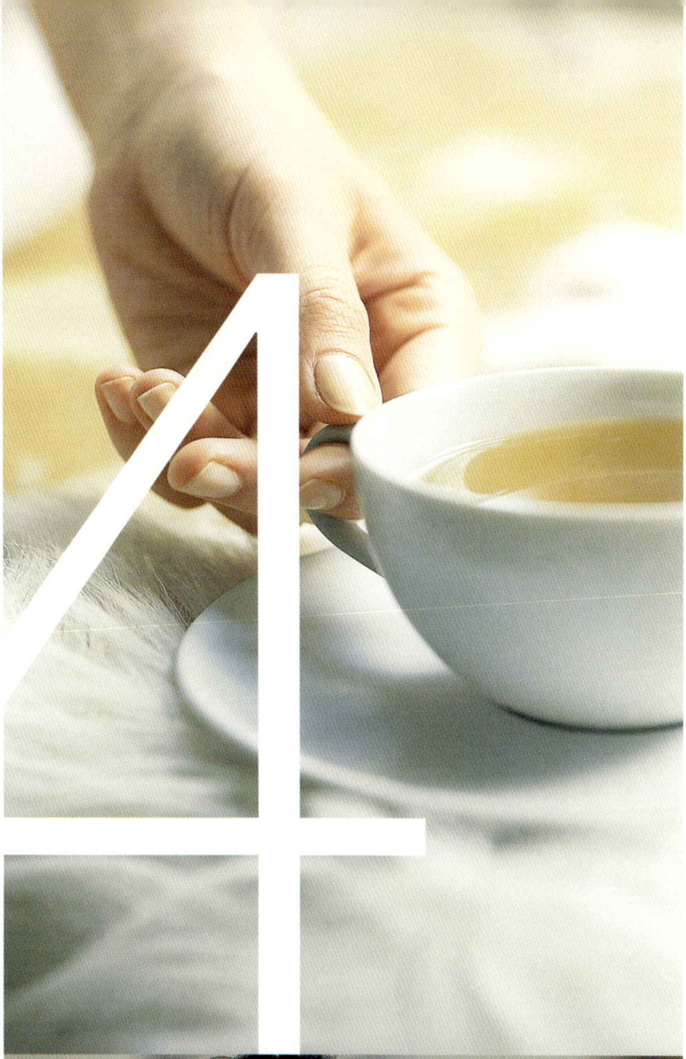

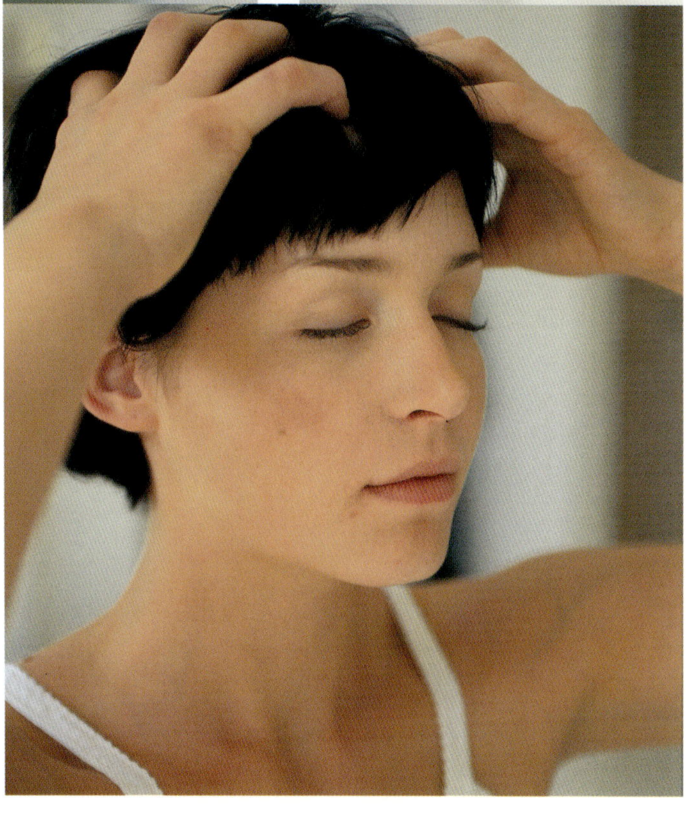

Kommen Sie mit sich selbst ins Reine

Giftprobleme

Die meisten Menschen glauben, dass das Säubern der Haut ein Verfahren ist, das mit Wattebäuschen und irgendetwas Flüssigem aus einer Flasche zu tun hat. Das kann kaum überraschen, da die Hersteller laufend neue Lösungen für die Hautreinigung produzieren. Das Aufkommen von nicht seifenhaltigen Waschstücken, Schaumwäschen, Porenstreifen und Reinigungsgels, um nur einige zu nennen, hat besonders in der Altersgruppe der Dreißig- bis Fünfzigjährigen zum enormen Verkaufszuwachs beigetragen. Reinigungsprodukte machen heute ein Viertel aller verkauften Hautpflegeprodukte aus, und die Verkaufszahlen steigen jährlich an.

Reiniger basieren gewöhnlich auf mineralischem Öl mit zugesetztem Wasser, Alkohol, antibakteriellen Zusätzen, Konservierungsstoffen, Dickungsmitteln, Duftstoffen und Wachsen. Zu den geläufigsten aktiven Inhaltsstoffen gehören Propylparabens, die eingesetzt werden, um Bakterien abzutöten, jedoch Kontaktdermatitis auslösen können; Allantoine, die beruhigend wirken sollen, jedoch potenziell Reizungen verursachen können, und Propylenglykol, das die Feuchtigkeit erhalten soll, jedoch oft Empfindlichkeit hervorruft, weshalb auch schon ein Verbot angeregt wurde. Sie entfernen tatsächlich Schmutz von der Haut, jedoch zu einem chemischen Preis.

Was vielleicht noch wichtiger ist: Solche Reiniger gehen das Problem der Hautpflege von außen nach innen an; so, als würde man einen Ausschlag mit einer Salbe behandeln. Ebenso wie ein allergischer Ausschlag häufig das Symptom einer Reaktion auf ein Nahrungsmittel darstellt, sind Hautprobleme Ausdruck einer inneren Störung. Schöne Haut hängt im Wesentlichen davon ab, dass gesundes Blut in die Lederhaut gelangt und toxische Abbauprodukte ausgefiltert werden.

Wenn nur ungenügend Blut zur Haut gelangt, wenn das Blut viele Toxine mitführt oder wenn angesammelte Abbauprodukte nicht schnell genug ausgefiltert werden – mit anderen Worten, wenn der Organismus unterernährt oder überlastet ist – zeigt sich dies in Hautproblemen. Das können ganz gewöhnliche Pickel, Mitesser oder rauhe Stellen sein, und sie verschwinden möglicherweise schnell durch eine einfache zielgerichtete Behandlung. Jedoch sind dies alles Anzeichen dafür, dass die Haut gestresst ist, und wie andere Organe altert die Haut unter Stress schneller.

Organische Überlastung

Die Haut ist das größte Ausscheidungsorgan des Körper. Sie filtert Wasser, Harnstoff, Ammoniak, Harnsäure und Salze durch die Poren auf ihrer Oberfläche aus. Es sind jedoch Leber, Nieren und das Lymphsystem, die die Beseitigung der meisten Abbauprodukte übernehmen. Wenn sie jedoch überlastet und nicht in der Lage sind, diese Arbeit auszuführen, wird die Haut als Abladeplatz für die überschüssigen unverarbeiteten Toxine (Schad- oder Giftstoffe) genutzt.

Wenn die Haut ein Spiegel des Gesundheitszustandes der Kreislauf- und Entgiftungssysteme des Körpers ist, dann ist es kein Wunder, dass Hautprobleme allgemein zunehmen. Eine übermäßig fetthaltige Ernährung, sitzende Tätigkeit, chemisch hergestellte Nahrungsmittel und die Einwirkung der Luftverschmutzung – alles typische Kennzeichen des Lebens am Ende des 20. Jahrhunderts – führen zur Verstopfung der Systeme, die die Abbauprodukte aus dem Körper heraustransportieren sollten.

Unser Körper hat es noch nie so schwer gehabt, wie heute. Mehr als 50 000 industrielle Chemikalien werden regelmäßig in die Luft geblasen, und mehr als 350 Millionen Liter Pestizide und Herbizide werden jedes Jahr auf Nahrung und Weideflächen gespritzt.

Wir nehmen natürlich nicht alle auf. Wenn man aber einmal zusammenzählt, wie viele aus verschmutzter Luft eingeatmet, als Medikamente eingenommen, mit dem Wasser aufgenommen und als Pestizide, Wachstumshormone oder Zusatzstoffe in Nahrungsmitteln konsumiert werden, dann ergibt sich eine erschreckende Summe. Darin sind noch nicht einmal die schätzungsweise 8000–10 000 Toxine enthalten, die potenziell durch die Haut aus handelsüblichen Kosmetika und Toilettenartikeln aufgenommen werden!

Obwohl heutzutage viel gefürchtet und diskutiert, sind Toxine doch offensichtlich kein neues Phänomen. Ob als Nebenprodukt natürlichen Verfalls oder Ergebnis der Verdauung haben sie schon immer ihren Weg in den Körper gefunden. Daher hat er auch ein raffiniertes System, mit ihnen fertig zu werden (siehe unten). Aber so clever auch Leber und Lymphe arbeiten, sie schaffen es einfach nicht, die große Anzahl der Toxine zu verarbeiten, mit denen die meisten Menschen heute konfrontiert werden.

Außerdem verlangsamen sich unsere Entgiftungssysteme mit den Jahren, und deshalb mehren sich mit zunehmendem Alter Probleme, die durch Toxizität verursacht werden, von sich verschlechternder Haut bis zu Verdauungsstörungen.

Fehlerhafter Filter

Toxine, die nicht aus dem Blut gefiltert werden, verursachen zwei Hauptprobleme für die Haut. Erstens produzieren viele von ihnen freie Radikale – die zerstörend wirkenden Sauerstoffmoleküle, die den Alterungsprozess beschleunigen – was zum Abbau von Bindegewebe, dünner werdender Haut und Muskelschwund führt. Zweitens verlangsamen Toxine die Blutzirkulation, so dass sie sich schneller ansammeln.

Die Auswirkungen können sich besonders deutlich im Gesicht zeigen. Der orientalischen Medizin zu Folge sind tiefe Furchen zwischen den Augen die Auswirkung einer ineffizienten Leber, während schlechte Nierentätigkeit aufgedunsene Tränensäcke unter den Augen erzeugt. Pickel sind ein weiteres Resultat von Schadstoffansammlungen.

Wenn Sie also unter wiederkehrenden Hautproblemen leiden oder einfach meinen, dass Ihre Haut älter aussieht, als Sie sich fühlen, dann lohnt es sich, einige der zahlreichen Techniken auszuprobieren, die den Kreislauf anregen und Ihren Organismus entgiften.

Doppelte Entgiftungsaktion

Wenn eine schädliche Substanz in den Körper eintritt oder im Körper produziert wird, treten Leber und Lymphe in Aktion, um sie zu neutralisieren und auszustoßen. Die Leber beschäftigt sich mit Stoffen, die

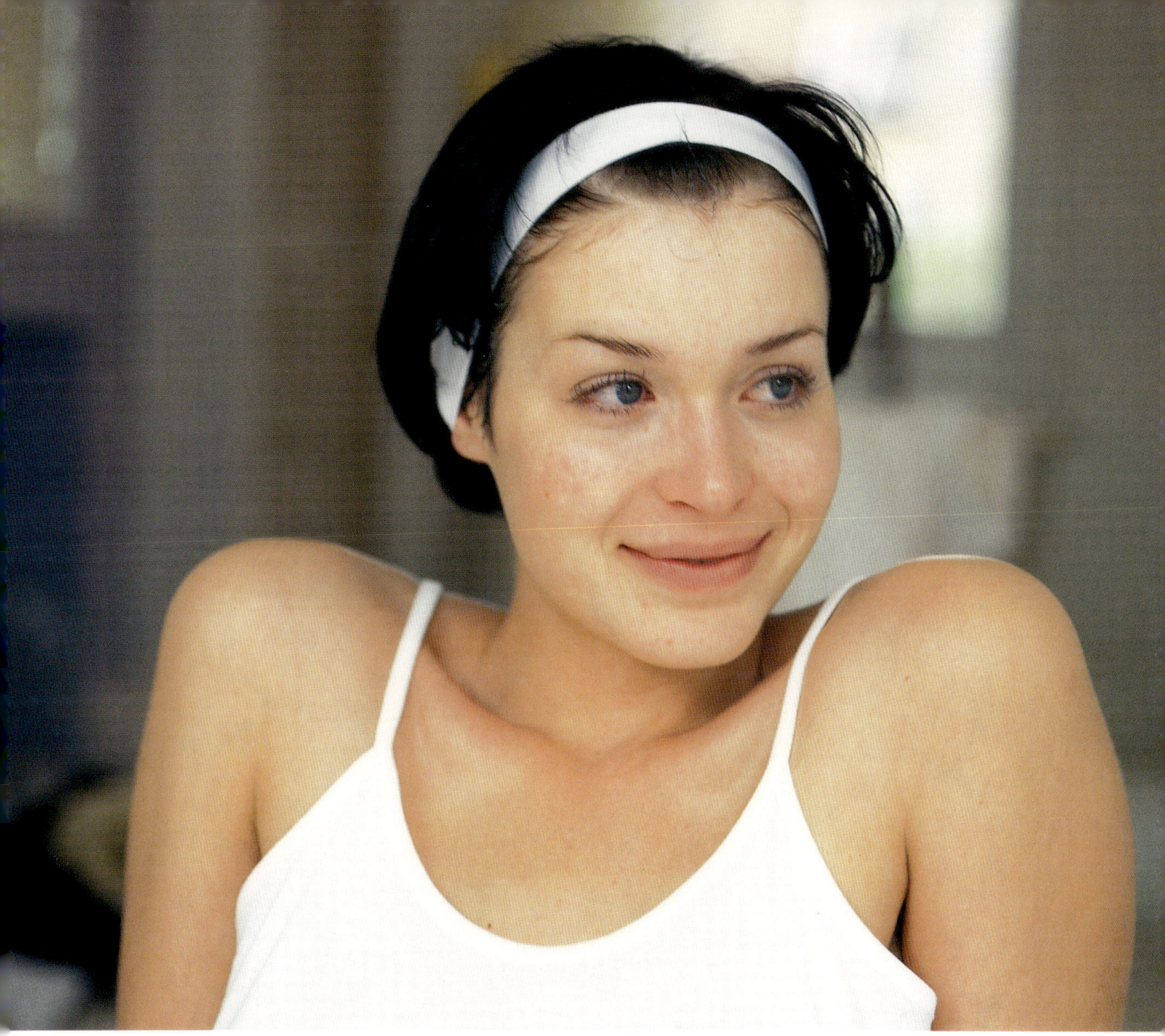

der Körper verstoffwechselt oder verbrannt hat. Der Stoffwechsel ist wie ein Feuer, das Stoffe verbrennt und schädlichen Rauch produziert. Die Leber setzt diesen „Rauch" um und verwandelt seine Bestandteile in Produkte, die der Körper verwenden, lagern, oder ausscheiden kann.

Dies geschieht in zwei Stufen, die man so beschreiben kann, dass zunächst der Abfall zum Einsammeln bereitgestellt und dann abgeholt wird. Zunächst lagern sich Enzyme in der Leber an die toxischen Moleküle an und deaktivieren sie. Dann produziert die Leber Moleküle, die die Abfallstoffe entweder in die Blutbahn transportieren, damit sie über die Nieren ausgefiltert werden, oder in die Galle, von wo sie über die Eingeweide austreten.

Die Lymphdrüsen produzieren inzwischen Lymphflüssigkeit, die weiße Blutkörperchen enthält, die abgestorbene Zellen und andere Abbauprodukte aufnehmen. Sie werden in den Lymphgefäßen zu den Lymphknoten transportiert, wo einige Abbauprodukte zerstört werden. Der Rest wird zur Haut, Leber oder zu den Nieren transportiert, um den Körper als Schweiß, Kot oder Urin zu verlassen.

Hautprobleme sind eines der ersten Anzeichen für schleppenden Lymphfluss. Sie nehmen unterschiedliche Formen an, manifestieren sich aber später oft als Trockenheit, schuppige Flecken, rote Äderchen und aufgedunsene Tränensäcke unter den Augen.

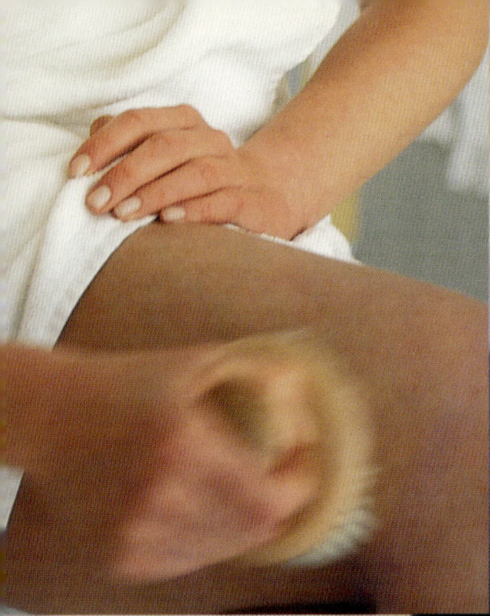
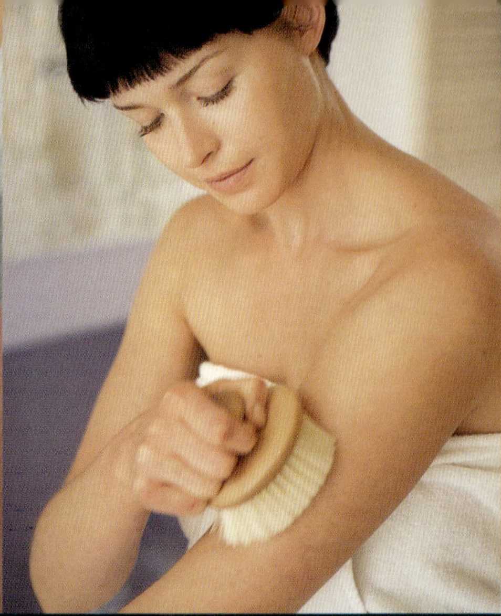
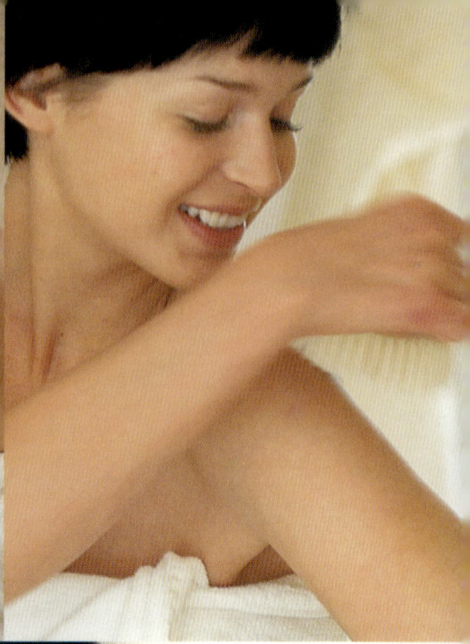
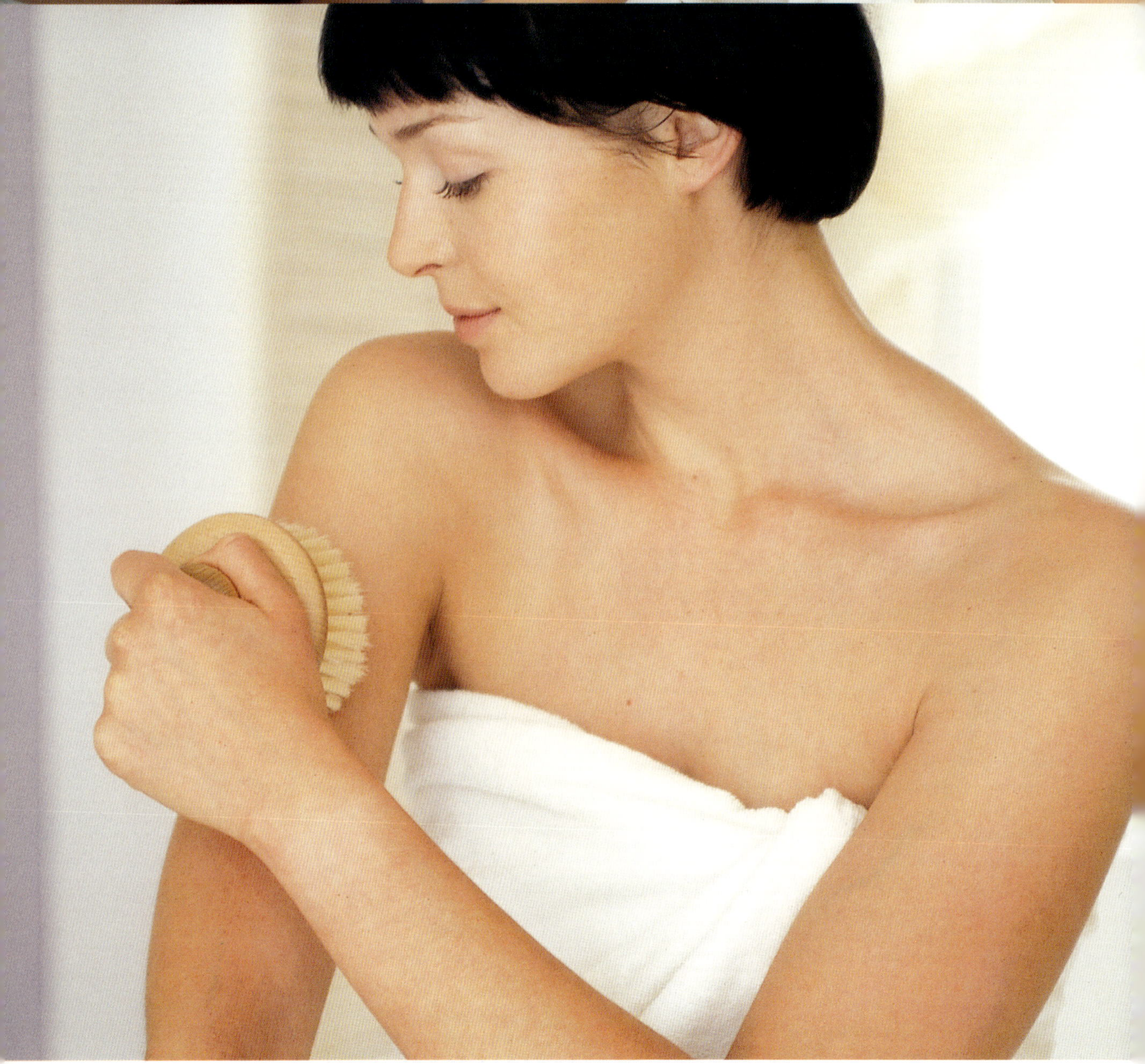

Frühjahrsputz in drei Schritten

Das Entgiftungsprinzip wirkt auf zwei Ebenen. Zuerst müssen Blut und Lymphe von dem toxischen Bodensatz befreit werden, den sie herumzutragen haben. Das bedeutet, Toxine zu vermeiden, den Verdauungsorganen eine Pause zu gönnen und die Lymphe anzuregen, um die Abbauprodukte wirksam auszustoßen. Zweitens muss der Blutkreislauf angeregt werden. Beide Vorgänge befördern sich gegenseitig, da die Blut- und Lymphfunktionen sich verbessern, wenn Toxine ausgestoßen werden und umgekehrt. Eine abschließende Häutung, die abgestorbene Zellen und Toxine von der Oberfläche entfernt, lässt die Ergebnisse noch deutlicher durchscheinen.

Im Idealfall bedeutet Entgiften, dass das Einnehmen sämtlicher verschmutzender Stoffe vermieden wird. Dies ist jedoch heutzutage unmöglich, wenn man nicht gerade den ganzen Körper mit einer implantierten Filtermaske versieht. Eine Möglichkeit, Toxine in großer Anzahl loszuwerden, ist jedoch die Kombination einer Entgiftungsdiät mit Maßnahmen, die den Kreislauf anregen.

Als eine Art Krisenmanagement verlangt die Entgiftung einen Preis von Ihnen. Sie geben vieles auf, von dem Ihr Körper abhängig ist, und erhalten dennoch keine schnelle Lösung. Wenn die Toxine an die Oberfläche steigen, kann es passieren, dass Ihre Haut mit unschönen Stellen übersät wird. Aber decken Sie sie ab und machen Sie weiter, und innerhalb höchstens eines Monats sollten sie neuer, hellerer und glatterer Haut gewichen sein. Es dauert etwa vier Wochen, bis die Zellen der Oberhaut vollständig ersetzt sind, also haben Sie Geduld.

Den Kreislauf anregen

Es gibt viele Möglichkeiten, den Kreislauf anzuregen, von denen manche einfach in den Alltag eingebaut werden können; andere verlangen zur Ausführung gewissermaßen einen Sprung ins kalte Wasser. Beginnen Sie, vier oder fünf Maßnahmen der unten stehenden Liste regelmäßig auszuführen, und Ihre Haut wird bald vor Dankbarkeit strahlen.

Trockene Hautbürstung Wenn Sie Ihren ganzen Körper fest abbürsten, so hat dies schnelle innere und äußere Nutzwirkungen. Es stimuliert den Fluss von Blut und Lymphe, bringt mehr Sauerstoff und Nährstoffe zur Hautoberfläche und schafft Abbaustoffe über Lymphknoten und Haut fort. Es entfernt abgestorbene Zellen von der Oberhaut, so dass die Haut besser atmen kann, und regt die Neubildung von Zellen an. Es stimuliert auch die Talgproduktion, die im Alter abnimmt. Das Ergebnis ist glattere, weichere Haut.

Sie benötigen für den Körper eine Bürste mit festen Naturborsten wie Ziege oder Wildschwein, vorzugsweise mit einem langen abnehmbaren Stiel, und eine viel weichere oder einen Waschlappen für das Gesicht.

Beginnen Sie an den Füßen und bürsten Sie mit langen, festen Strichen die Beine, dann die Pobacken. Machen Sie mit den Armen weiter und bürsten Sie vom Handgelenk zur Schulter, dann über Brust und Bauch. Bürsten Sie sanfter, wo die Haut am dünnsten ist, und führen Sie die Striche immer in Herzrichtung, da hier die meisten Lymphknoten sitzen. Das Bürsten hilft, angesammelten Lymphschleim in den Knoten zu lösen, damit er abfließen kann.

Wenn Sie sich von den Füßen aus nach oben arbeiten, dann ist Ihr Gesicht zuletzt dran. Verwenden Sie die weiche Bürste oder einen trockenen Waschlappen und arbeiten Sie mit weicheren und kürzeren Bewegungen, da festes Reiben die Gesichtshaut dehnen oder anderweitig schädigen kann.

Bürsten Sie jeden Tag drei bis fünf Minuten, vorzugsweise vor einem Bad oder einer Dusche, so dass die abgestorbenen Zellen abgespült werden. Die Beschleunigung des Blutflusses wirkt ziemlich belebend, so dass morgens die beste Zeit dafür ist. Der Unterschied sollte nach wenigen Bürstungen an Ihrer Haut sichtbar werden.

Bittersalzbad Ein Bad in Bittersalz (Magnesiumsulfat) hilft, Toxine zu entfernen und regt gleichzeitig den Kreislauf an. Die Magnesiumsalze ziehen die Toxine aus dem Körper, und sie werden durch die Haut ausgeschwemmt. Bittersalz ist in Apotheken und manchen Reformhäusern erhältlich.

Lassen Sie sich ein tiefes warmes (aber nicht heißes) Bad ein, schütten Sie ein Kilo Salz hinein und bewegen Sie das Wasser, bis sich die Salze gelöst haben. Setzen Sie sich für 10–15 Minuten in das Bad und massieren Sie sich mit einem Luffaschwamm oder einem Badehandschuh, um die Einweichwirkung zu beschleunigen. Wenn Sie aus der Wanne steigen, trocknen Sie sich schnell ab und wickeln Sie sich warm ein. Sie werden wahrscheinlich ziemlich stark schwitzen und sich sehr erschöpft fühlen, deshalb sollten Sie das Bad lieber abends nehmen. Vergessen Sie nicht, Ihr Gesicht mit Feuchtigkeit zu versorgen, und gehen Sie dann ins Bett, an das Sie sich ein großes Glas Wasser stellen sollten.

Versuchen Sie, ein solches Bad zweimal pro Woche während Ihrer Entgiftungsphase zu nehmen, jedoch nicht kurz vor oder während der Menstruation, da es den Blutfluss verstärken kann.

Ätherische Öle Bestimmte ätherische Öle können helfen, den Kreislauf zu beschleunigen und zu entgiften. Am besten trägt man sie während einer Massage auf die Haut auf, die den Blutfluss zur Haut manuell erhöht und durch Hitzeerzeugung die Absorption verbessert.

Die besten Kreislaufanreger sind Zedernholz, Zypresse, Schwarzer Pfeffer, Geranium, Rosmarin und alle Zitrusöle. Sie bewirken alle, dass sich die Kapillaren unter der Haut weiten, in die sie einmassiert werden. Rosmarin regt auch die Lymphe an und stimuliert gemeinsam mit Wacholderbeere die Leber. Wenn Sie also zwei Fliegen mit einer Klappe schlagen wollen, so verwenden Sie diese während Ihrer Entgiftungsphase – aber bitte in Maßen, da Übertreibung Leber- oder Nierenreizung hervorrufen kann. Beide können ohne Bedenken für das Gesicht angewendet werden, wenn man sie in einem Basisöl gut verdünnt, oder in einem Bad, wofür man maximal vier bis fünf Tropfen benötigt.

Den Schmutz wegschwemmen

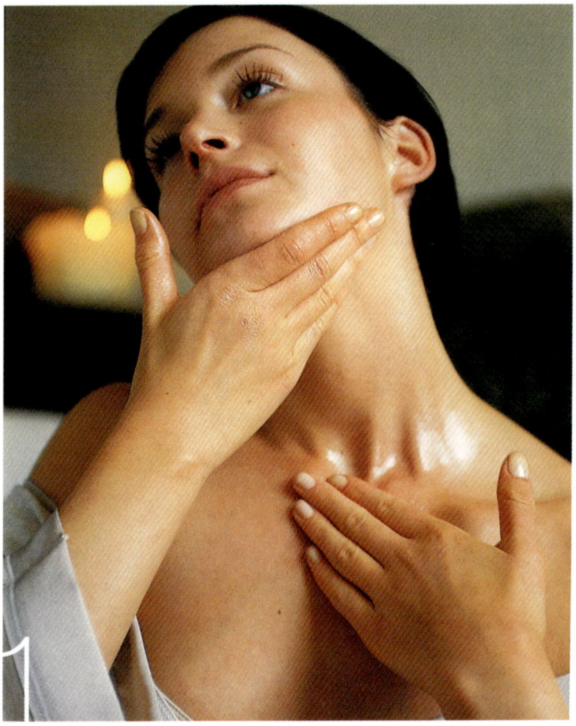

Lymphdrainage Dies ist eine Art Massage, die, wie der Name andeutet, das Lymphsystem dazu anregt, Toxine auszuscheiden. Sie wird normalerweise von einer Heilpraktikerin ausgeführt, die die wichtigsten Lymphknoten am Hals, in den Achselhöhlen, Lenden, Kniekehlen und Armbeugen bearbeitet (siehe Seite 123).

Doch da fast die Hälfte unserer Lymphknoten im Halsbereich sitzt, können Sie auch eine kurze manuelle Lymphdrainage (MLD) an sich selbst durchführen, die direkt auf das Gesicht wirkt.

1. Verreiben Sie einen Teelöffel Öl auf Ihren Handflächen und verteilen Sie es mit langen Strichen auf Hals und Gesicht. Lassen Sie dann abwechselnd die Hände am Hals hoch zum Kieferknochen gleiten, bearbeiten Sie dabei die gesamte Fläche von Ohr zu Ohr und streichen Sie nur leicht über den Bereich der Luftröhre.

2. Legen Sie den Zeigefinger über die Lippen und die mittleren Finger darunter und üben Sie leichten Druck aus, bevor Sie die Hände (abwechselnd) nach außen zum Ohransatz gleiten lassen.

3. Üben Sie mit zusammengelegten Finger und nach oben zeigenden Händen festen Druck mit der Handkante auf die Zone neben Nase und Mund aus. Lösen Sie den Druck leicht, rollen Sie die Hände auf die Wangen ab und lassen Sie die Hände nach außen zum Ohransatz gleiten, wo Sie mit einem festen Druck abschließen.

4. Legen Sie Zeige- und Mittelfinger beider Hände an den inneren Ansatz der Augenbrauen und streichen Sie fest über die Augenbrauen bis zu deren äußerem Ende.

5. Setzen Sie die vorhergehende Bewegung fort, indem Sie mit den beiden Fingern leicht unter den Augen nach innen gleiten.

6. Schließen Sie die Augen, legen Sie die Finger zusammen und setzen Sie die ganze Hand ein, um einen festen Druck auf das Gesicht auszuüben, den Sie einen Moment halten, bevor Sie ihn lösen. Bearbeiten Sie so das ganze Gesicht von der Nase bis zu den Ohren und vom Kinn bis zum Haaransatz.

7. Legen Sie die hohlen Hände über das Gesicht, schließen Sie die Augen und ruhen Sie eine Minute lang aus.

Nach einer manuellen Lymphdrainage können die Drüsen im Hals ein wenig anschwellen. Dies ist ein Zeichen dafür, dass die Toxine sich zu den Lymphknoten bewegt haben, um dort weggeschwemmt zu werden.

Da diese MLD schnell und wirksam ist, sollten Sie versuchen, sie während der Entgiftungsphase täglich durchzuführen.

Pflanzliche Hilfe Es gibt eine ganze Reihe Pflanzen, die sowohl dazu beitragen, den Blutkreislauf anzuregen, als auch die Leber zu entgiften. Die meisten kann man in Form von Tinkturen oder Tabletten einnehmen, manche jedoch auch als Tee trinken oder sogar beim Kochen verwenden.

Die bewährtesten Blutstärkungsmittel sind zweilappiger Gingko, Schafgarbe und Rosmarin. Verwendet man zusätzlich Ginger, so wird die Wirkung noch verstärkt, da angenommen wird, dass Ginger die biologische Verfügbarkeit der aktiven Inhaltsstoffe von Pflanzen verbessert.

Selbst unscheinbare Pflanzen können kraftvolle Reiniger sein, daher empfiehlt es sich, mit einer ziemlich niedrigen Dosis zu beginnen, da es sonst zu unangenehmen Reaktionen kommen kann, wenn zu viele Toxine auf einmal ausgestoßen werden. Lassen Sie sich von einer Naturheilkundigen oder im Reformhaus beraten.

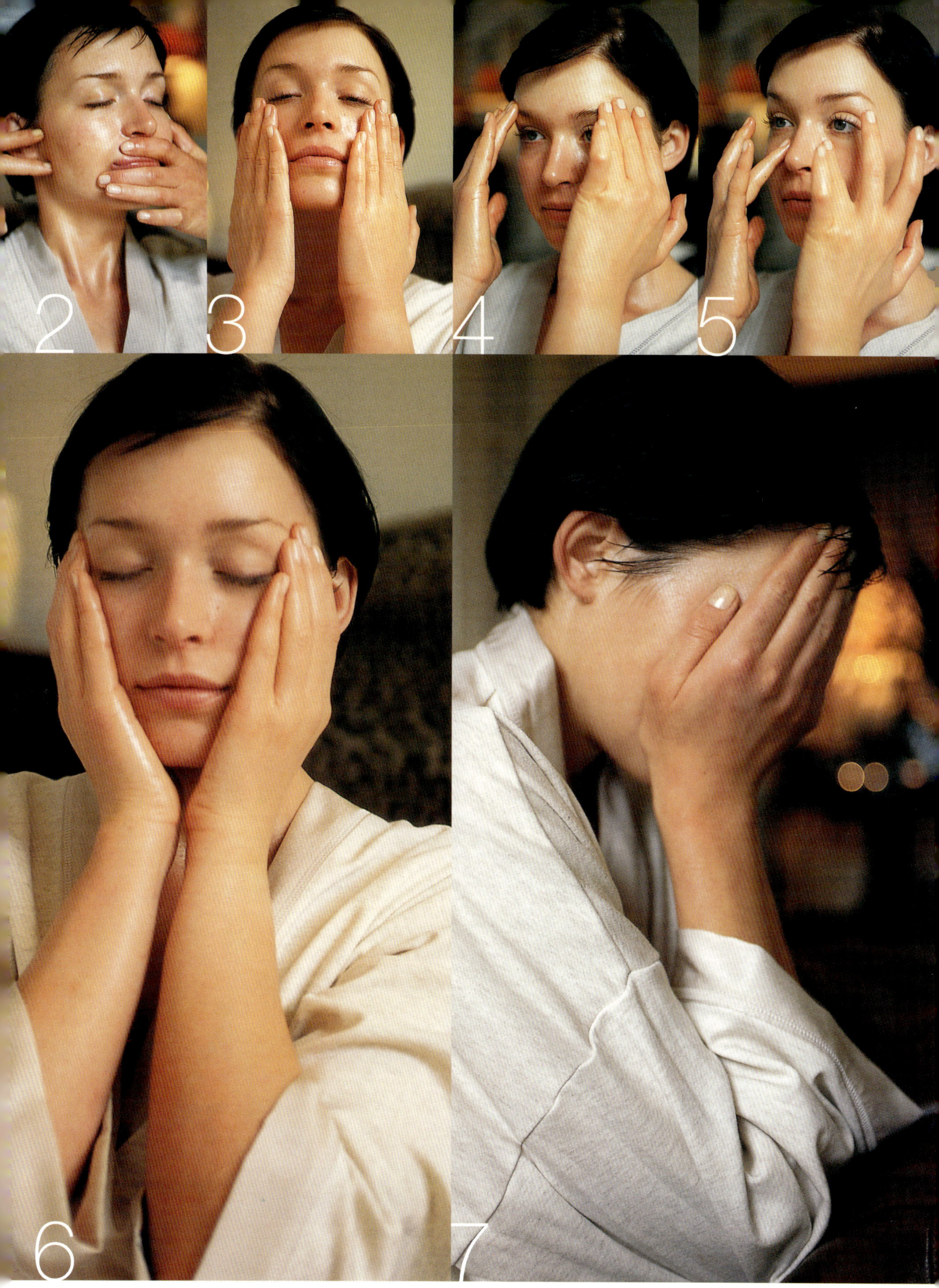
2
3
4
5
6
7

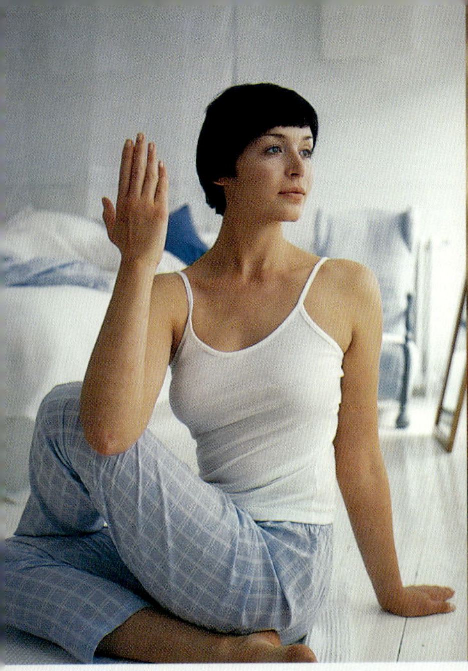
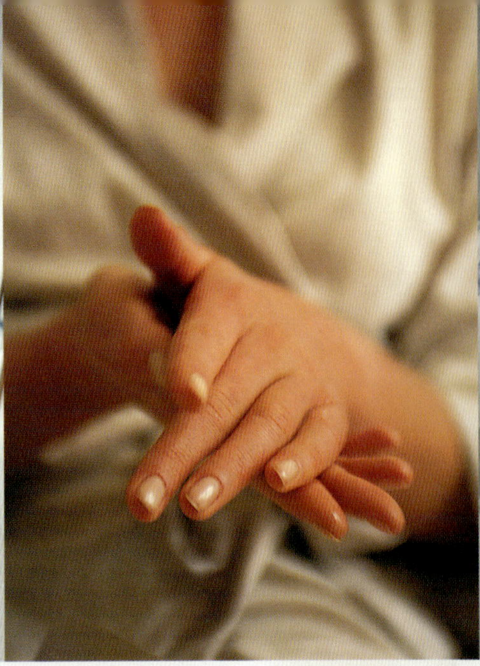
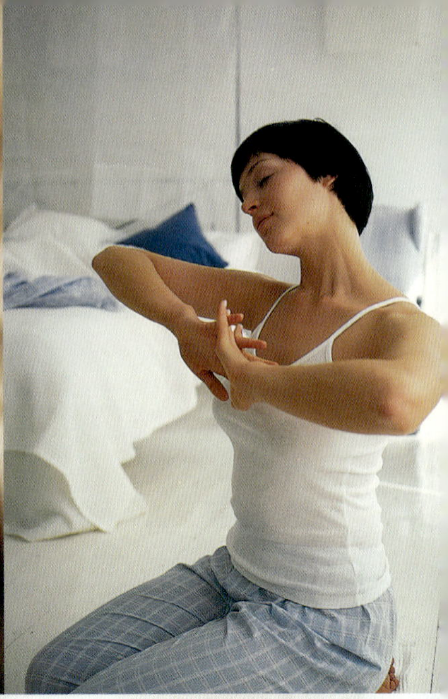
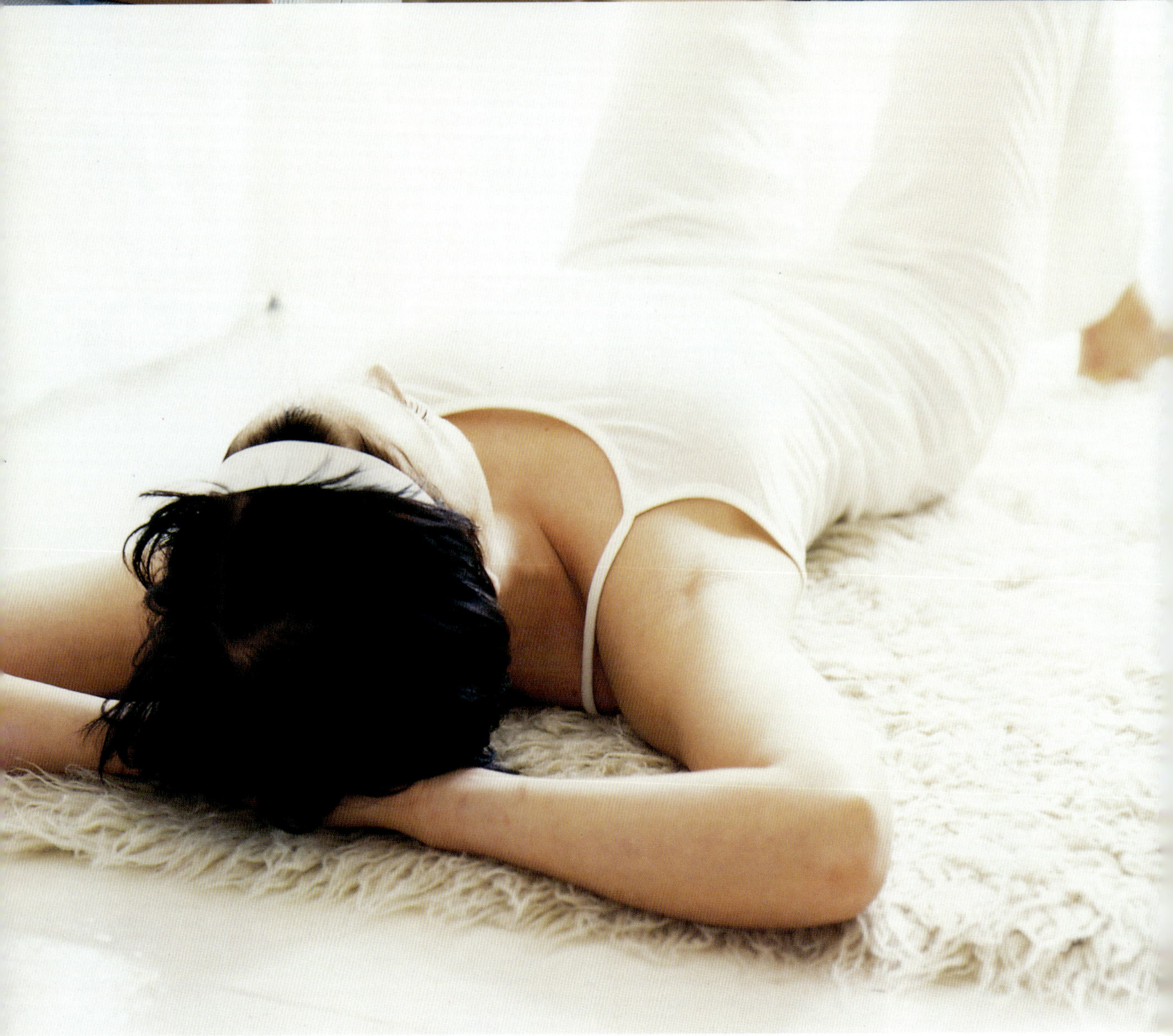

In Bewegung bleiben

Körperübung: Wenige Minuten nach Beginn der Übungen nehmen viele von uns die beschämende Farbe Roter Bete an. Für unser Selbstbewusstsein mag das schlecht sein; für die Haut jedoch ist es gut.

Körperliche Übungen sind die allerwirksamste Art, den Kreislauf anzukurbeln, da sie sowohl sofortige als auch Langzeitwirkungen zeigen. Tatsächlich ist der schrittweise Rückgang der Kreislauftätigkeit, der mit zunehmendem Alter auftritt und sich an der Haut so deutlich zeigt, fast ausschließlich auf den gleichzeitigen Rückgang anstrengender Aktivitäten zurückzuführen.

In der Anfangsphase einer Übungseinheit geht die Blutzufuhr zur Haut sogar zurück, da der Körper die arbeitenden Muskeln versorgt. Sobald Sie jedoch wärmer werden, wird mehr Blut zur Hautoberfläche geschickt, um das Körperinnere abzukühlen. Der gesamte Prozess ist beeindruckend wirkungsvoll: innerhalb von wenigen Minuten nach Beginn der Übungen verdreifacht sich die Herzfrequenz, das Blutvolumen steigt auf das Siebenfache und die Menge des Sauerstoffes steigt um den Faktor 20, wodurch auch die feinsten Kapillaren in der Haut versorgt werden.

Körperübungen tragen auch zur Säuberung des Körpers bei, da sie die Ausscheidung von Toxinen durch die Lungen mit der Luft und durch die Haut mit dem Schweiß steigern. Das Schwitzen hilft nicht nur, die Haut von Abbaustoffen zu befreien, sondern auch, sie zu schmieren – eine wertvolle Aufgabe, da die Haut altert und austrocknet.

Der Lymphfluss wird durch Übungen stark begünstigt. Im Unterschied zum Blut, das durch das Herz durch den Körper getrieben wird, hat die Lymphe keine interne Pumpe und muss durch körperliche Bewegung in Fluss gehalten werden.

Gehen Sie jedoch zu Beginn einer Entgiftungsdiät die Körperübungen nicht allzu heftig an, denn Ihr Körper benötigt alle verfügbare Energie, um mit der Nahrungsumstellung und den Einschränkungen fertig zu werden. Es sind zu diesem Zeitpunkt nur sanfte Dehnungen nötig, um den Toxinen zur Bewegung zu verhelfen.

Tiefe Atmung: Dies ist etwas, was Sie während körperlicher Übungen gar nicht vermeiden können. Im Allgemeinen atmen die meisten von uns flach und oberflächlich und nutzen dadurch nur etwa ein Drittel unserer Lungenkapazität. Unser Kreislauf arbeitet eingeschränkt und die Zellen erhalten nicht ausreichend Sauerstoff, um sich mit optimaler Geschwindigkeit zu reproduzieren, was unter anderem zu lebloser Haut führt. Das Bild, das oft vor unserem inneren Auge erscheint, wenn wir an tiefe Atmung denken, ist das einer strengen Sportlehrerin, die Kinder darauf drillt, die Brust aufzublasen und den Bauch einzuziehen. Eine solche Haltung schränkt allerdings nur die Bewegung des Unterleibes ein und begrenzt den Raum, in den sich die Lungen ausdehnen können, so dass sie weder genug Sauerstoff aufnehmen noch ausreichend Abbauprodukte ausstoßen können.

Die Lungenfunktion kann man optimieren, indem man den Bauch entspannt und langsam durch die Nase einatmet, als würde man die Luft in die Magengrube holen. Dies hilft, das Zwerchfell zu entspannen. Ebenso entspannt und maßvoll wird dann durch den Mund ausgeatmet, wodurch die Toxine besser ausgestoßen werden können. Das regt den Blutkreislauf an, verbessert den Lymphfluss und massiert die Leber auf eine Art, die ihre Entgiftungsmechanismen anregt. Atemübungen finden Sie auf Seite 118.

Hydrotherapie: Dies ist eigentlich nur ein beschönigendes Wort für kalte Bäder und nicht etwa eine Gewohnheit, von der Sie Ihren Freundinnen erzählen sollten, bevor nicht die Ergebnisse aus Ihrer Haut strahlen. Sie könnten Sie sonst für völlig übergeschnappt halten!

Ein kaltes Bad mag zwar eher als geistliche Buße erscheinen denn als Schönheitsritual, aber dennoch hat es eine bemerkenswerte Wirkung auf den Kreislauf. Nachdem Sie sich für drei bis fünf Minuten in ein kaltes Bad getaucht haben, steigert sich Ihr Blutkreislauf auf das Vierfache. Sie werden es zwar vielleicht nicht merken, aber Ihr Lymphfluss wird in gleichem Maße angeregt.

Abgesehen davon, dass ein kaltes Bad die Arterien weitet, kurbelt es außerdem die körpereigene Produktion weißer Blutzellen an, die kreisende Toxine zerstören, und erhöht den Stoffwechsel, so dass Sie schneller Kalorien verbrennen und sich energiegeladener fühlen.

Es wird Sie freuen zu erfahren, dass das Wasser nicht eiskalt sein muss. Am besten beginnen Sie sogar mit akzeptablen 20 °C und verringern die Temperatur mit der Zeit, so wie Sie sich daran gewöhnen (und das werden Sie!!), auf 15 °C. Ein Wannenbad ist am besten geeignet, aber eine ähnliche Wirkung erzielen Sie auch unter der Dusche. Versuchen Sie aber in jedem Fall nicht die Luft anzuhalten, denn dies stört die Anpassung Ihres Körpers an die Kälte.

Fröhlich klatschen

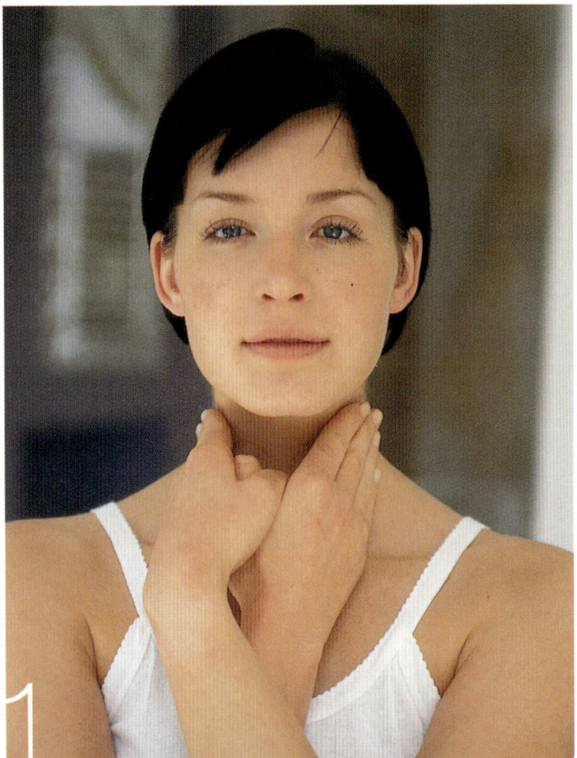

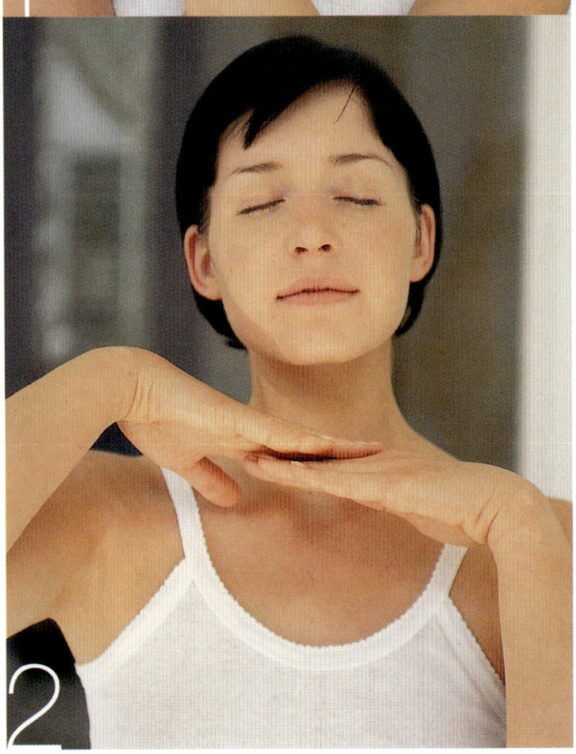

Die Durchblutung des Gesichts verbessern Manchmal, wenn Sie vielleicht die kalte Dusche ausgelassen oder kein Rosmarinöl mehr haben, möchten Sie vielleicht eine schnelle Lösung für Ihren Kreislauf. Sich selbst auf das Gesicht zu schlagen, ist die beste Möglichkeit, das Blut hineinzutreiben und ist eine Methode, die für Masseure zur Routine gehört. Sie nennen dies allerdings „Tapotement". Versuchen Sie, diesen Ablauf zu befolgen:

1. Kreuzen Sie die Hände vor dem Hals und klopfen Sie mit flachen Fingern die gegenüberliegenden Seiten des Halses vom Ansatz bis zum Kinn ab. Lassen Sie den Luftröhrenbereich aus.

2. Halten Sie den linken Handrücken etwa 4 cm unter Ihr Kinn. Schlagen Sie dann schnell mit dem rechten Handrücken nach oben auf die Zone unter dem Kinn und nutzen Sie den linken Handrücken als „Stopper".

3. Bearbeiten Sie die gesamte untere Hälfte des Gesichtes durch festes Klopfen mit den flachen Fingern beider Hände. Beginnen Sie leicht über dem Mund und arbeiten Sie sich nach außen über beide Wangen zum Ansatz der Ohren vor. Wenn Sie zu roten Äderchen neigen, wenden Sie nur leichte Bewegungen wie beim „Klavierspielen" an.

4. Klopfen Sie fest mit den flachen Fingerspitzen beider Hände die gesamte Stirn ab.

5. Klopfen Sie den gesamten Oberkopf mit lockeren Fäusten und entspannten Bewegungen ab und passen Sie die Stärke der Bewegung an die Empfindlichkeit des jeweiligen Bereiches an.

6. Machen Sie mit den Tastballen der Finger tiefe kreisende Bewegungen über die gesamte Kopfhaut vom Haaransatz bis zum Scheitelpunkt und bearbeiten Sie gründlich den gesamten Kopf.

7. „Kämmen" Sie mit beiden Händen abwechselnd durch Ihre Haare, vom Haaransatz bis zum Scheitelpunkt, mit langen, tief gleitenden Bewegungen.

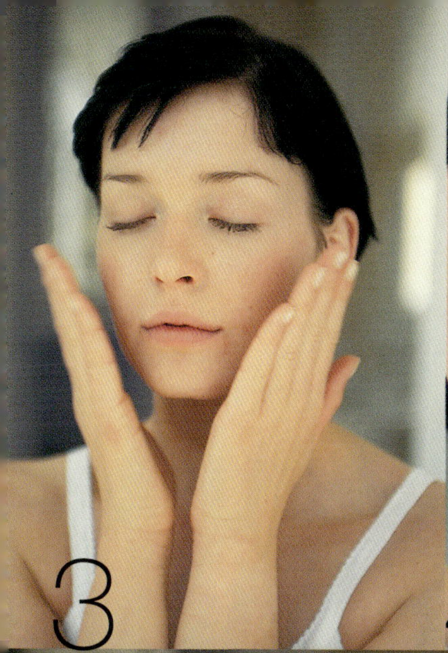

3

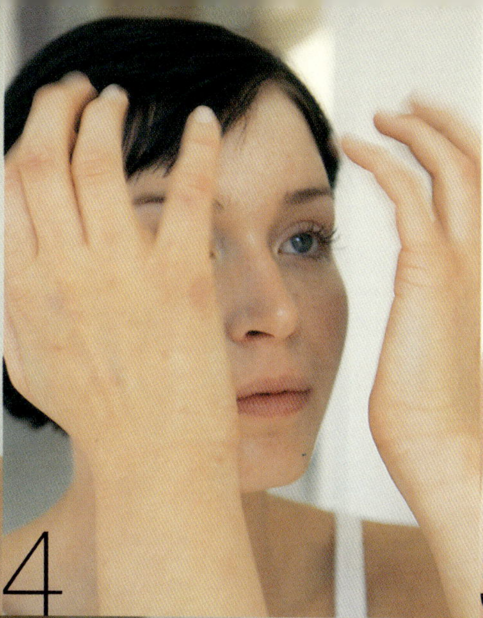

4

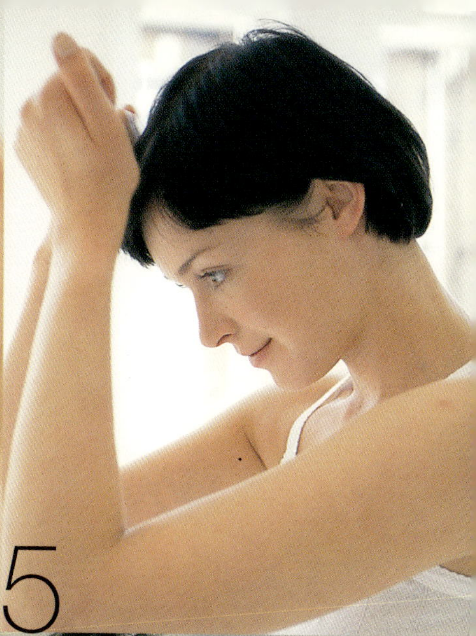

5

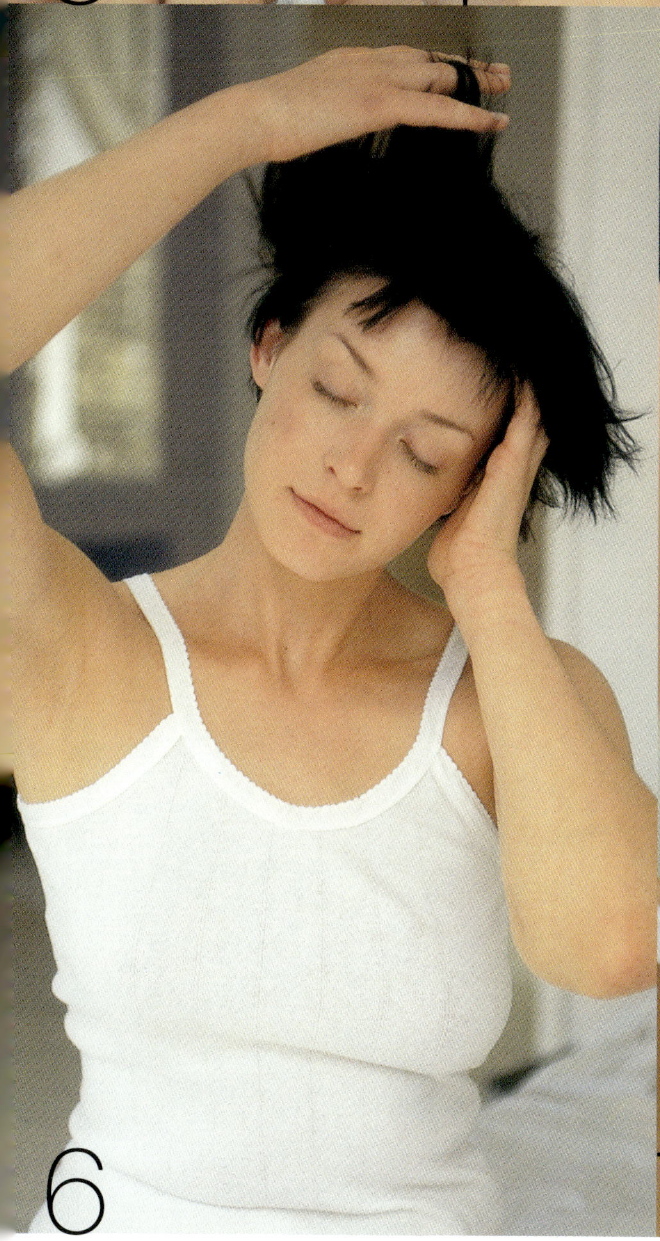

6

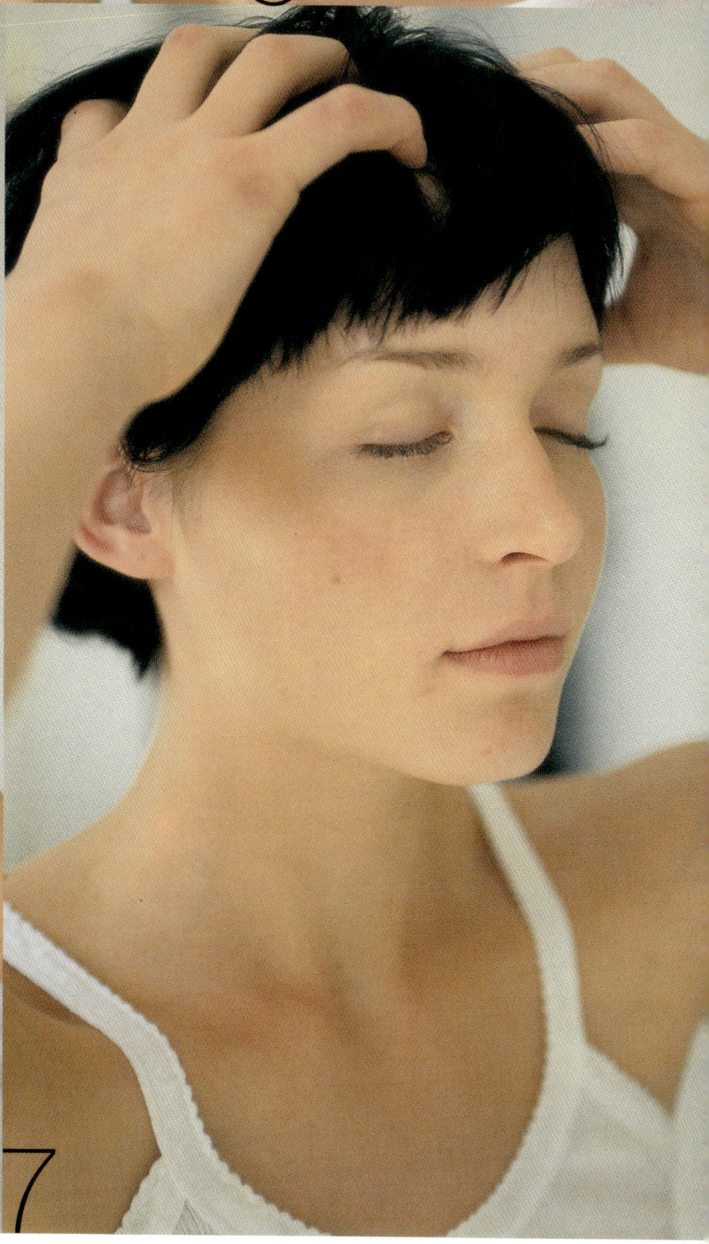

7

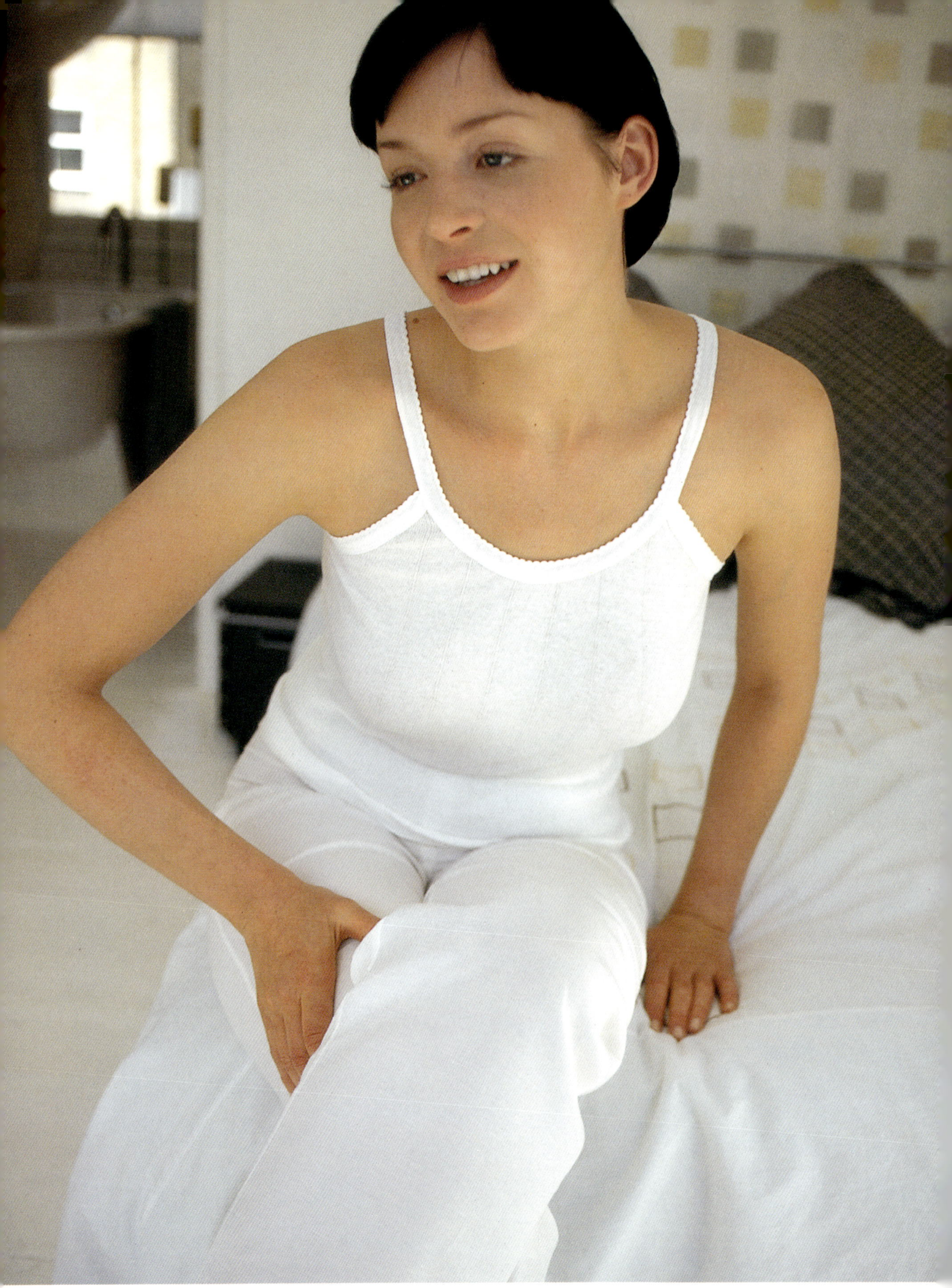

Sind Sie vergiftet?

Ein Mensch, der am Ende des 20. Jahrhunderts keine Umweltgifte im Blut trägt, lebt vermutlich als Selbstversorger in ländlicher Idylle, von der die meisten von uns nur träumen können und die die Übrigen todlangweilig finden würden. Das moderne städtische Leben ist per Definition giftig.

Aber trägt Ihr Körper viel mehr Gifte, als er von seinem Aufbau her bewältigen kann? Es gibt einschneidende und teure Tests, um dies herauszufinden, aber wenn Sie die folgenden Fragen zu Ihrer Ernährung und Ihrem Umfeld durchgehen, können Sie sich schon ein ziemlich gutes Bild machen. Sie können dann entscheiden, ob sich die Entgiftungsdiät (umseitig) lohnt. Kreuzen Sie einfach Zutreffendes an.

Ernährung

Nehmen Sie Folgendes regelmäßig zu sich:

- ☐ Süßwaren?
- ☐ Tee oder Kaffee?
- ☐ Alkohol?
- ☐ Konservennahrung?
- ☐ Gebratenes?
- ☐ Räucherwaren oder Gepökeltes (Fleisch oder Fisch)?
- ☐ Fast Food?
- ☐ Leitungswasser?
- ☐ Wasser mit Fluorzusatz?
- ☐ Wasser aus Bleirohren?
- ☐ handelsübliches (nicht organisches) Obst, Gemüse und Fleisch?

Umfeld

Welche der folgende Aussagen treffen auf Sie zu?

- ☐ Ich rauche regelmäßig oder arbeite mit Rauchern zusammen.
- ☐ Ich nehme regelmäßig rezeptpflichtige Arzneimittel oder Schmerzmittel ein.
- ☐ Ich habe Amalgamfüllungen.
- ☐ Ich verwende regelmäßig Aerosolsprays.
- ☐ Ich verwende regelmäßig Haushaltsreiniger.
- ☐ Ich treibe regelmäßig Sport in der Nähe verkehrsreicher Straßen.
- ☐ Ich fahre oft auf verkehrsreichen Straßen.
- ☐ Ich arbeite an einem Bildschirmarbeitsplatz.
- ☐ Ich verbringe viel Zeit in der Sonne.
- ☐ Ich nehme die Pille oder befinde mich in einer Hormonersatztherapie.
- ☐ In meiner unmittelbaren Wohnumgebung befinden sich Hochspannungsmasten oder ein Kraftwerk.

Haben Sie mehr als 15 Punkte angekreuzt, dann sollten Sie mit der Entgiftungsdiät (siehe Seite 87) die Einwirkung von Toxinen auf Ihren Körper von außen oder innen reduzieren. Haben Sie weniger als zehn, dann tun Sie bereits Ihr Bestes in einer verschmutzten Welt, der keiner von uns entfliehen kann.

Tipps für eine gesunde Leber und Lymphe

- Meiden Sie alle Nahrungsmittel, von denen Sie annehmen müssen, dass Sie allergisch darauf reagieren. Sie produzieren Toxine in den Eingeweiden, die die Entgiftungsmechanismen unter Stress setzen.
- Kauen Sie Ihre Speisen gut, um die Freisetzung von verdauungsfördernden Enzymen zu unterstützen.
- Toxizität im Körper kann ebenso gut durch einen Mangel an Nährstoffen verursacht werden, die die Leber für die Entgiftung benötigt, wie durch die Einwirkung von Toxinen. Achten Sie also darauf, reichlich Nahrung einzunehmen, die Folsäure, Flavonoide, Magnesium, Eisen, Sulfat, Selen und die Vitamine B2, B3, B6 und B12 enthält (siehe Tabelle auf Seite 95).
- Reduzieren Sie Aufputschmittel wie Tee oder Kaffee und Depressiva wie Alkohol.
- Essen Sie Nahrungsmittel, die reich an Antioxydanzien sind, die die natürlichen Entgiftungsmechanismen fördern (siehe Tabelle auf Seite 95).
- Nehmen Sie Antibiotika oder Antazide nur ein, wenn unbedingt erforderlich. Antibiotika können die nützlichen Bakterien in den Eingeweiden abtöten, die Toxine zerstören. Antazide verringern den natürlichen Säuregrad, der für eine vollständige Verdauung notwendig ist.
- Nehmen Sie eine tägliche Dosis Echinacea (Sonnenhut), Mariendistel oder Löwenzahnwurzel ein. Dies sind Pflanzen, die sich seit langem als Blutreiniger und Hauttonikum bewährt haben. Die Einnahme kann in Form von Tabletten, Tinkturen oder, wenn Sie einen anpassungsfähigen Gaumen haben, als Tee erfolgen.
- Nehmen Sie zweimal wöchentlich eine Dosis Aktivkohle ein. Dies ist eine medizinische Form der Holzkohle, die die Fähigkeit hat, alle Moleküle zu absorbieren, auf die sie trifft, Toxine eingeschlossen. Sie sollte allerdings nicht zusammen mit Nahrung oder Arzneimitteln eingenommen werden, da sie sonst diese absorbiert.

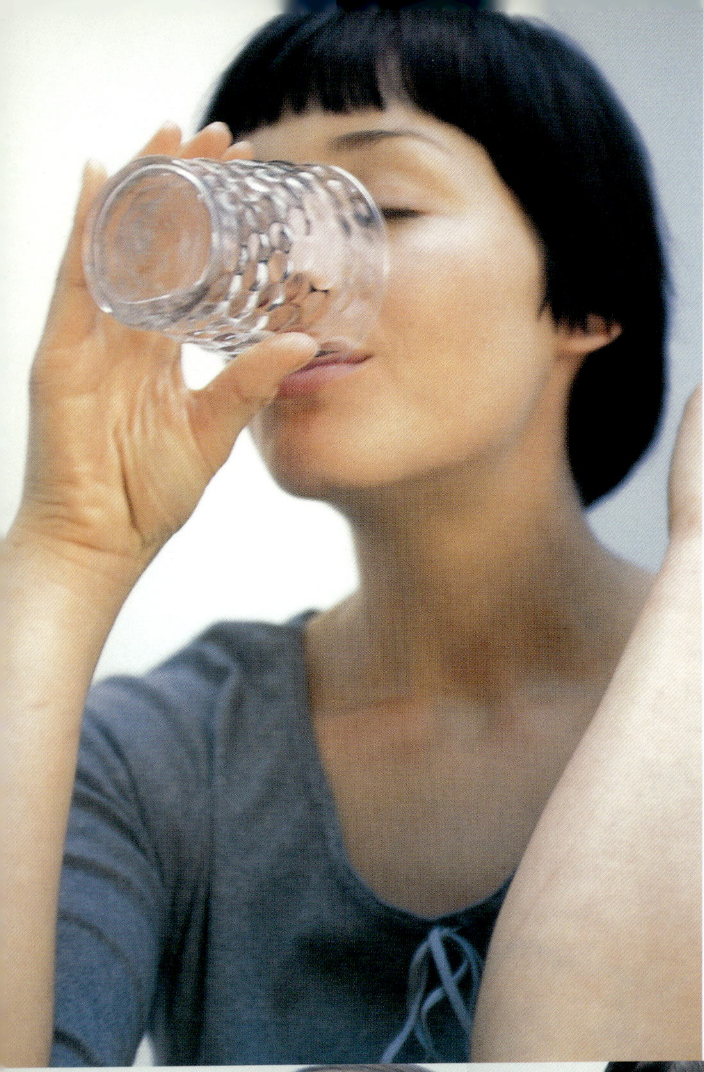
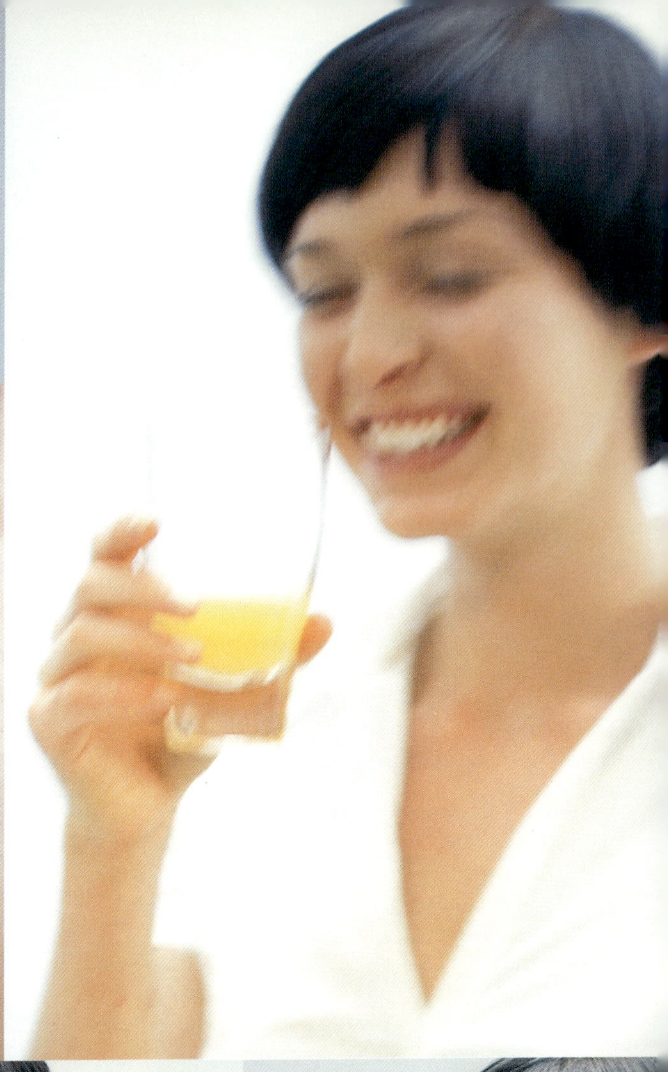
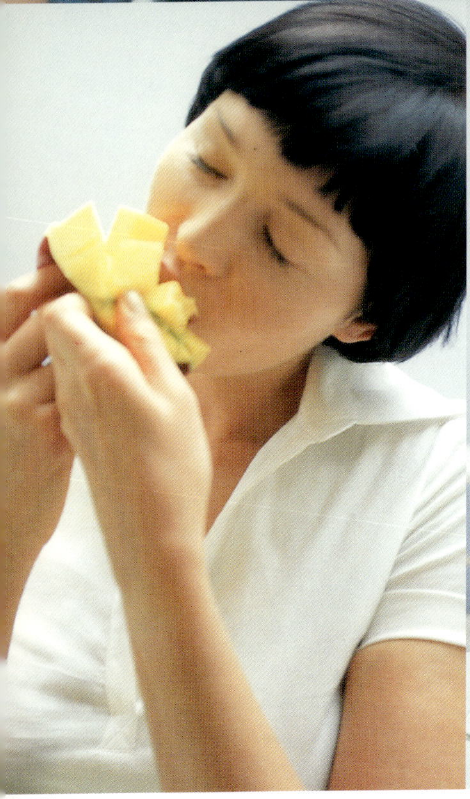
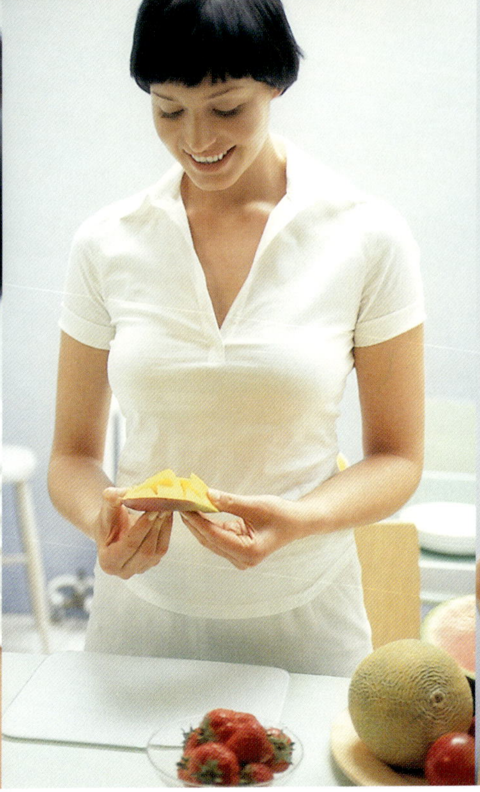
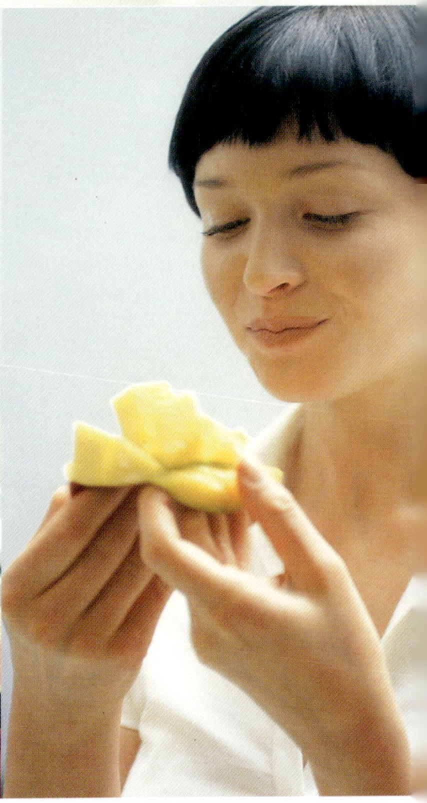

Entgiftungsdiät

Wenn es grundsätzlich schlecht ist, Giftstoffe einzunehmen, dann muss der Schluss gezogen werden, dass eine Entgiftungsdiät eine gute Sache ist. Doch die meisten Menschen schrecken schon vor dem Gedanken zurück. Es bedeutet nicht nur, Speisen und Getränke zu meiden, die sie als soziale oder biologische Requisiten benötigen, sondern auch, sich mit dem Gedanken an Verzicht auf Zufriedenstellung anzufreunden.

Die ersten Tage einer Entgiftungsdiät können zum Durchhaltetest werden. Man fühlt sich normalerweise erschöpft und hat Entzugserscheinungen auf Grund von Nahrungsmitteln, denen man entsagt. Dazu gehören Muskelschmerzen, Stimmungsschwankungen, mörderische Kopfschmerzen und, jawohl, auch Hautprobleme. Erinnern Sie sich aber daran, dass dies positive Zeichen dafür sind, dass eingeschlossene Toxine freigesetzt werden, und seien Sie beharrlich: innerhalb relativ kurzer Zeit werden Sie strahlen und triumphieren.

Machen Sie es sich leicht, indem Sie die richtige Zeit wählen. Frühjahr und Sommer sind die idealen Jahreszeiten für eine Entgiftungsdiät, da es in dieser Zeit ein größeres Angebot an frischem Obst und Gemüse aus heimischem Anbau gibt und man außerdem weniger den Drang verspürt, zur Steigerung von Wohlbefinden und Wärme zu essen. Wenn Sie berufstätig sind, beginnen Sie freitags mit der Diät, damit Sie während der zehrenden ersten Tage nicht an Ihrem Schreibtisch schlapp machen.

Denken Sie auch daran, dass Sie eine Gesundheitsdiät machen und nicht auf der Suche nach spiritueller Erleuchtung oder der ultimativen körperlichen Schönheit sind. Daher müssen Sie diese Anweisungen nur so lange befolgen, bis Sie die Ergebnisse im Badezimmerspiegel sehen können.

Im Unterschied zu den meisten Entgiftungsdiäten, die genaue Zeitbegrenzungen innerhalb eines strengen Planes festsetzen, kann diese Diät so angepasst werden, dass sie Zeitspannen von einer bis zu vier Wochen umfassen kann. Die Fragen auf Seite 83 helfen Ihnen, Ihren Bedarf einzuschätzen; je grundlegender Ihr Problem, desto länger sollte Ihre Diät dauern.

Daher ist der Plan in sieben Stufen gegliedert. Wenn Sie anfangs nur eine Entgiftung über eine Woche probieren wollen, dauert jede Phase nur einen Tag, während bei einem zweiwöchigen Ablauf jede Phase zwei Tage dauert und so weiter. Natürlich ist die Wirkung um so größer, je länger die Diät eingehalten wird.

Vorsicht Diese Diät wurde für eine normale, gesunde Erwachsene zusammengestellt und sollte von Personen, die schwanger sind, über längere Zeit rezeptpflichtige Medikamente einnehmen oder Diätvorschriften befolgen müssen, nicht ohne vorherige Konsultation mit einer Ärztin begonnen werden.

Stufe Eins

Nur Flüssigkeiten. Traditionell verwendet man nur Wasser, das schnellste und reinste Mittel, um den Organismus durchzuspülen. Man nimmt außerdem an, dass es die Produktion von Wachstumshormonen durch die Hirnanhangsdrüse anregt, die auch Kräfte gegen Alterung freisetzt. Fügt man warmem Wasser jedoch noch einen Schuss frische Zitrone hinzu, so hilft dies, den Säuregrad zu neutralisieren und die Eingeweide anzuregen.

Wenn Sie dies selbst für einen oder zwei Tage zu viel verlangt finden, dann greifen Sie auf andere Flüssigkeiten zurück, die zusätzliche Vorteile bieten.

Heil- oder Gewürzkräutertees können nicht nur die Langeweile der Nur-Flüssigkeiten-Stufe auflockern, sondern auch als nützliche Entgifter oder Kreislaufstimulanzen agieren. Wählen Sie zwischen Ginger, Löwenzahn, Fenchel oder Schafgarbe (leider dürfen Sie die Tees laut Anweisung aber nicht süßen, noch nicht einmal mit gesundheitsförderndem Honig).

Säfte sind eine weitere Möglichkeit, und wenn Sie sie aus Früchten herstellen, die entgiftende Kräfte haben (siehe Stufe Zwei), dann umso besser. Ein Entsafter erweitert nicht nur Ihre Auswahlmöglichkeiten und erhöht den Nährwert der Säfte, sondern hinterlässt auch noch einen Brei, den Sie gleich als Gesichtspackung verwenden können (siehe Seite 100).

Die dritte Möglichkeit ist Brühe, am besten aus Gemüse hergestellt. Sie können aber auch Fleisch- oder Fischbrühe verwenden, was noch wichtiger ist, wenn Sie die 28-Tage-Diät gewählt haben.

Stufe Zwei

Nur Flüssigkeiten und Obst. Zwar haben Früchte oft einen sauren Geschmack, gehören aber im Allgemeinen eher zu den stark alkalischen Nahrungsmitteln und helfen daher, die sauren Abbauprodukte zu neutralisieren, die zu Beginn Ihrer Entgiftung entstehen. Da sie einen hohen Faseranteil haben, sind Früchte auch gute Abführmittel und tragen dazu bei, einen Teil der schätzungsweise 3 – 4 kg an zersetzten Produkten in den Eingeweiden in Bewegung zu setzen. Wie für Gemüse (siehe Stufe Drei) gilt auch hier, dass Sie nach Möglichkeit organisch produzierte Produkte kaufen sollten, da Sie sonst nur die Toxine, die Sie ausscheiden, durch Pestizidrückstände ersetzen.

Die folgenden Früchte haben allesamt Eigenschaften, die bei der Diät helfen:

Äpfel enthalten eine Menge Pektin, das bei der Beseitigung von Toxinen hilft, sowie Weinsäure, die die Verdauung fördert.

Ananas enthält das Enzym Bromelain, das bei der Bildung von Säuren hilft, die bösartige Bakterien in den Eingeweiden zerstören, das Wachstum „guter" Bakterien fördern, die für die Verdauung wichtig sind, und die Reparatur von Gewebe unterstützen.

Mango enthält ein Enzym namens Papain, das beim Abbau von Abfallstoffen aus Proteinen hilft, sowie Bromelain.

Weintrauben helfen der Bildung von Schleim entgegenzuwirken, der Gewebe verstopfen kann, und Leber und Nieren zu reinigen. Durch ihren hohen Fruktosegehalt wirken sie außerdem als schnelle Energiespender.

Wassermelone wirkt harntreibend und beschleunigt dadurch den Durchlauf von Flüssigkeiten, die Toxine durch den Organismus tragen.

Stufe Drei

Rohes Gemüse hinzufügen. Nehmen Sie Bohnenkeime dazu (am besten selbst gezogene), da die Keimung den Gehalt an Nährstoffen in Samen auf das Fünffache erhöht. Verwenden Sie rohen Knoblauch, der ein grundlegender Blutreiniger ist – aber hier entscheiden Sie selbst! Begeisterte Knoblauchfreunde meinen zwar, dass der Atem nicht mehr nach Knoblauch riecht, wenn Sie ihn regelmäßig essen, aber Sie brauchen gute Freunde, die Ihnen sagen, ob diese Theorie der Praxis standhält.

Gemüse hat viele Eigenschaften mit Obst gemeinsam, und einige Arten, die als Salat gegessen werden können, haben besondere Entgiftungskräfte:

Fenchel hilft, die Verdauung zu verbessern.

Wasserkresse enthält Betakarotin und Schwefel, die beide die Leber beleben.

Löwenzahnblätter beleben Leber und Nieren und wirken harntreibend.

Petersilie wirkt leicht harntreibend und enthält Zink und Spurenelemente, die die Leberfunktion unterstützen.

Stufe Vier

Gekochtes Gemüse und Naturreis hinzufügen. Kochen Sie die Gemüse mit möglichst wenig Wasser für möglichst kurze Zeit, um ihren maximalen Nährwert zu erhalten. Dämpfen ist die beste Methode, danach kurz unter ständigem Rühren anbraten. Gemüsearten, die zu den Kreuzblütlern gehören (das sind die, die bei der Schulspeisung keiner mochte), sind besonders gut für eine überstrapazierte Leber. Beim Reis sollte es sich um Rundkorn-Naturreis handeln, da dieser am aufnahmefähigsten ist; er nimmt Toxine aus dem Darm auf, wird am leichtesten verdaut und hat den größten Fasergehalt.

Zu den Gewürzen, die Sie verwenden, sollten Cayennepfeffer und Ginger gehören, da diese die Verdauung anregen und die Ausscheidung von Toxinen durch die Haut fördern.

Zu den Gemüsen mit Entgiftungseigenschaften, die normalerweise gekocht gegessen werden, gehören folgende:

Porree, Zwiebeln und Knoblauch enthalten Schwefelverbindungen, die sich an toxische Metalle binden und deren Ausscheidung beschleunigen.

Artischocken regen in der Leber die Produktion von Galle an, die die Verdauung beschleunigt.

Erdartischocken enthalten Inulin, das das Wachstum von nützlichen Bakterien im Verdauungstrakt fördert. Aber Vorsicht, Artischocken gelten zu Recht als blähungsfördernd!

Rote Bete sind ein saures (jedoch kein säurebildendes) Gemüse, das die Produktion von verdauungsfördernden Enzymen im Magen unterstützt.

Stufe Fünf

Hülsenfrüchte, Nüsse und Samen hinzufügen. Hülsenfrüchte sind eine gute Eiweißquelle, sollten jedoch in diesem Stadium nicht zusammen mit Reis gegessen werden, da die Mischung aus Stärke und Eiweiß die Verdauung verlangsamen kann. Versuchen Sie, zwischen dem Verzehr dieser beiden Nahrungsmittelsorten vier Stunden Zeit vergehen zu lassen.

Nüsse sollten roh und ungesalzen gegessen werden. Ähnlich den Samen liefern sie nützliche Kalorien in Form von essenziellen Fettsäuren, die alle Zellen des Körpers benötigen, die der Körper aber nicht selbst herstellen kann. Diese essenziellen Fettsäuren regen auch den Fluss der Galle an, die die Verdauung beschleunigt. Sesam, Sonnenblumenkerne und Leinsamen sind reichhaltige Quellen.

Stufe Sechs

Körner und lebenden Joghurt hinzufügen. Der Joghurt sollte von Ziege oder Schaf stammen, da dieser leichter bekömmlich ist, jedoch die gleiche nützliche Wirkung auf den Verdauungstrakt hat wie lebender Joghurt aus Kuhmilch.

Körner sollten stets aus vollem Korn bestehen, das Faserstoffe liefert, die dabei helfen, Schadstoffe durch die Eingeweide zu transportieren, sowie Spurenelemente, die nützlich für die Leberfunktion sind. Wählen Sie aus Roggen, Buchweizen, Gerste oder Hafer – nur nicht Weizen. Sie alle tragen zu einer langsamen und stetigen Versorgung des Blutes mit Glukose bei, was der Leber ermöglicht, die Menge an Glykogen aufzubauen, die sie benötigt, um zum einen ihre Entgiftungsfunktionen ordentlich ausführen zu können und zum anderen Zucker als Energienotreserve an das Blut zu liefern.

Stufe Sieben

Fisch hinzufügen. Jede Art Frischfisch ist geeignet, aber wenn Sie fetten Kaltwasserfisch wählen, so zieht Ihre Haut Nutzen aus den essenziellen Fettsäuren. Da dies das Ende Ihres Programms darstellt, sollten Sie beginnen, sich entspannter zu fühlen und nicht mit einem Mal all das verschlingen zu wollen, worauf Sie bisher verzichtet haben.

Am besten führen Sie Ihre letzten Speisen mit einem Tag Abstand voneinander ein. Zu diesem Zeitpunkt sollten Sie besser auf Ihren Körper eingestimmt sein, was Ihnen helfen wird, über das Was und Wann zu entscheiden. Fügen Sie Milchprodukte (Käse, Sahne, Milch) und Fleisch schrittweise hinzu, da beide reich an gesättigten Fetten sind, die die Verdauung verlangsamen. Zum Schluss fügen Sie Weizen hinzu. Wenn Sie diese komplexen Nahrungsmittel zu schnell wieder einführen, erhöhen Sie die Gefahr von Verdauungsproblemen.

Rotlichtnahrung (und wie man sie vermeidet)

Es gibt bestimmte Nahrungsmittel, mit denen der menschliche Körper von Natur aus nur schlecht fertig wird. Das sind diejenigen, die am häufigsten Verdauungs- und Kreislaufprobleme hervorrufen, doch unglücklicherweise sind darunter auch viele, von denen wir biologisch oder sozial abhängig sind.

Meiden Sie die Folgenden während Ihrer Entgiftungsphase und noch ein bis zwei Wochen danach, und ersetzen Sie sie wenn nötig durch die angegebenen Alternativen:

- **Kuhmilch** und ihre Produkte wie Joghurt und Käse. Die Fettmoleküle der Kuhmilch sind für die Verdauung vieler Menschen zu groß und führen zu Milchzuckerintoleranz. Versuchen Sie es mit gleichartigen Produkten aus Schafs- oder Ziegenmilch.
- **Kaffee und Tee** kurbeln den Kreislauf künstlich an, reizen die Eingeweide und bilden Säuren.
- **Alkohol** wirkt störend auf eine Gruppe von Enzymen, die für den Entgiftungsprozess entscheidend sind, und kann daher als „Hauptgift“ im Körper wirken, da er die Wirkung anderer Toxine verstärkt. Er kann auch harntreibend wirken, wodurch der Haut und anderem Gewebe Feuchtigkeit entzogen wird.
- **Weizen** reizt oft den Verdauungstrakt und bildet Schleim. Versuchen Sie es mit Brot aus anderen Getreidesorten wie Roggen und zum Frühstück mit Flocken aus Reis.
- **Linsen** produzieren oft peinliche Mengen an Darmwinden.
- **Waldpilze** können das Wachstum gutartiger Bakterien im Darm stören.
- **Orangen** können die Leber verstopfen.
- **Tomaten, Spinat oder Rhabarber** sind reich an Oxalsäure, die den Darm reizen können.
- **Erdnüsse** führen oft zu Allergien und sind schwer verdaulich.

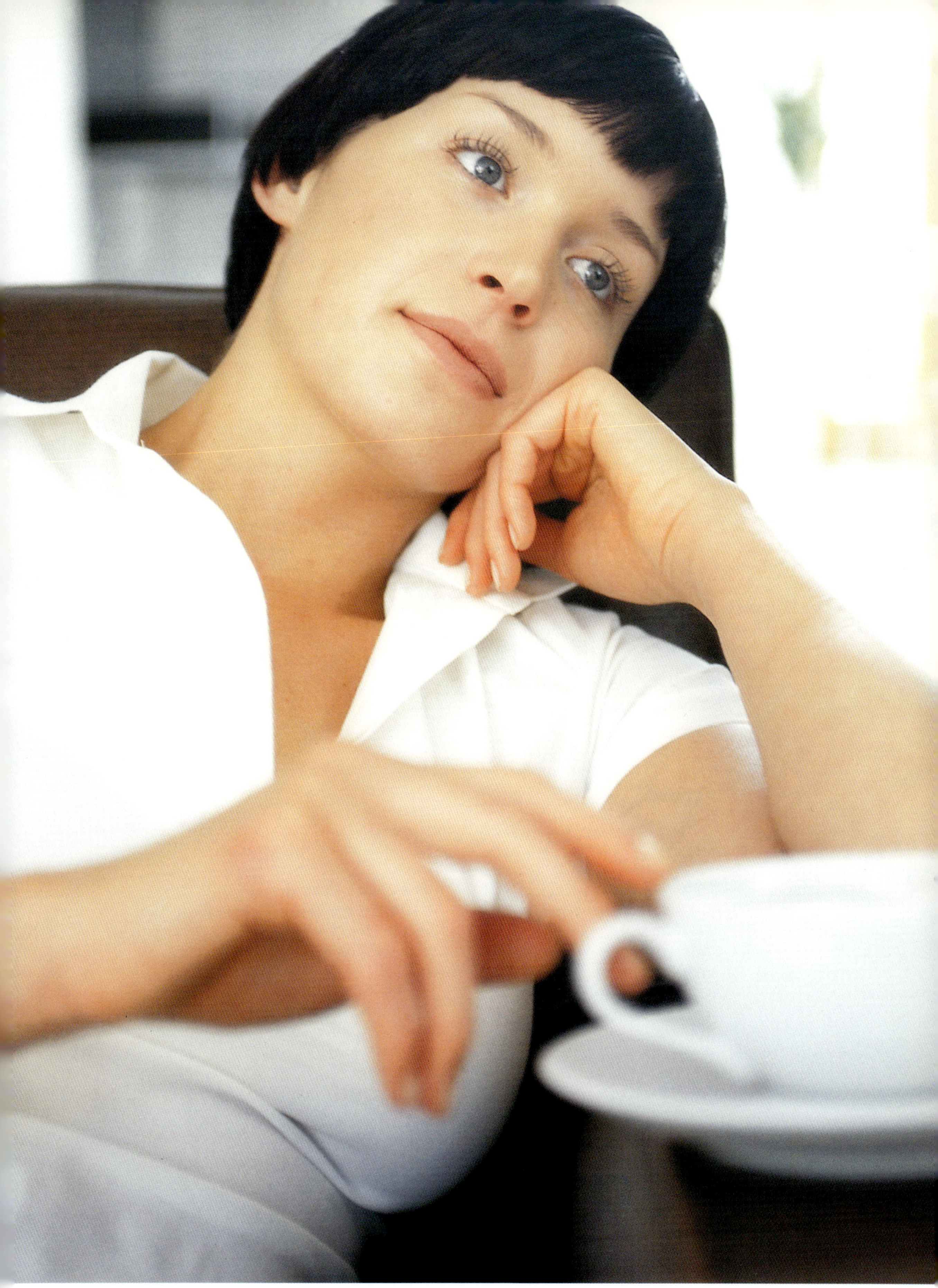

Schrubben und glänzen

Oberflächenaktion

Wenn Sie einmal Ihr Blut gereinigt und seinen Kreislauf angeregt haben, dann haben Sie wahrscheinlich mehr für Ihre Haut getan, als irgendwelche Waschstücke, Lotions oder Gels das je könnten. Noch immer muss die Haut vorrangig behandelt werden, da sich weiterhin abgestorbene Zellen an ihrer Oberfläche sammeln werden und Schmutz an den alten Zellen und natürlichen Ölen kleben bleiben wird. Aber wenn Sie weniger Toxine ausstoßen und schneller gesunde neue Zellen bilden, dann kann das Verfahren vor allem natürlich ablaufen.

Sie benötigen nichts weiter als einen Waschlappen, Pflanzenöl und Wasser. Das Öl sollte eines sein, das am besten zu Ihrem Hauttyp passt (siehe Seite 35). Wenn Sie noch unentschlossen sind, versuchen Sie es mit gleichen Teilen von Sonnenblumen-, Avocado- und Sesamöl. Lassen Sie heißes Wasser über den Waschlappen laufen, wringen Sie ihn aus und drücken Sie ihn gegen Ihr Gesicht, um die Poren zu öffnen. Gießen Sie ein wenig von Ihrem Öl auf die Handfläche und massieren Sie es sehr sanft in Ihre Haut ein. Führen Sie dabei einige der Bewegungen aus, die die Lymphdrainage befördern, so dass Sie auf zwei Ebenen reinigen (siehe Seiten 76–77).

Machen Sie den Lappen wieder nass und waschen Sie das Öl und den anhaftenden Schmutz gründlich ab. Spülen Sie den Lappen immer wieder aus und lassen Sie sich nicht dazu hinreißen, Papiertücher zu verwenden, um Arbeit zu sparen, denn diese sind aus Holzfaserbrei hergestellt und enthalten mikroskopisch kleine Holzsplitter, die sich in die Haut einlagern können.

Diese Einfachheit hat einen Wert, der sich nach ein oder zwei Wochen derartiger Reinigung zeigen dürfte. Dennoch ist gelegentlich ein Peeling notwendig.

Das Peeling ist nicht wie die Reinigung täglich nötig, bringt aber in der gelegentlichen Anwendung die Vorteile der Entgiftung und verbesserten Durchblutung ans Tageslicht. Man könnte es mit dem Staub wischen auf Möbeln vor dem Polieren vergleichen – übrigens besteht der größte Teil des Hausstaubes aus menschlichen Hautzellen. Wenn Sie nicht zuerst diese Oberflächenablagerungen beseitigen, dann werden sie mit der Politur verteilt und es entsteht eine Schmiere anstelle des Glanzes. Ebenso wird keine Reinigungsmethode Ihr Gesicht erstrahlen lassen, wenn es darunter eine Ansammlung von Rückständen gibt.

Mit dem Alter wird Peeling immer wichtiger, da Hautzellen langsamer erneuert werden und mehr Falten vorhanden sind, in denen sie sich verstecken können. Falten, die mit abgestorbenen Zellen angefüllt sind, wirken tiefer als solche, die davon gesäubert sind. Außerdem beschleunigt die Entfernung dieser Zellen den Prozess der Hauterneuerung. Vermutlich ist das der Grund, warum die Haut bei Männern langsamer zu altern scheint als bei Frauen: die tägliche Rasur entfernt auch abgestorbene Haut.

Dazu muss gesagt werden, dass die Haut desto sanfter angefasst werden muss, je älter sie ist. Im Gegensatz zu dem rauen Material auf Ihren Knien, dem Sie mit einem Luffaschwamm zu Leibe rücken können, neigt die zarte Haut auf Ihrem Gesicht zu geplatzten Äderchen, Reizungen oder übermäßiger Trockenheit, wenn sie zu unsanft gerubbelt wird. Manche handelsüblichen Peelings, wie man die Mittel zur Entfernung abgestorbener Zellschichten nennt, enthalten raue Partikel, die zwar natürlich sind, jedoch die Haut zerkratzen können. Andere, die auf Fruchtsäuren basieren, sind zu aggressiv.

Zwar besteht die Oberhaut zum großen Teil aus abgestorbenen Zellen, sie ist jedoch stoffwechselseitig noch aktiv, und wenn Sie zuviel davon entfernen, kann sie ihrer Schutzfunktion nicht mehr gerecht werden, die darin besteht, gefährliche freie Radikale aus der Luft zu entschärfen oder Feuchtigkeit zurückzuhalten. Wer jung ist, kann diese scharfen neuen Mittel ohne sichtbar schädliche Wirkung verwenden. Sie können jedoch oberflächliche Schäden anrichten, die dann sichtbar werden, wenn die Haut Kollagen und Elastin verliert.

Wie ein Hersteller von Hautpflegeprodukten richtig bemerkte, sind feines Hafermehl oder gemahlene Mandeln allein schon stark genug. Solche natürlichen Substanzen aus dem Küchenschrank können abgestorbene Zellen sanfter und sicherer entfernen als ein Markenprodukt, von dem behauptet wird, es könne das ultimative Abkratzen-und-Glänzen leisten.

Die vier traditionellsten Inhaltsstoffe sind Salz, das antibakteriell wirkt; gemahlene Mandeln und Hafermehl, beides althergebrachte Reiniger; und Zucker, der heute in Glykolsäurepräparaten verwendet wird. Aber auch andere körnige Nahrungsmittel, die leicht abschürfend wirken, können funktionieren. Sie bedürfen keiner besonderen Zubereitung zu Pasten und können einfach in Wasser eingeweicht verwendet werden, wenn die Zeit knapp ist. Setzt man so etwas wie Sahne oder Joghurt hinzu, sind sie allerdings leichter aufzutragen, und Traubensaft nimmt ebenfalls abgestorbene Zellen mit, wenn er abgespült wird.

Probieren Sie die nachstehend aufgeführten drei Rezepte nach Belieben aus.

Hafer-Nuss-Peeling

2 TL feines Hafermehl, 2 TL gemahlene Mandeln
zum Mischen Orangenblütenwasser (für fettige Haut) oder Sahne (für trockene Haut)

Zucker-Mais-Peeling

2 TL Maismehl, 2 TL brauner Rohzucker, 1 TL Mandelöl
zum Mischen Apfelsaft (für normale Haut) oder Zitronensaft (für fettige Haut)

Haftendes Trauben-Peeling

2 Tl. Salz, 1 Dessertlöffel Traubensaft
zum Mischen griechischer Joghurt

Vermischen Sie alle Bestandteile zu einer weichen Paste und lassen Sie diese für fünf Minuten zum Anbinden stehen. Massieren Sie sie sanft ins Gesicht ein, sparen Sie dabei die empfindliche Haut unter den Augen aus. Nehmen Sie alles mit einem Musselintuch ab, spülen Sie Ihr Gesicht mit warmem Wasser ab und tupfen Sie es sanft mit einem Handtuch trocken.

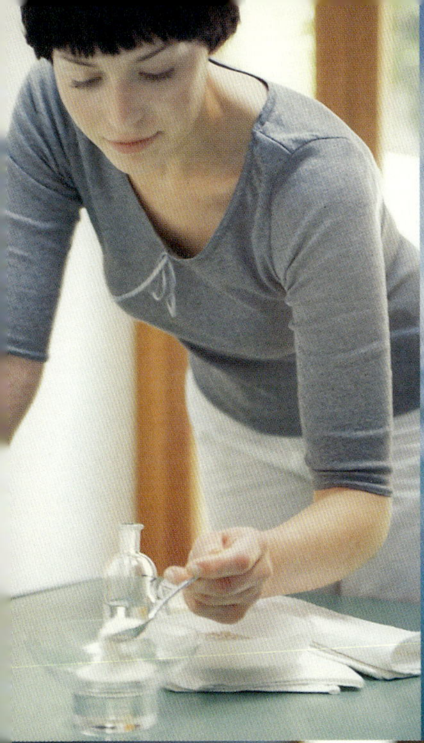
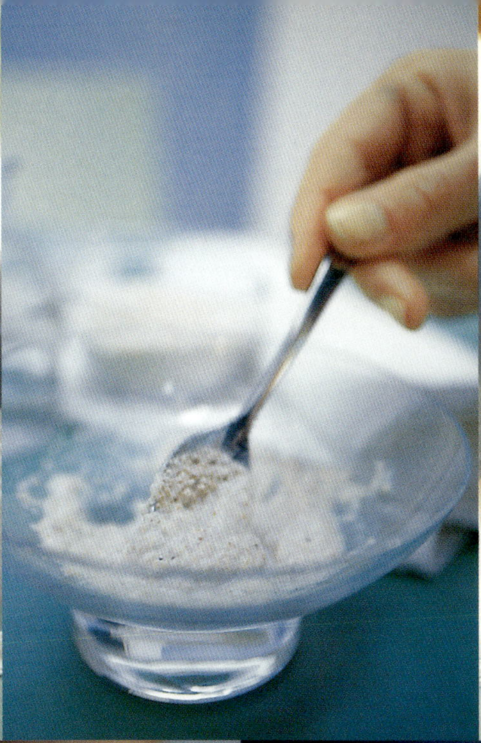
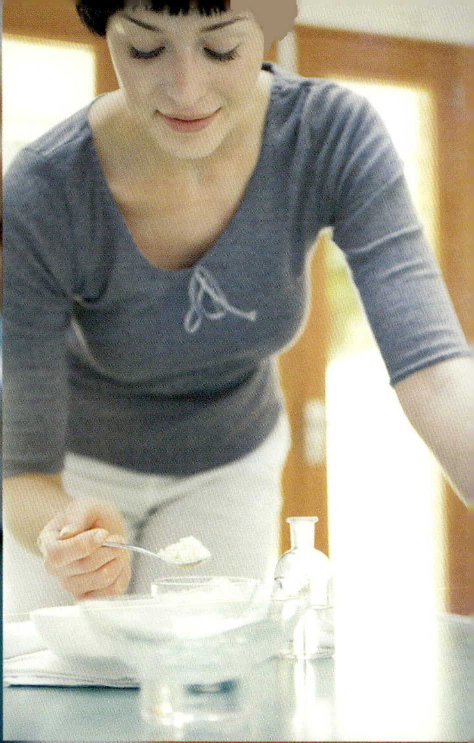
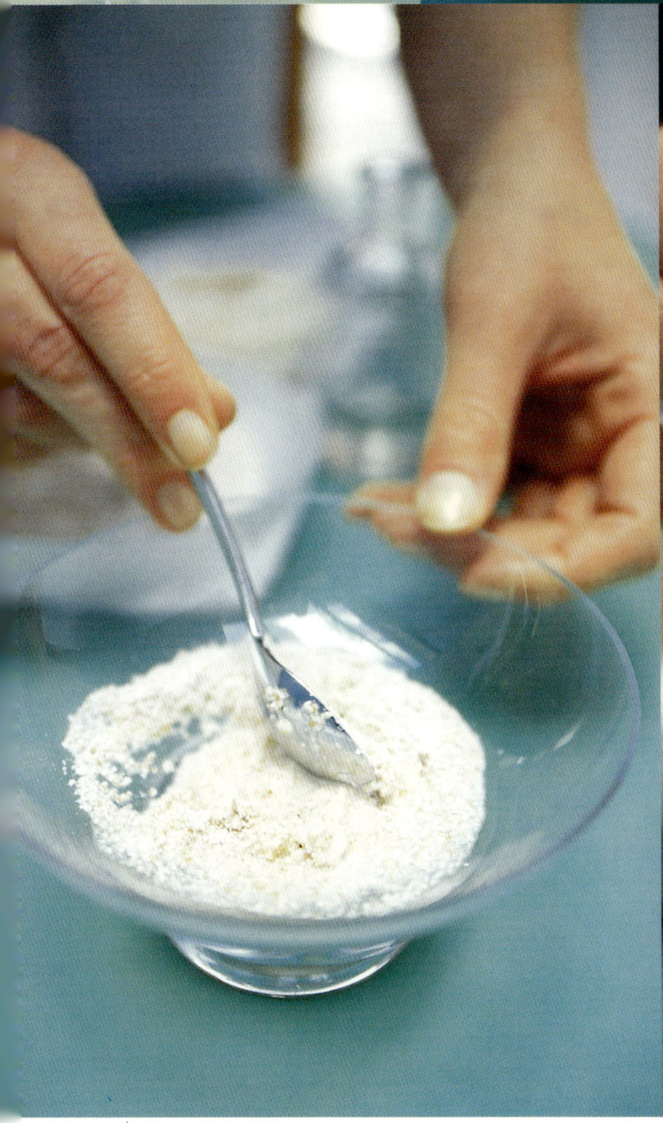
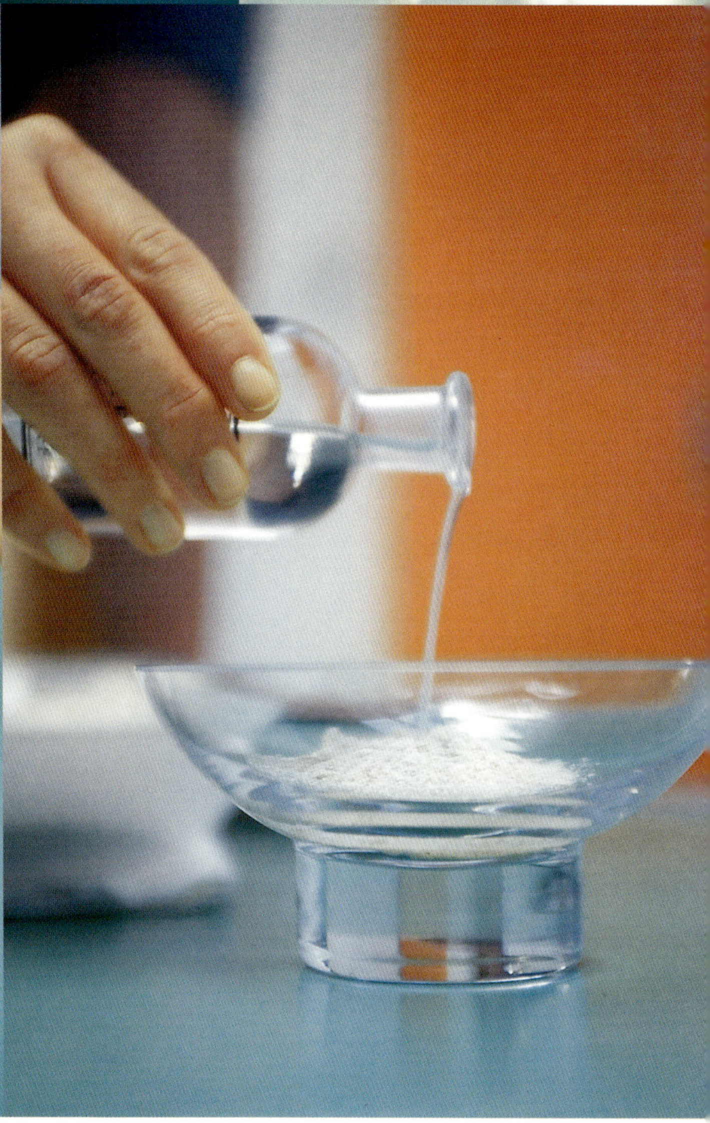

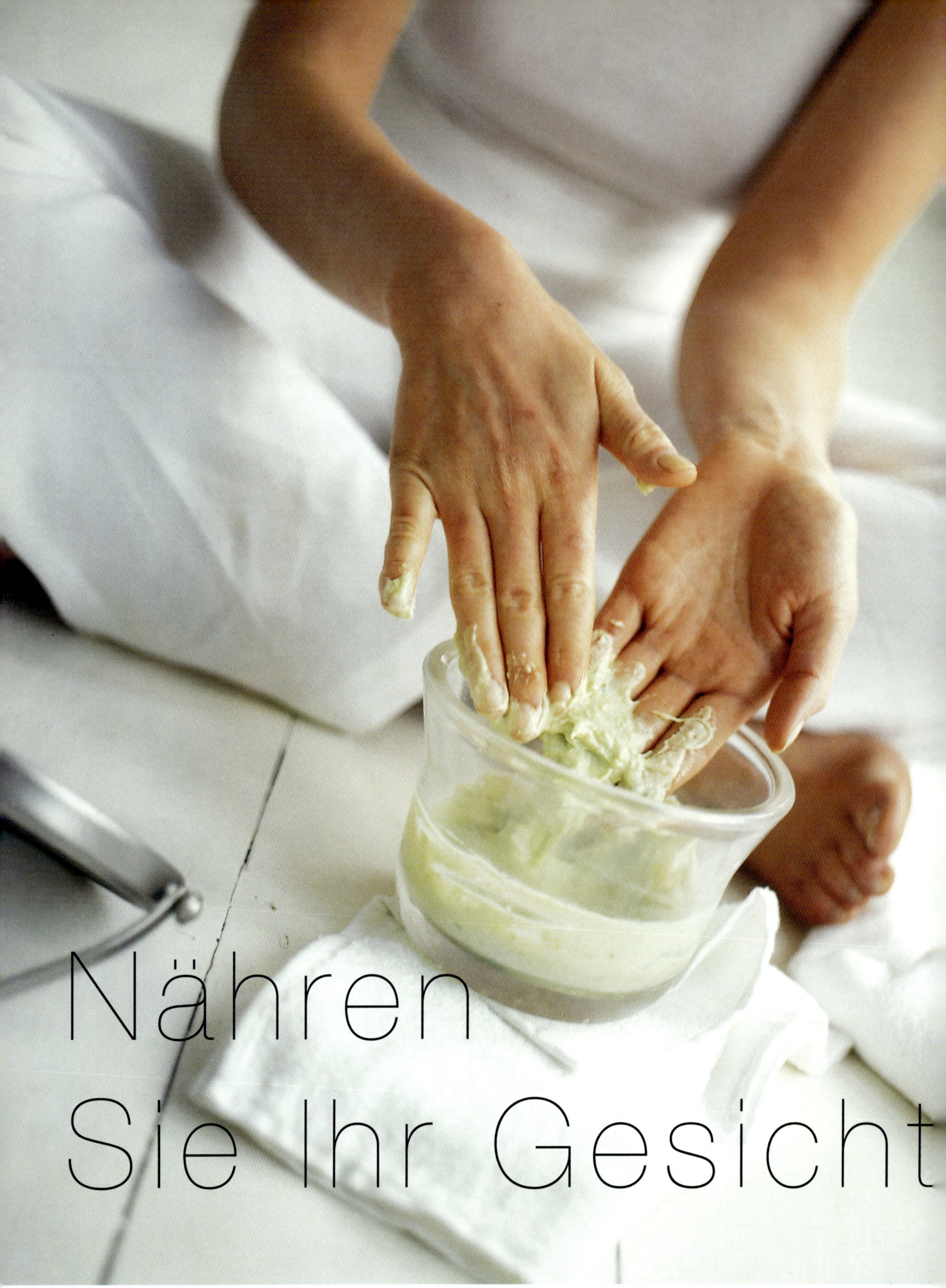

Nähren Sie Ihr Gesicht

5

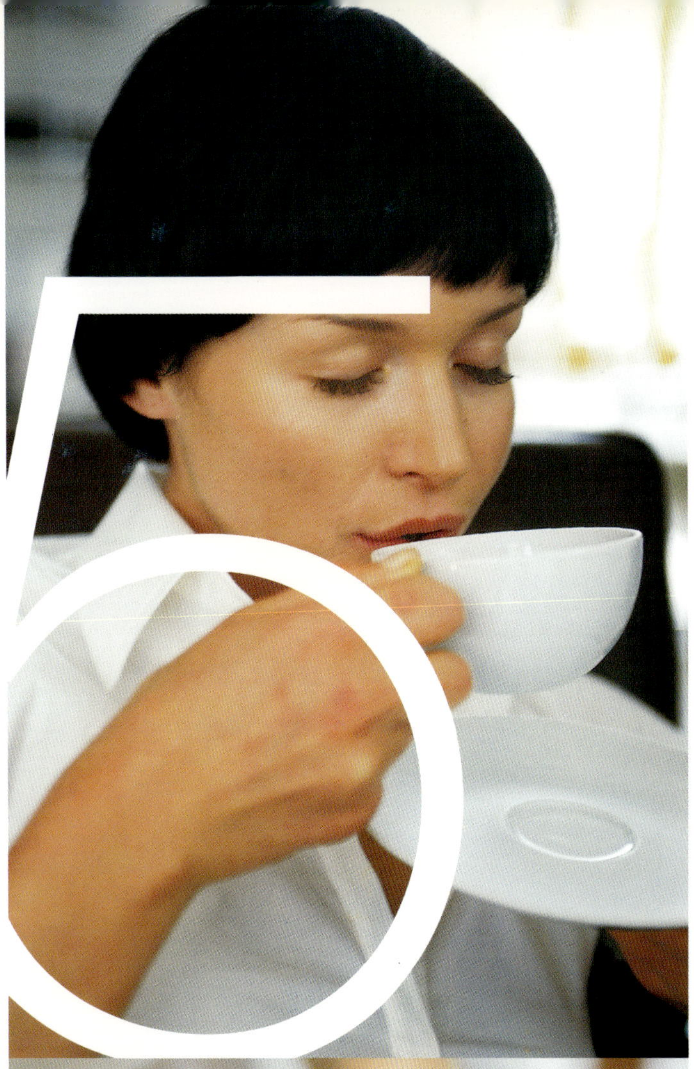

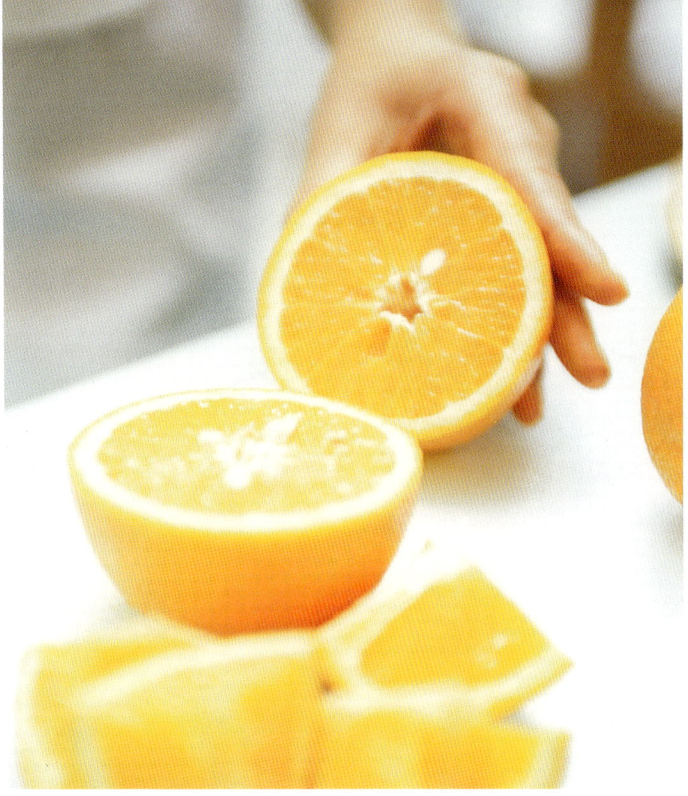

Das Innerste nach außen kehren

Einer der Glaubenssätze in Bezug auf die Gesundheit, den man in letzter Zeit immer weniger ignorieren kann, besagt, dass wir sind, was wir essen: Unsere Ernährung bestimmt, wie wir aussehen, wie wir uns fühlen und schließlich, wie wir sterben. Gesättigte Fette tragen zu Herzkrankheiten bei; Alkohol zu Leberkrankheiten; verfeinerte Kohlehydrate zu Dickdarmkrebs ... die Botschaft wurde uns eingetrichtert wie Fettpellets den Weihnachtsgänsen.

Ein lebenswichtiges Organ findet hier allerdings kaum Erwähnung, nämlich die Haut. Sie ist zwar das einzige außen liegende Organ, wird jedoch ebenso von dem angegriffen, was wir in unseren Körper hineingeben. Als vielbeschäftigtes und komplexes Material braucht die Haut wie jedes andere im Körper eine genau abgestimmte und vollständige Versorgung mit Nährstoffen, um sich zu regenerieren, zu reparieren und zu schützen.

Viele Naturheilkundler und Ernährungswissenschaftler glauben, dass das zahlreiche Auftreten von Hautproblemen heutzutage zum großen Teil darauf zurückzuführen ist, dass wir einmal im Verhältnis zu unserem Energiebedarf mehr essen als früher und viele Menschen auch zu viele abgepackte, chemisch konservierte und kalorienreiche Nahrungsmittel essen, denen die Nährstoffe fehlen, die die Haut braucht.

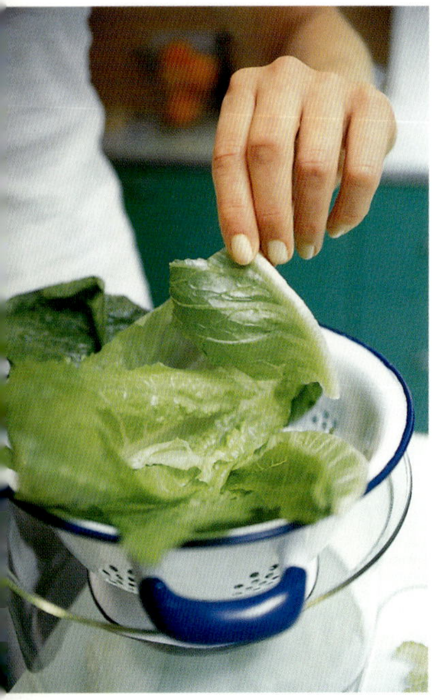

Die Aufmerksamkeit auf diese Tatsache zu lenken, wird den Herstellern von Hautpflegeprodukten überlassen. Diese haben mit Freuden die Marktlücke gefüllt, da dadurch auch Forscher ihre Beschäftigung bekamen und Profit gemacht werden konnte. Das Ergebnis ist eine Unmenge an Krems und Lotions, die jedes Vitamin von A bis K enthalten und obendrein noch pflanzliche Wirkstoffe. Aber schaffen diese Nährstoffe wirklich den Weg durch die Hautschichten dorthin, wo sie benötigt werden?

Die Antwort lautet für gewöhnlich nein, weil sie aus Molekülen bestehen, die nicht durch die dichten Schichten des Hautgewebes dringen können. Diejenigen, die dennoch hindurch dringen, schaffen es mit Hilfe von künstlichen chemischen Verbindungen, ihr Ziel zu erreichen – chemische Verbindungen, die dann ins Blut und dann weiter in die Leber transportiert werden können, mit ungewissen Folgen.

Dennoch können Hersteller aber nicht behaupten, dass diese Substanzen tatsächlich eindringen und in die Blutbahn gelangen, denn das würde sie zu transdermalen Substanzen erklären, und damit müssten sie als Medikamente eingeordnet werden. Dies würde wiederum bedeuten, dass man sie für eine Arzneimittelzulassung umfangreichen, langfristigen und kontrollierten Tests unterziehen müsste – ein unmäßig teures und zeitaufwendiges Verfahren.

Inzwischen sind die Hersteller im Gesundheitsbereich rührig gewesen und haben ergänzende Vitamin- und Mineralgaben erfunden, die das Problem lösen sollen. Es gibt inzwischen eine ganze Reihe „oraler Kosmetika" für Haut, Haare und Nägel. (Wann wird es Tabletten geben, die angeblich Frostbeulen verhindern?)

Obwohl solche Nährkrems und -kapseln vielleicht einem oberflächlichen Zweck dienen, ist es doch effektiver und zweifellos billiger, das vom Teller zu essen, was die Haut braucht. Essen ist die sicherste Art, Nährstoffe dorthin zu bekommen, wo sie gebraucht werden, und da nun Ihr Blut entgiftet und sauber ist und selbst durch die winzigsten Hautkapillaren saust, gelangen sie schnell dorthin. Wählt man den Weg über die Nahrung, so gibt es begleitende Nutzwirkungen, denn viele der Nahrungsmittel, die für ein gesundes Hautgewebe benötigt werden, begünstigen auch Kreislauf, Verdauung und Ausscheidungsmechanismen.

Es wird oft behauptet, man könnte alles, was man braucht, um diesen oder jenen Zustand zu heilen oder zu verhindern, durch eine „ausgewogene Kost" bekommen. Eine solche haben jedoch heutzutage nur wenige Menschen. Was die Haut angeht, so gibt es zwei Gruppen von Nährstoffen, die in der modernen Kost besonders unterrepräsentiert sind, und die unverzichtbar sind, wenn Sie Ihre Haut jung erhalten wollen. Wonach hungert also Ihre Haut am meisten?

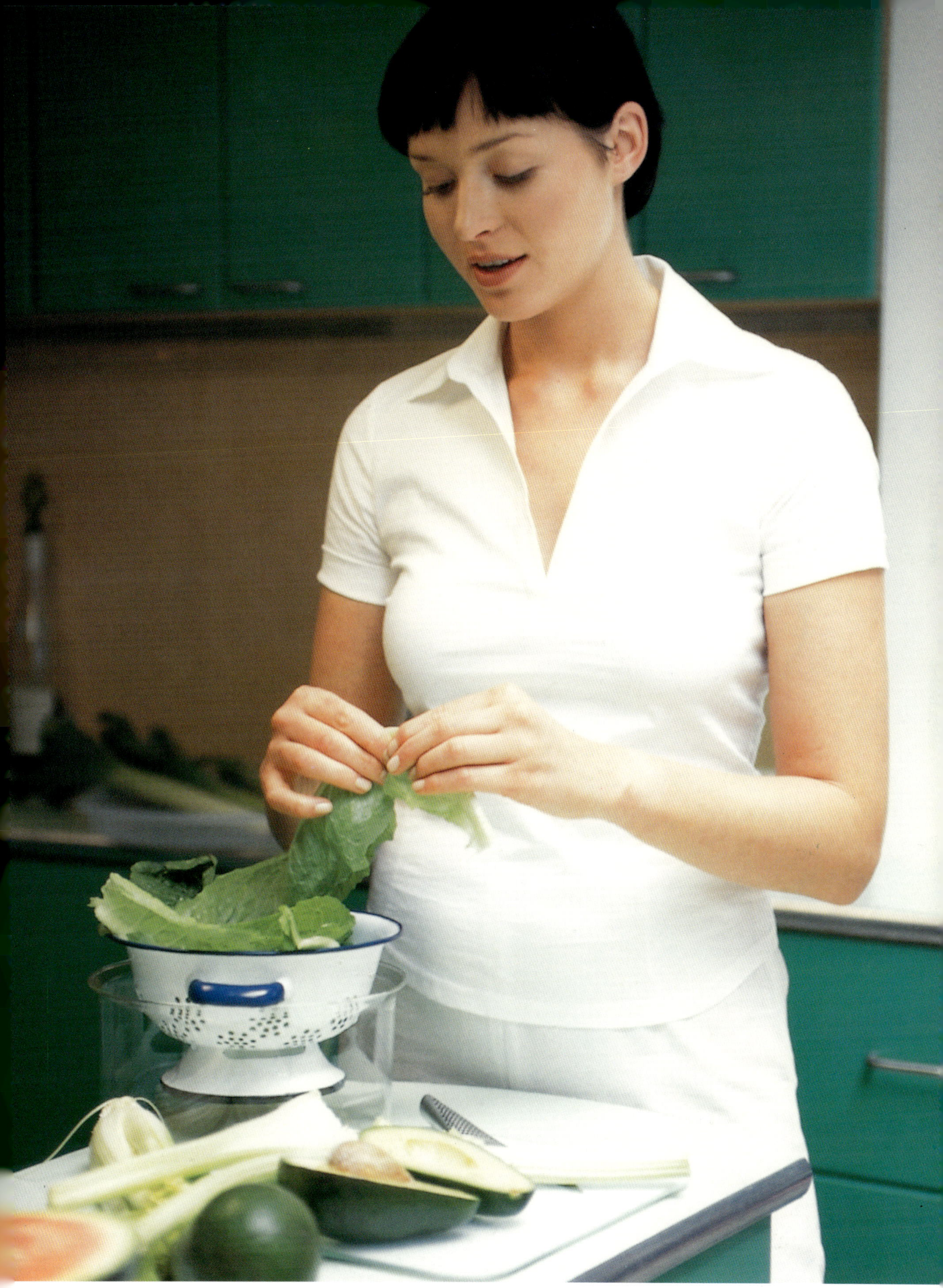

Antioxydanzien

Den wichtigsten Nährstoffen für die Haut wurde in den letzten Jahren zugesprochen, alles von Krebs bis Arthritis zu verhindern. Würden sie industriell hergestellt, dann wäre man versucht, sie als hochgespielte Modeerscheinung abzutun. Doch Antioxydanzien (Antioxygene) spielen eine derart grundlegende Rolle bei der Zerstörung der freien Radikale, die die Wurzel vieler altersbedingter Verfallserscheinungen sind, dass man sie tatsächlich als Anti-Alterungs-Nährstoffe definieren kann.

Freie Radikale sind sehr reaktionsfreudige chemische Verbindungen, die aus der verschmutzten Luft, die wir absorbieren, durch das Sonnenlicht, dem wir uns aussetzen, oder durch normale Stoffwechselprozesse in die Blutbahn gelangen können. Als Nebenprodukt der Sauerstoffverbrennung sind einige freie Radikale nützlich zur Zerstörung von Infektionen. Viele greifen jedoch Zellen an. Sie oxydieren das Fleisch, bringen den molekularen Aufbau der Haut und anderer Gewebe durcheinander und entziehen den Zellen den lebenswichtigen Sauerstoff. In der Haut fällt hauptsächlich das Kollagen den freien Radikalen zum Opfer. Unter ihrem Einfluss vernetzen sich seine Moleküle oder verschmelzen, wodurch es fest und lederartig wird.

Bis zum 50. Lebensjahr, so wird geschätzt, werden 30 % des Zelleiweißes durch die Tätigkeit der freien Radikale zerstört. Für die Haut sind die sichtbaren Auswirkungen Falten, Hautsäcke und Knitterfältchen.

Wie der Name schon sagt, können Antioxydanzien die Oxydation von Gewebe durch freie Radikale aufhalten. Bisher wurden mehr als 100 Nährstoffe mit antioxydierender Wirkung gefunden. Die wichtigsten sind jedoch Betakarotin, Vitamin C und E, Selen und Zink. Vitamin C und E sowie Betakarotin sind am wirksamsten, wenn man sie zusammen einnimmt, da sie sich gegenseitig verstärken. Doch abgesehen davon, dass sie bei der Bekämpfung der freien Radikale in vorderster Linie stehen, haben die Antioxydanzien alle noch weitere Vorteile für die Haut.

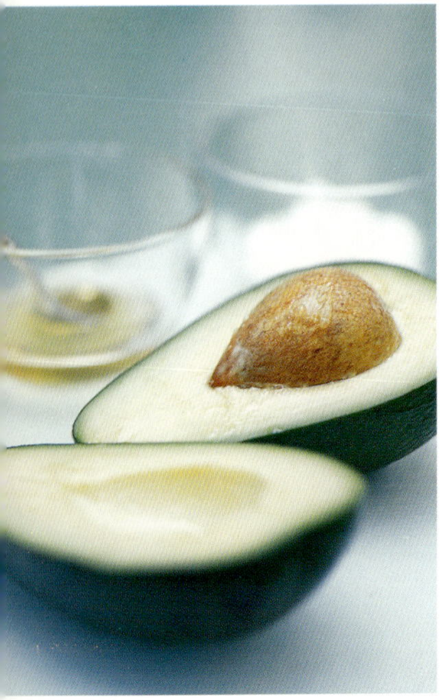

Betakarotin ist die pflanzliche Form des Vitamin A, das der Körper je nach Bedarf in Vitamin A umwandelt. Es schützt gegen die Alterung durch ultraviolettes Licht und stärkt die Immunität, so dass es die Haut vor bakterieller Infektion schützt. Es steht nicht in Beziehung zu Retinol, der tierischen Form von Vitamin A, aus dem Retin-A hergestellt wird, ein kosmetisches Mittel für lichtgeschädigte Haut.

Vitamin C gilt als leistungsfähigstes Antioxygen, weshalb es für alles, von der Grippevorbeugung bis zur Krebstherapie, empfohlen wird. Vitamin C ist auch unentbehrlich für die Produktion von Kollagen, des elastischen Gewebes in der Haut, das mit dem Alter abnimmt. Wenn Sie Ihre Vitamin-C-Aufnahme erhöhen, dann wird das Ihre Kollagenproduktion nicht erhöhen, aber es kann zumindest den unvermeidlichen Verlust an Kollagen verlangsamen.

Vitamin E ist wahrscheinlich der bekannteste Nährstoff für die Haut. Da man schon Anfang der 70-er Jahre festgestellt hat, dass es gut für die Haut ist, hat man es inzwischen in mehr Krems, Gels und Gesichtspackungen verarbeitet, als Natriumglutamat in industriell hergestellten Lebensmitteln. Als Antioxygen wirkt es gemeinsam mit Selen und hat die stärkste Wirkung gegen Schäden durch freie Radikale, die von der Sonne hervorgerufen werden. Es hilft der Haut auch, ihre Feuchtigkeit zu bewahren, ihre Sauerstoffnutzung zu maximieren und neue Zellen zu bilden, wo sie beschädigt wurde.

Selen schützt nicht nur Zellen vor Schäden durch freie Radikale, sondern hilft auch, trockener Haut entgegenzuwirken. Es arbeitet mit Vitamin E bei der Stärkung des Immunsystems zusammen und kann daher Infektionen bekämpfen, bevor sie auf der Hautoberfläche ausbrechen.

Zink ist wie Vitamin C unbedingt notwendig für die Produktion von Kollagen. Es beschleunigt außerdem den Heilungsprozess, wo die Haut Unreinheiten oder andere Beschädigungen aufweist, und gleicht die Pigmentierung aus. Zink ist lebenswichtig für das Immunsystem und hilft bei der Zerstörung von Infektionen, bevor sie auf der Haut an die Oberfläche gelangen. Zinkmangel verlangsamt die Heilung der Haut und kann zu Dehnungsmalen und hartnäckigen Unreinheiten führen.

Bioflavonoide sind eine Gruppe mit mindestens 500 Verbindungen, einige davon starke Antioxydanzien. Sie arbeiten mit Vitamin C beim Schutz und der Konditionierung des Bindegewebes und der Kapillaren zusammen. Das Fruchtfleisch und die äußere Schale von Zitronen sollen die ergiebigste Quelle bioflavonoider Verbindungen sein.

Proanthozyanidine und **Anthozyanidine** sind weniger bekannte Mitglieder des Klubs der Antioxydanzien (nicht zuletzt deshalb, weil sich kein Mensch ihre Namen merken kann). Dennoch können sie auf einen elitären Status verweisen. Zusätzlich zu ihren eigenen Aktivitäten als Antioxydanzien verstärken sie die antioxygenen Kräfte von Vitamin A, C und E. Es wird auch angenommen, dass sie die Enzyme hemmen, die für den Abbau von Elastin und Kollagen im Bindegewebe verantwortlich sind. Eine besonders potente Form, die oligomerischen Anthozydine, werden nach und nach in Hautkrems eingesetzt; sie können aber auch in grünem Tee, Gelbwurz (Kurkuma) oder Traubenkernen konsumiert werden.

Die Quellen dieser Nährstoffe und Informationen über weitere, die günstig auf die Haut wirken, können Sie der nebenstehenden Tabelle entnehmen.

Nährstoffe, die für eine gesunde Haut notwendig sind

Nährstoff	Was er bewirkt	Wo man ihn findet	Auswirkungen von Mangel auf die Haut
Betakarotin (Provitamin A)	Versorgt den Körper mit den Komponenten, aus denen Vitamin A hergestellt wird. Schützt gegen die Alterungswirkung von ultraviolettem Licht und verstärkt Immunität.	Möhren; dunkelgrüne Gemüse; Spinat; Aprikosen; Orangen; Tomaten; Paprika; Süßkartoffeln; Zitronensaft; Kürbis; Kohl.	Wie bei Vitamin A.
Bioflavonoide	Antioxygen, verlangsamt den Verfall des Bindegewebes und kräftigt die Kapillaren, die die Haut versorgen.	Fruchtfleisch und Segmente der Zitrusfrüchte; Aprikosen; Brombeeren; Kirschen; Hagebutten; Äpfel; Buchweizen.	Neigung zu Blutergüssen; schlechte Wundheilung; vorzeitiges Altern.
Biotin	Hilft dem Körper, essenzielle Fette zu nutzen. Gleicht den Ausstoß überaktiver Talgdrüsen aus.	Innereien; Weizenkeime; Brauhefe.	Trockene Haut; Ekzeme; schuppige Dermatits.
Folsäure	Verlangsamt den Feuchtigkeitsverlust aus der Haut.	Brauhefe; Leber; Weizenkeime; Melasse.	Trockene Haut; Ekzeme; rissige Lippen; Blässe.
Kalzium	Hilft bei der Hautregeneration. Erhält ein gutes sauer-alkalisches Gleichgewicht.	Milch; Käse; Joghurt; Mandeln; Petersilie; Brauhefe.	Fahle, „müde" Haut.
Koenzym Q10	Unterstützt Immunsystem und bekämpft dadurch bakterielle Infektionen; verlangsamt als Antioxygen den Alterungsprozess durch freie Radikale.	Sojaöle; Sardinen; Makrele; Erdnüsse; Schweinefleisch.	Verminderte Immunität; fahle Haut.
Magnesium	Arbeitet mit Kalzium beim Aufbau zusammen und verlangsamt die altersbedingte Schrumpfung, die Falten bildet; unverzichtbar für Muskeltätigkeit.	Frisches grünes Gemüse; rohe Weizenkeime; Sojabohnen; Milch; Vollkorn; Meeresfrüchte; Feigen; Äpfel; fetter Fisch und Nüsse.	Verstopfung, die zu fahler und unreiner Haut führt; Knochenschwund; Energiemangel.
Schwefel	Wehrt bakterielle Infektionen ab und hält dadurch die Haut mit rein; unterstützt Entgiftung durch Anregung der Galleabsonderung.	Mageres Rindfleisch; getrocknete Bohnen, Fisch; Eier; Kohl.	Stumpfer Teint; Hautinfektionen; Erschöpfung.
Selen	Geht als Antioxygen gegen freie Radikale vor; hilft dem Körper, Vitamin E zu nutzen; mindert Entzündungen.	Hering; Melasse; Thunfisch; Austern; Pilze.	Stumpfer Teint, trockene Haut.
Silicea	Wird zur Kollagenherstellung benötigt.	Schachtelhalm.	Vorzeitige Faltenbildung; Ekzeme; Schuppenflechte; Akne; schlechte Wundheilung.
Vitamin A	Antioxygen. Hilft, die Ansammlung von Keratin zu verlangsamen und die Haut geschmeidig zu halten.	Fetter Fisch; Innereien; Eier; Milchprodukte.	Schuppige Haut und Kopfhaut; Akne; schlechte Wundheilung.
Vitamin B12	Hilft dem Blut beim Sauerstofftransport zur Haut. Trägt zum Ausscheiden von Toxinen bei.	Rotes Fleisch; Leber; Eier; Fisch.	Trockene Haut; Dermatitis; Blässe.
Vitamin B2	Notwendig für die Entwicklung und Wiederherstellung gesunden Hautgewebes.	Milch; Eier; Getreide(flocken); Leber; Blattgemüse; Makrele; Pilze.	Entzündungen um Nase und Mund; rissige Lippen; stumpfes oder fettiges Haar.
Vitamin B3	Hilft der Haut, natürliche Sonnenschutzsubstanzen wie Melanin zu bilden.	Naturreis; Huhn; Weizenkeime; Thunfisch; Brokkoli.	Dermatitis; Akne; Ekzeme; Erschöpfung; Depressionen.
Vitamin B5 (Panthothensäure)	Notwendig für die Bildung neuen Hautgewebes, um das Haar gesund zu erhalten.	Hefe; Leber; Nieren; Eier; Naturreis; Vollkorngetreide; Linsen.	Muskelzittern, Krämpfe; Erschöpfung; Angst.
Vitamin B6	Hilft, das normale Fettgleichgewicht der Haut zu erhalten und allergische Reaktionen zu verhindern.	Huhn; Hefeextrakt; Brokkoli; Bananen; Weizenkeime; Rindfleisch.	Übermäßig aktive Talgdrüsen, was zu fettiger Haut führt; schuppige Haut.
Vitamin C	Leistet als Antioxygen Schutz gegen freie Radikale. Hilft bei der Kollagenproduktion. Antibakteriell, daher weniger Infektionen der Haut. Entgiftet.	Schwarze Johannisbeeren; Orangen; Paprika; Kirschen; Erdbeeren; Brokkoli; Wasserkresse.	Raue, schuppige Haut; Neigung zu Blutergüssen; rote Pickel; trockene Kopfhaut.
Vitamin E (Tocopherole)	Hilft bei der Vermeidung von Zellbeschädigung. Kräftigt Blutgefäße. Erhält gute Durchblutung aufrecht.	Samen und Nüsse; fetter Fisch; Sonnenblumenöl; Avocado; Bohnen; Weizenkeime; Süßkartoffeln.	Vorzeitige Falten; blasse Haut; Akne; Neigung zu Blutergüssen; langsame Wundheilung.
Zink	Antioxygen; hilft bei der Herstellung des Proteins, das Vitamin A in die Haut transportiert; verlangsamt die altersbedingte Schwächung von Kollagen- und Elastinfasern; unterstützt das Immunsystem bei der Vernichtung von Bakterien.	Fleisch; Vollkorn; Brauhefe; Weizenkleie; Weizenkeime; Sojalezithin; Bohnen.	Stumpfer Teint; Ekzeme; Akne; schlaffes, stumpfes Haar, weiße Flecken auf den Fingernägeln.

Man kann heutzutage jeden Nährstoff als Zusatz kaufen. Ihre Haut wird jedoch zusätzlichen Nutzen davon haben, wenn Sie wenigstens Ihre täglich Dosis an Antioxydanzien auf althergebrachte Weise einnehmen. Die Nahrungsmittel mit dem größten Anteil an Antioxydanzien kommen fast alle aus dem Gemüseladen und sind daher auch diejenigen, die Kreislauf, Entgiftung und Wasserversorgung unterstützen.

Wasserkresse, Karotten und Süßkartoffeln sind zum Beispiel gute Faserstofflieferanten; Fasern helfen, Toxine auszuscheiden, indem sie die „Durchgangszeit" der Nahrung durch den Darm erhöhen. Pflanzliche Nahrung ist auch von Natur aus alkalisch und hilft daher, den Blutkreislauf aufrecht zu erhalten, indem sie die Bildung von Säurekristallen im Blut verhindert, die den Blutzufluss zu den kleinen Oberflächenkapillaren unterbricht. Obst und Gemüse haben auch einen geringen Anteil an Fett, das den Kreislauf verlangsamen und, besonders wenn Sie zu fettiger Haut neigen, Pickel verursachen kann. Das heißt jedoch nicht, dass Fett schlecht für Ihre Haut ist. Es hängt davon ab, welche Fette Sie wählen.

Essenzielle Fettsäuren

Nach Jahrzehnten der Fettphobie ist heute der Wert dieser Gruppe von Fetten anerkannt, was für die Haut eine gute Nachricht ist. Besonders charakteristische Merkmale alternder Haut sind mangelnde Feuchtigkeit und Geschmeidigkeit. Zufällig sind dies auch die ersten Anzeichen eines Mangels an essenziellen Fettsäuren (EFS).

EFS, die Bestandteil des Stoffes sind, aus dem die Hautzellwände bestehen, wirken als eine Art innere Feuchtigkeitsmittel, indem sie das Entweichen von Flüssigkeiten aus den Zellen eindämmen. Man findet sie in fettem Kaltwasserfisch, Nüssen, Samen, wildem organischem Fleisch, Algen und Eiern aus Hofhaltung. Das sind genau die Nahrungsmittel, die in Westeuropa in den letzten zwei bis drei Jahrzehnten immer weniger nachgefragt wurden, da der Anteil der Massentierhaltung und der der industriell hergestellten Nahrungsmittel, die wir essen, angestiegen ist. Im Idealfall sollten EFS mindestens 15 % unserer Kalorienaufnahme ausmachen, aber in den meisten Fällen machen sie heute weniger als die Hälfte davon aus.

Es gibt zwei Klassen von EFS, nämlich Omega-3- und Omega-6-Fettsäuren, wobei erstere den Hautzustand am stärksten beeinflussen und in unserer Kost am meisten fehlen.

Da aber der Körper sie nicht selbst herstellen kann, müssen die Omega-3-Fettsäuren aus der Nahrung kommen. Sie sind bei Nahrungsmittelherstellern und Händlern nicht beliebt, weil sie instabil sind, daher leicht oxydieren und dazu neigen, schlecht zu werden. Werden Nahrungsmittel, die Omega-3 enthalten, behandelt, um ihre Haltbarkeit zu verlängern, oder werden Fette gehärtet, um Margarine herzustellen, gehen ihre nützlichen Eigenschaften verloren.

Eine schnelle Möglichkeit, Ihre Aufnahme von EFS mit der Nahrung zu erhöhen, ist die Verwendung von Sesam-, Raps-, Walnuss-, Soja- oder Leinöl in der Küche. Alle diese Öle sind sehr reich an EFS und werden deshalb auch schnell ranzig; daher muss man sie im Kühlschrank aufbewahren. Auch ist ihr Geschmack gewöhnungsbedürftig. Eine schmackhaftere Alternative ist Dosenfisch in Öl, wie Sardine, Makrele und Lachs.

Das Verzehren von Dosenfisch verlangsamt auch den Mineralverlust aus den Knochen; ein Prozess, der in den Dreißigern beginnt und sich in den Fünfzigern im Gesicht in Form von Hautfalten rund um den geschrumpften Knochen zeigt. Verringern Sie gleichzeitig die Aufnahme von gesättigten und behandelten Fetten, da diese im Körper mit EFS in Konkurrenz treten und sie ausschalten.

Es dauert vier bis acht Wochen, bis sich die Auswirkung von EFS auf der Haut zeigt, aber der Unterschied ist erheblich. Ihre Haut wird nach dem Waschen oder nach Einwirkung der Elemente deutlich weniger spannen, und ihre Oberfläche wird weicher sein und feucht schimmern. Auf lange Sicht wird eine EFS-reiche Kost das Auftreten von Falten verzögern oder sogar verhindern.

Wenn Sie Ihre EFS-Aufnahme erhöhen, hat das noch viele andere nützliche Nebenwirkungen. Unter anderem helfen sie, den Kreislauf zu verbessern, indem die Beweglichkeit der Blutzellen erhöht wird, wodurch sie in die winzigen Kapillaren gelangen können, die Sauerstoff und Nährstoffe in die Haut eintragen; und sie schwächen den Heißhunger auf bestimmte Nahrungsmittel ab.

Machen Sie sich keine Gedanken über die zusätzlichen Kalorien, die Nüsse, Samen und fetter Fisch liefern, denn EFS beschleunigen auch den Stoffwechsel, wodurch Kalorien schneller umgesetzt werden können. Sie werden eher mit einem Rückgang als mit einer Zunahme an Körperfett in Zusammenhang gebracht. Auch wird die Erhöhung der EFS-Dosis Ihre Haut nicht fettiger machen, wenn Sie zu fettiger Haut neigen, da ihre Moleküle sich verteilen, statt wie die der gesättigten Fetten aneinander zu hängen, so dass sie nicht auf diese Weise die Poren verstopfen.

Zusatznutzen

Die Begeisterung für Nahrungsmittelzusatzstoffe der letzten zwei Jahrzehnte hält unvermindert an. In Großbritannien beispielsweise hat der Markt allein einen Wert von mehr als 300 Millionen Britischen Pfund und wächst jährlich um 12–15 %. Kaum hat ein Ernährungswissenschaftler den Wert eines neuen Nährstoffes enthüllt, da hat ihn auch schon ein Hersteller als Ergänzungsstoff in einer Kapsel oder Tablette konzentriert.

Das ist zwar dann Pilleneinwerfen der besten Art, aber ist es wirklich nötig? Die meisten Nährstoffe stehen in der Nahrung ausreichend zur Verfügung. Die folgenden, die in unserer Nahrung weitgehend fehlen, dürften die einzigen Ergänzungsstoffe sein, deren Einnahme Sie zu Gunsten einer gesunden Haut erwägen sollten.

Vitamin E Die typische Kost in Westeuropa enthält nicht viel Vitamin E, das auch noch durch chloriertes Wasser, Schadstoffe aus der Luft und Östrogen in der Pille oder in der Hormonersatztherapie zerstört wird. Daher ist es sinnvoll, es als Ergänzung einzunehmen. Achten Sie aber darauf, dass natürliches Vitamin E enthalten ist (als d-alpha-Tocopherol bezeichnet), da dieses viel wirksamer ist, als die künstlich hergestellte Variante (als dl-alpha-Tocopherol bezeichnet).

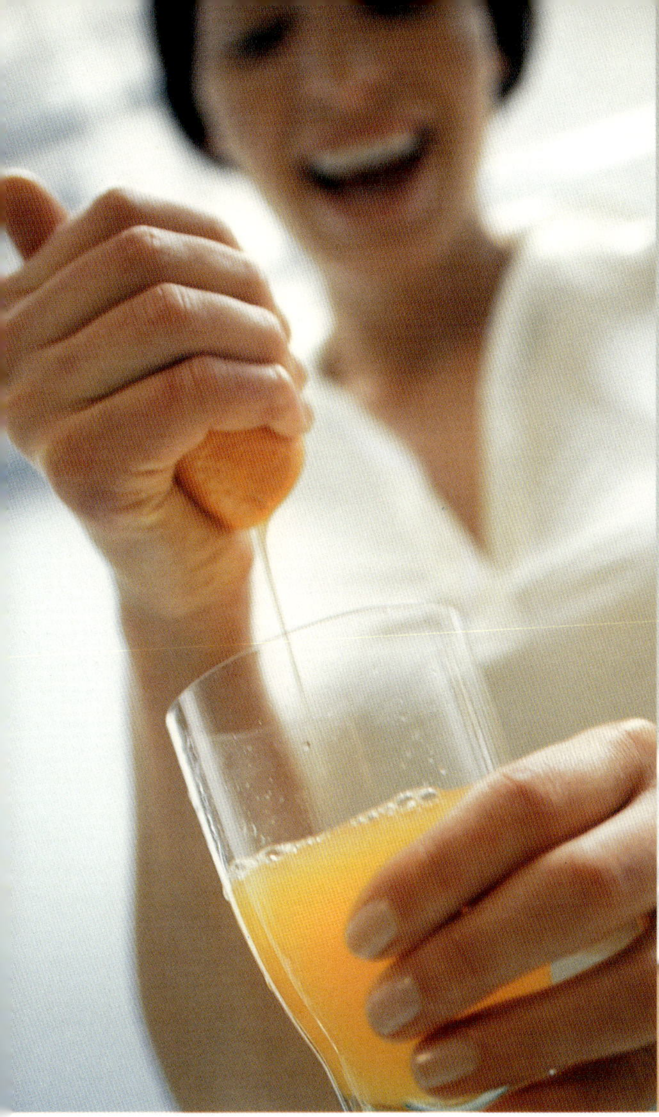 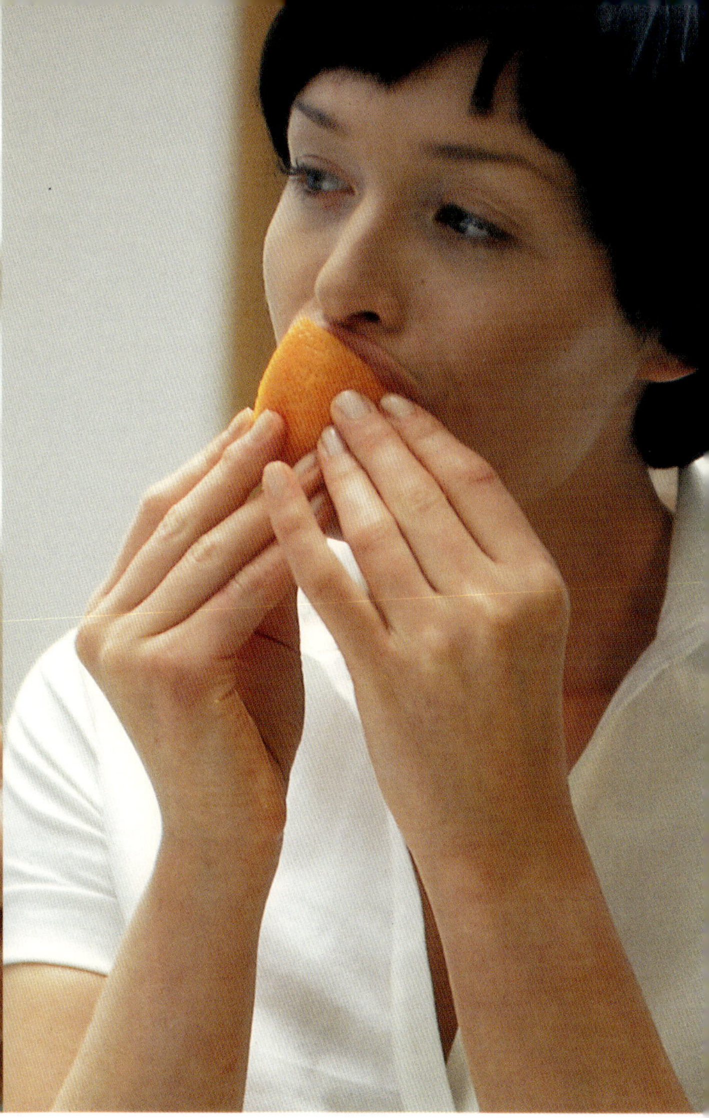

Essenzielle Fettsäuren Wenn Sie nicht ausreichend Sämereien essen können, gegen Nüsse allergisch sind und den ausgeprägten Geschmack EFS-reicher Öle nicht mögen, nehmen Sie Nachtkerzen- oder Bohnenkrautöl als Ergänzung ein.

Koenzym Q10 Mangel an diesem Antioxygen, das Heilprozesse der Haut unterstützt und die Immunität verstärkt, ist nicht ungewöhnlich, da das Koenzym Q10 leicht durch koffeinhaltige und alkoholische Getränke und Zucker zerstört wird.

Selen Vielen Europäern mangelt es an Selen, da der europäische Weizen wenig davon hat im Vergleich zu den nordamerikanischen Arten, die wir früher aßen. Wir essen allgemein auch weniger Innereien, die auch viel Selen enthalten. Der Durchschnittsmensch konsumiert nur die Hälfte der empfohlenen 60–70 Mikrogramm täglich.

Glutathion Ein wirksames Entgiftungsmittel und Antioxygen, das im Körper aus drei Aminosäuren gebildet wird. Alle sind in Obst und Gemüse enthalten, wirken jedoch am besten, wenn sie zusammen eingenommen werden.

Kieselerde Die Fähigkeit des Körpers, diesen Nährstoff zu speichern, der die Bildung von Bindegewebe unterstützt, nimmt mit dem Alter ab.

Zuviel des Guten?

All diese Nährstoffe sowie die in der Liste (Seite 95) aufgeführten nützen der Haut auf irgendeine Weise. Wenn Ihr Körper aber genügend Vitamin C hat, um Kollagen herzustellen, genügend Vitamin A für Keratin oder genügend E, um den freien Radikalen den Kampf anzusagen. Dann müssen Sie keine zusätzlichen Nährstoffe einnehmen. Im Gegenteil, ein Übermaß an einigen nicht wasserlöslichen Nährstoffen kann Hautprobleme ganz anderer Art hervorrufen. Lassen Sie sich also nicht von Versprechungen ins Bockshorn jagen, dass der Nährstoff X, Y oder Z Ihre Haut radikal verjüngen wird; die Haut ist ein menschliches Organ und hat ihre Grenzen.

Einschränken oder ganz meiden

Gesättigte Fette schränken die Beweglichkeit der Blutzellen ein und verringern ihre Fähigkeit, sich in die winzigen Kapillaren hineinzudrängen, die die Haut mit Nahrung versorgen. Bei Menschen mit fettiger Haut erhöhen sie auch das Risiko verstopfter Poren.

Zucker erhöht die Häufigkeit und Schwere bakterieller Infektionen auf der Haut, da sich die Bakterien von Zucker ernähren.

Gebratene, geräucherte oder gegrillte Speisen Diese Zubereitungsmethoden können Antioxydanzien in der Nahrung zerstören.

Salz zieht Wasser aus den Körperzellen und trocknet Gewebe einschließlich der Haut aus.

Tee, Kaffee und Alkohol befördern das Ausscheiden von Wasser durch die Nieren, wodurch Hautgewebe ausgetrocknet wird.

Alkohol stört die Leberfunktion und erleichtert die Ansammlung von Toxinen, die oft durch die Haut ausgestoßen werden.

Küchenkosmetik

Nährende Pflege für das Gesicht ist so angelegt, dass sich eine schnelle Verbesserung im Zustand Ihrer Haut zeigt. Solche Produkte werden schon seit dem Altertum als Erste Hilfe für das Gesicht angewendet, und zeigt bei regelmäßiger Anwendung auch kumulative Wirkung. Viele der wichtigsten Inhaltsstoffe in handelsüblichen Packungen sind Abwandlungen alltäglicher Materialien, die die Menschen einst anbauten oder ausgruben, um sie in nährende Pflegeprodukte für das Gesicht zu verwandeln. Die Formeln mögen sich verändert haben, doch wirken sie noch immer nach den uralten Prinzipien.

Allgemein gilt Folgendes: Wenn man etwas auf das Gesicht aufträgt, was bei Zimmertemperatur eintrocknet, wird die Haut dadurch gestrafft. Fügt man eine säurehaltige Substanz hinzu, so werden Hautschichten abgetragen und die Haut erhält Spannkraft. Enthält der Hauptbestandteil reichlich natürliche Öle, so hat er nährende und befeuchtende Wirkung.

Hausgemachte Gesichtspackungen können den Teint sichtbar verbessern, indem sie die örtliche Durchblutung steigern, Bakterien neutralisieren, das Ausscheiden von Abbauprodukten anregen, Feuchtigkeit an der Oberfläche einschließen oder durch Schließen der Poren festigen. Die Zutaten stehen jederzeit zur Verfügung, sind billig und werden kaum allergische Hautreaktionen hervorrufen.

Grundbestandteile

Heilerde seit Jahrhunderten fester Bestandteil von Gesichtspackungen, ist ein Stoff voller Widersprüche. Einerseits Schlamm, ist sie gleichzeitig ein vehementer Reiniger, der Unreinheiten schnell aus der Haut zieht. Sie nimmt außerdem überschüssiges Fett auf und verengt die Poren, wodurch die Haut seidig und ebenmäßig erscheint. Als entzündungshemmendes Mittel ruft sie keine allergischen Reaktionen hervor. Manche behaupten, dass die Mineralstoffe, die diese Tonerden über Tausende von Jahren hinweg aus der Erde aufgenommen haben, wieder an die Haut abgegeben werden können, doch ist dies nicht bewiesen.

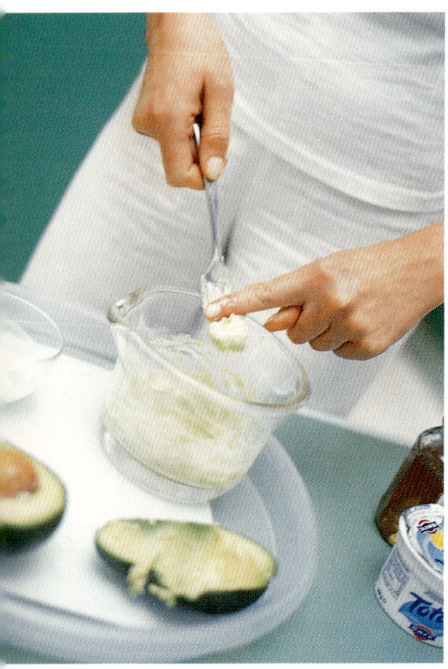

Fullers Heilerde ist wahrscheinlich die am häufigsten verwendete Sorte in Gesichtspackungen und hat trotz ihrer abschreckenden Farbe stark reinigende Eigenschaften. Weißes Kaolin wirkt stark adstringierend und festigt so die Haut, während Blut- und Lymphfluss angeregt werden.

Aber wahrscheinlich ist grüne Heilerde am interessantesten für diejenigen, die die verheerenden Auswirkungen der Zeit aufhalten möchten, da ihre wiederholte Anwendung die Ausbreitung von Falten einzudämmen scheint, möglicherweise durch Stimulation der Oberflächenmuskeln des Gesichtes und des Blut- und Lymphflusses. Grüne Heilerde hat auch ihren ganz eigenen Widerspruch: Sie scheint sowohl fettige Haut zu normalisieren, als auch trockene Haut anzureichern.

Wenn die Zeit kostbar ist, dann ist Heilerde vermischt mit Wasser (Blüten- oder Quellwasser) und ein paar Tropfen ätherischen Öls die Grundlage der schnellsten und einfachsten Gesichtsmaske.

Mehl wird wie beim Kochen verwendet, um die Inhaltsstoffe zu binden. Wählt man es jedoch mit Bedacht, so kann es auch nähren und säubern. Kichererbsenmehl wird auf dem gesamten indischen Subkontinent als fester Bestandteil in Kosmetika verwendet. Als vielseitiger Grundstoff wird es auch zum Nähren und Säubern eingesetzt. Aber auch andere Mehle, wie Mais, können verwendet werden.

Tang (Kelp) weist eine ähnliche Wirkung auf wie Heilerde und kann die Haut verfeinern, indem er die Poren verengt. Er ist eine reichhaltige Vitamin- und Mineralstoffquelle. Aber er hat einen deutlichen Fischgeruch und benötigt daher ätherische Öle, damit er wie ein kosmetisches Mittel riecht und nicht wie etwas, was man gerade aus dem Hafen gefischt hat.

Brauhefe hat entziehende Wirkung und kann daher säubern und besonders fettiger Haut nützen. Sie ist auch ein gutes Bindemittel.

Joghurt Lebender Joghurt belebt, wie sein Name andeutet, die Haut. Er wirkt tonisierend und straffend auf die Haut. Wendet man ihn regelmäßig an, dann kann er helfen, Pickel zu vermeiden, da er den Säurehaushalt der Haut ausgleicht.

Honig ist eine zähflüssige Substanz, unabhängig von der gewählten Sorte. Überraschenderweise feuchtet er die Haut. Man findet ihn in vielen feuchtigkeitsspendenden Gesichtspackungen für trockene Haut. Seine leicht antiseptischen Eigenschaften machen ihn jedoch auch geeignet, bei fettiger Haut zu helfen.

Pollenkörner sind reich an Aminosäuren, Vitaminen und Mineralien. Sie beleben alternde Haut und jede Wirkung der Nährstoffe wird durch den Peeling-Effekt der Körner noch verstärkt.

Ei ist ein doppelter Segen. Das Weiße ist gut geeignet, Poren zu schließen und die Haut zu festigen, während das Eigelb, das eine Menge Fettsäuren enthält, befeuchtet und nährt. Normalerweise werden beide getrennt angewendet.

Aloe ist eine Pflanze, die wegen ihrer heilenden Eigenschaften schon seit Tausenden von Jahren Anwendung findet. Die Flüssigkeit, die ihr entzogen wird, enthält aktive Enzyme, die Falten mindern sollen.

Pflanzen- oder Nussöl werden beide als Emulsionsmittel verwendet und können nähren, glätten und Feuchtigkeit spenden.

Blütenwasser ist eine Mischung aus destilliertem Wasser und ätherischen Ölen. In der Hautpflege ist Rosenwasser am beliebtesten. Orangenblütenwasser wird verwendet, um fettige Haut auszugleichen.

Hydrosol wird verwendet, um die Haut zu tonisieren und wieder ins Gleichgewicht zu bringen. Es wird entweder in Masken eingearbeitet oder auf die Haut aufgetupft. Fenchel wird traditionell verwendet, um Falten zu verhindern oder zu bekämpfen; Ringelblume ist als guter Feuchtigkeitsspender für alternde Haut bekannt.

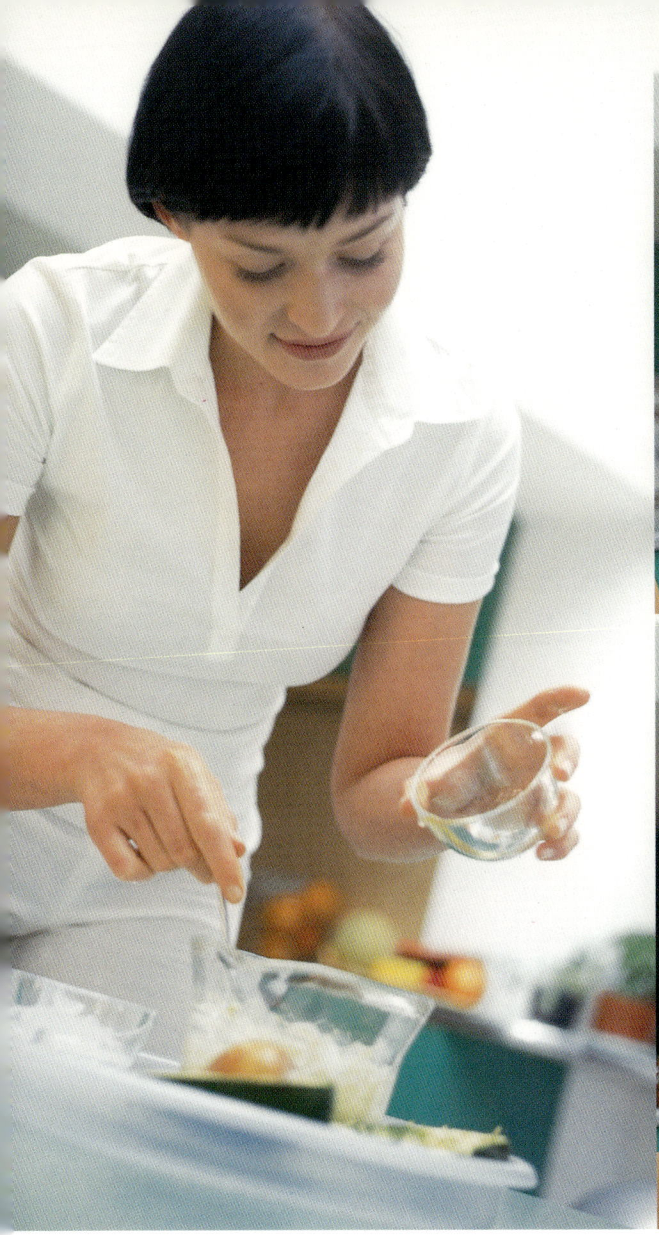

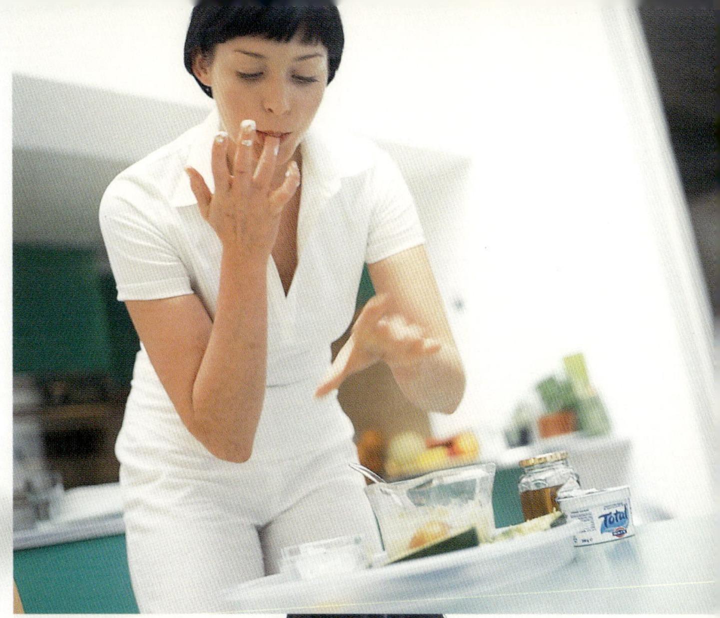

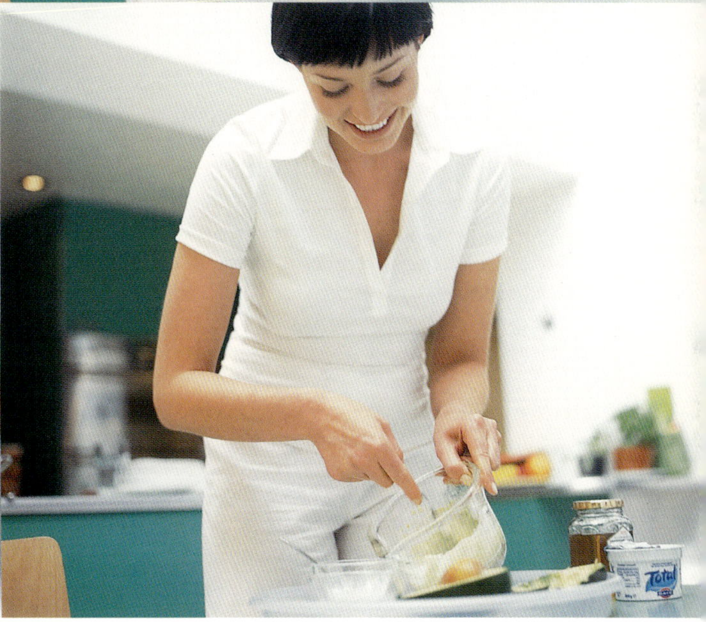

Obst und Gemüse

Pflanzliche Nahrung ist reich an unterschiedlichen Enzymen, von denen man annimmt, dass sie die Hautzellen anregen. Ob sie ausreichend gut eindringen können, um Änderungen mit Langzeitwirkung ausrichten zu können, darüber lässt sich streiten. Hausgemachte Gesichtspackungen enthalten weitaus mehr Gutes als die industriell hergestellten und im Laden gekauften.

Für trockene oder reife Haut

Avocado ist reich an einfach ungesättigten Fetten, die von der Haut leicht absorbiert werden, sowie an Vitamin E, das freie Radikale bekämpft. **Trauben** sind reich an Spurenelementen, von denen man annimmt, dass sie die Neubildung von Hautzellen anregen, während ihr säurehaltiger Saft hilft, abgestorbene Hautzellen zu entfernen. **Karotten** enthalten reichlich Betakarotin, ein Antioxygen, das schädliche freie Radikale abstößt und ein guter Feuchtigkeitsspender ist. Die Substanz ist sehr wässrig, so dass sie ein gutes Bindemittel braucht. **Papaya** enthält Papain, ein pflanzliches Enzym, das hilft, abgestorbene Haut aufzulösen. Schwarze Johannisbeere gilt als feuchtigkeitsbindend und hilft demzufolge, trockene Haut zu bewässern.

Für normale Haut

Pfirsich wirkt sehr beruhigend und ist ein mild fettendes Mittel. **Ananas** enthält Bromelain, ein Enzym, das zum Abbau von Eiweißresten im Darm beiträgt und Abbauprodukte auf der Haut auflösen soll. **Tomate** ist sehr alkalisch und hilft daher, hohen Säuregehalt der Haut zu mildern und wirkt gleichzeitig als mild erweichendes Mittel. **Banane** ist eine solide Grundlage für eine beruhigende und nährende Maske. **Apfel** enthält Pektin, eine kräftig entgiftende und mild antibakterielle Substanz, und ist daher fettiger Haut zuträglich.

Für fettige Haut

Birne hilft, die Ausscheidung von Abbauprodukten durch die Oberhaut zu fördern. **Zitrone** bearbeitet fettige Haut zweifach: als adstringierendes Antiseptikum hilft sie, Bakterien zu neutralisieren und Poren zu schließen, während das enthaltene Vitamin C das Abheilen von Unreinheiten beschleunigt. **Gurke** enthält die Ascorbinsäure-Esterase, die als Adstringens das Schließen offener Poren bewirkt. **Aprikose** enthält Vitamin PP, ein starkes Bakterizid und Adstringens. **Erdbeeren** enthalten Salicylsäure, die in Fruchtsäurepeelings verwendet wird und als Adstringens hilft, fettige Haut auszugleichen.

Nährpflege für das Gesicht herstellen

Das wichtigste ist eine richtige Konsistenz: Ist sie zu weich, müssen Sie sich hinlegen, damit sie auf dem Gesicht verbleibt; ist sie zu fest, riskieren Sie, die Haut zu beschädigen, wenn Sie die Kruste abkratzen.

Um eine Maske herzustellen, brauchen Sie normalerweise ein wenig Flüssigkeit, ein Bindemittel und Öl. Die Flüssigkeit wird möglicherweise schon durch das Obst oder Gemüse geliefert, das Sie verwenden; falls nicht, können Sie Hydrosol oder reines Wasser verwenden. Im letzteren Fall am besten Quell- oder destilliertes Wasser; wenn Sie Leistungswasser verwenden, dann filtern Sie es und kochen Sie es vorzugsweise erst ab, um die harten Ablagerungen und Verschmutzungen zu entfernen.

Wenn Sie Obst oder Gemüse als Basis wählen, dann brauchen Sie einen Mixer oder Entsafter, um das Fruchtfleisch zu einem feinen Brei zu verarbeiten, andernfalls riskieren Sie, Ihr Gesicht zeitweilig in einen Komposthaufen zu verwandeln. Den Mixer können Sie dann auch nutzen, um die übrigen Zutaten einzuarbeiten. Bei der Verwendung von pflanzlichen Nährmitteln oder Joghurt, oder beidem, brauchen Sie wahrscheinlich pulverisierte Heilerde oder Mehl zum Anbinden.

Wenn Sie Öl einarbeiten, dann fügen Sie es als Letztes hinzu und lassen Sie es langsam hineintropfen, damit es emulgieren kann, so, als würden Sie Mayonnaise zubereiten. Eine Kapsel Nachtkerzen- oder Bohnenkrautöl gibt der Mischung eine Anti-Alterungswirkung, da sie helfen, freie Radikale abzutöten und Feuchtigkeit zu erhalten.

Das am häufigsten in traditionellen Gesichtsmasken verwendete Öl ist Mandelöl, aber jedes beliebige ist geeignet. Wählen Sie eines entsprechend Ihrem Hauttyp aus (siehe Seite 35).

Die Nährmaske aufbringen

Sorgen Sie als Erstes dafür, dass Ihre Haut blitzsauber ist, und wenn nötig, machen Sie vorher ein Peeling (siehe Seite 88). Sonst stören die Oberflächenrückstände oder abgestorbene Hautzellen eine gute Absorption. Um die Wirkungen einer Gesichtsnährmaske zu verstärken, massieren Sie sie mit Methode in das Gesicht ein und verwenden Sie dazu einige der nach oben und außen gerichteten Bewegungen aus den Abläufen auf den Seiten 36–45. Sie muss mindestens zehn Minuten einwirken. Wenn sie nach 20 Minuten ihre Arbeit nicht getan hat, bleibt der gewünschte Effekt aus. Spülen Sie sie dann mit warmem Wasser ab und verwenden Sie dazu einen sauberen Waschlappen oder ein Musselintuch, wenn die Mischung sich verfestigt hat.

Wenden Sie danach einen Toner an. Ein Blütenwasser wie Rose oder Orange ist ideal, und Sie können seine Wirkung noch mit einem geeigneten ätherischen Öl verstärken. Bergamotte, Zypresse oder Wacholder sind gut für Toner geeignet, aber Sie können auch entsprechend Ihrem Hauttyp irgendeines aus der Liste auf Seite 35 wählen.

Belassen Sie es dann dabei und widerstehen Sie der Versuchung, Make-up aufzulegen, um das Bild abzurunden. Wenn man es ihr gestattet, dann nutzt die Haut 2 bis 3 % des gesamten Sauerstoffs des Körpers durch direkte Absorption aus der Luft und entledigt sich der gleichen Menge an Kohlendioxid auf dem gleichen Wege. Beides belebt sie. Gönnen Sie also nach einer guten Gesichtsnährung der Haut eine Pause und lassen Sie sie aufatmen – so, wie Sie selbst nach einer Mahlzeit ruhen.

Die drei folgenden Rezepte sind nur Beispiele für einige Gesichtsnährmasken, die Sie zu Hause zubereiten können.

Avocado-Honig-Nährmaske

Wegen der reichhaltigen Öle der Avocado, der feuchthaltenden Qualitäten des Honigs und der stimulierenden Wirkung der ätherischen Öle ist dies eine gute Nahrung für trockene, alternde Haut.

ein Viertel einer reifen Avocado 1 TL flüssiger Honig
2 TL griechischer lebender Joghurt 2 Tropfen Jasmin oder Rose

Zerdrücken Sie die Avocado gründlich mit einer Gabel und rühren Sie dann die übrigen Zutaten ein. Tragen Sie die Maske dick auf und lassen Sie sie für mindestens zehn Minuten einwirken. Nehmen Sie sie mit einem trockenen Musselintuch ab, spülen Sie dann das Tuch in warmem Wasser aus und entfernen Sie damit die Reste der Maske.

Nach einer solchen reichhaltigen Maske macht es sich gut, die Haut mit einem Toner zu erfrischen (Rosenwassermischung).

Gurken-Heilerde-Tonikum

Die adstringierenden Eigenschaften von Gurke und Heilerde machen dies zu einem guten Tonikum für normale bis fettige Haut.

5 cm Gurke 4 TL grüne Heilerde 2 TL Brauhefe

Geben Sie alle Zutaten in einen Mixer und vermischen Sie sie, bis ein glatter Brei entsteht. Ist der Brei ein wenig zu wässrig, so geben Sie noch ein oder zwei Teelöffel Heilerde hinzu.

Festigungsmaske mit Ei

Wenn Sie die straffenden Eigenschaften von Eiweiß, die verfeinernden Eigenschaften von Tang und die adstringierende, festigende Wirkung von Geraniumöl kombinieren, dann kann das Ihr Gesicht um Jahre jünger machen – jedenfalls für einen Abend.

1 Eiweiß 4–6 TL Tang 1 Tropfen ätherisches Geraniumöl

Schlagen Sie das Eiweiß leicht weiß und schaumig, aber nicht steif. Mischen Sie Tangpulver und ätherisches Öl vollständig unter. Streichen Sie die Mischung dünn über das Gesicht und lassen Sie sie vollständig trocknen, bevor Sie sie zuerst abwischen und dann abspülen.

Erfrischender Toner

Nach manchen Gesichtsnährmasken haben Sie vielleicht das Gefühl, dass Ihre Haut eine leichte Erfrischung gebrauchen könnte. Ein sehr wirksamer Toner kann aus einem Blütenwasser wie Rosenwasser und einem passenden ätherischen Öl hergestellt werden. Das Rezept unten ist für trockene bis normale Haut geeignet. Für normale bis fettige Haut ersetzen Sie das Rosenwasser durch Orangenblütenwasser und die ätherischen Öle durch Bergamotte und Zypresse.

100 ml Rosenwasser 1 Tropfen Weihrauch 1 Tropfen Lavendel

Mischen Sie die Flüssigkeiten gründlich durch Schütteln in einem kleinen Glas. Tränken Sie einen Wattebausch damit und betupfen Sie Ihr ganzes Gesicht.

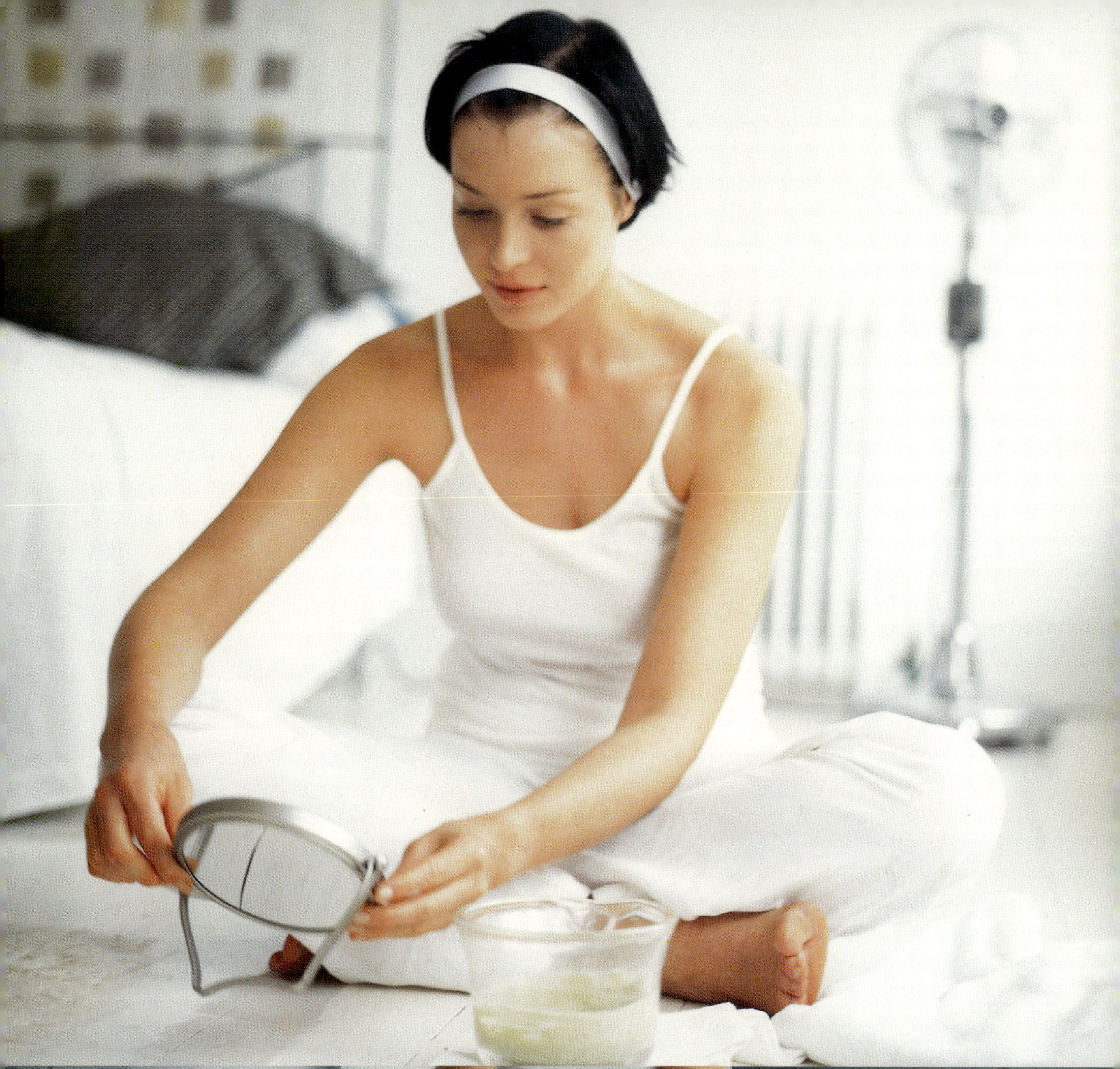

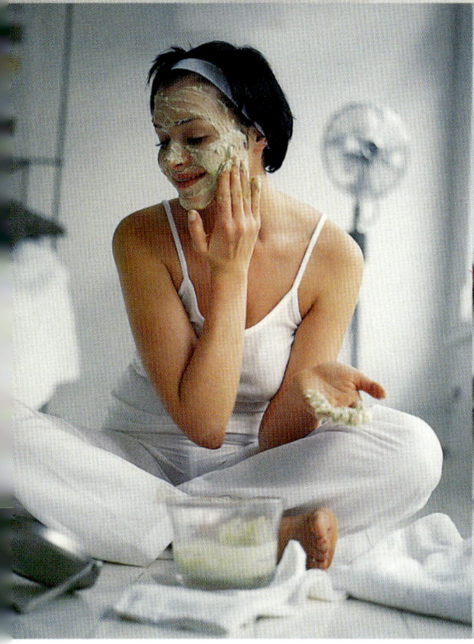

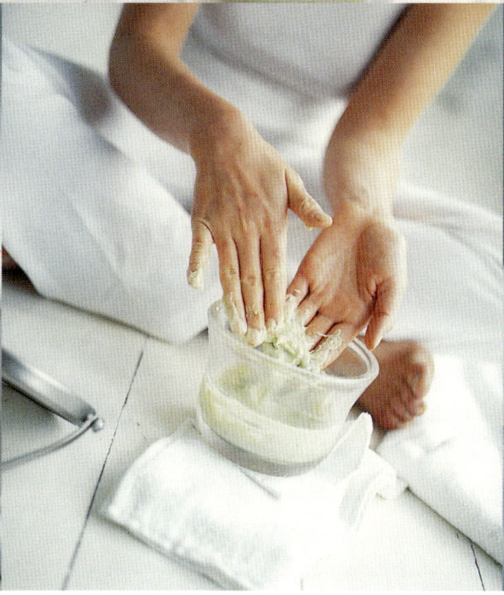

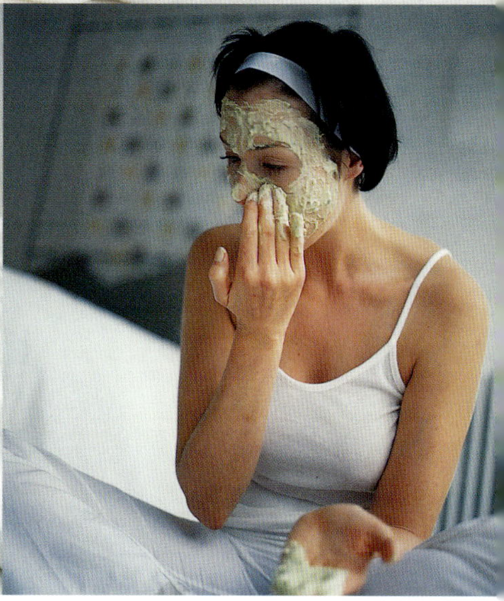

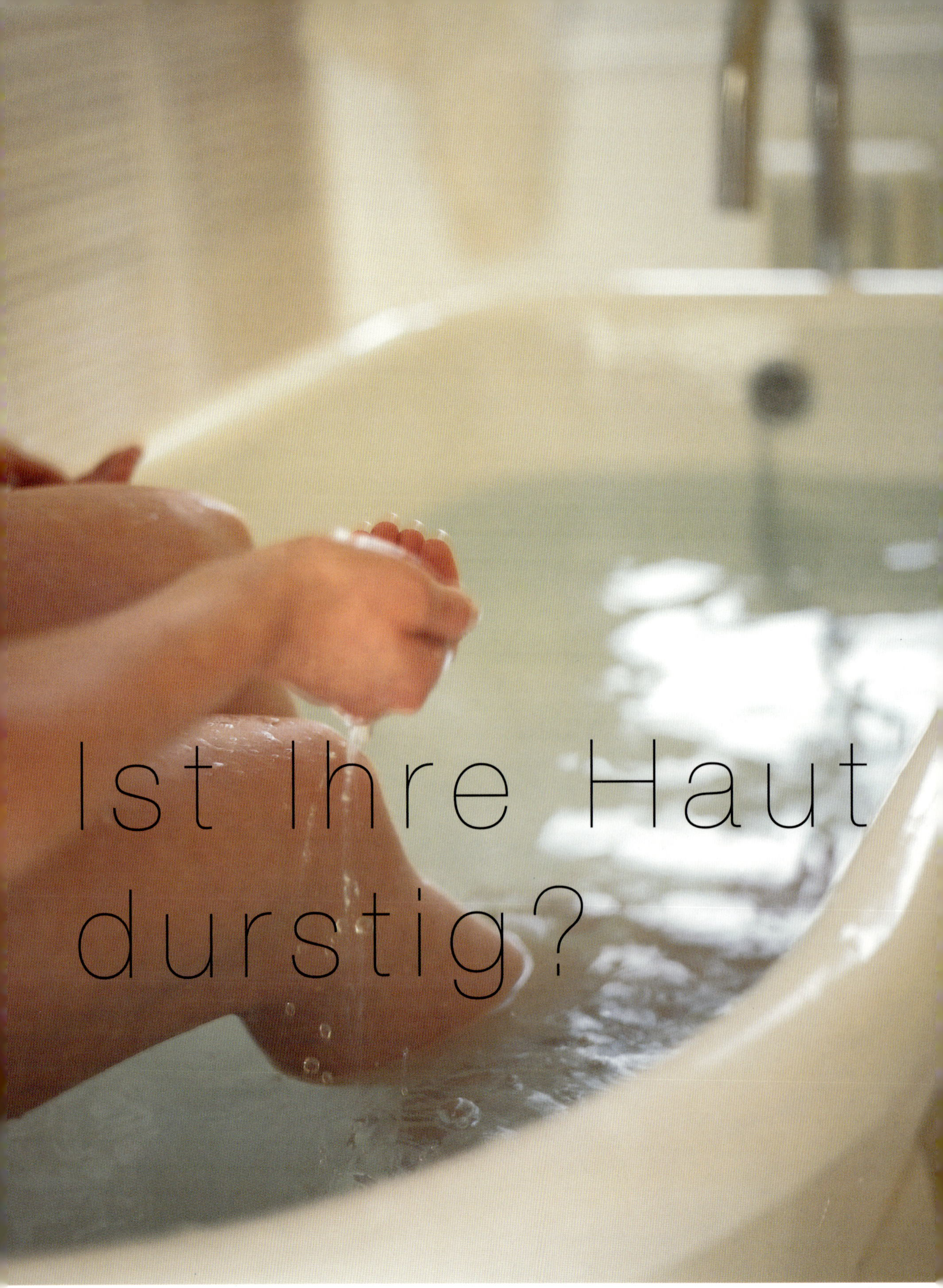

Ist Ihre Haut durstig?

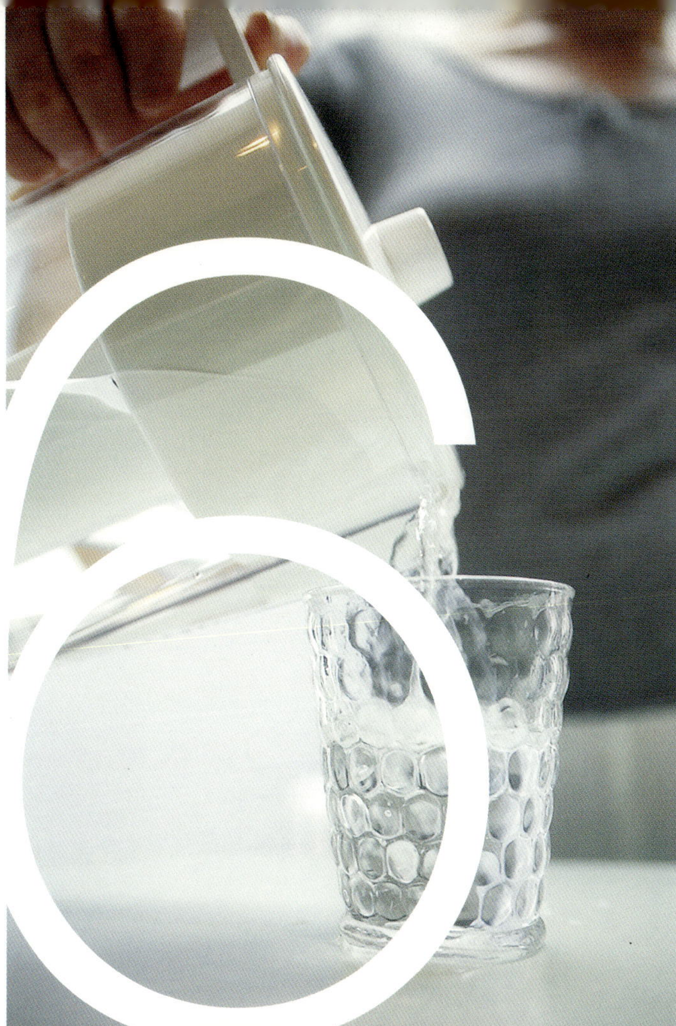
6

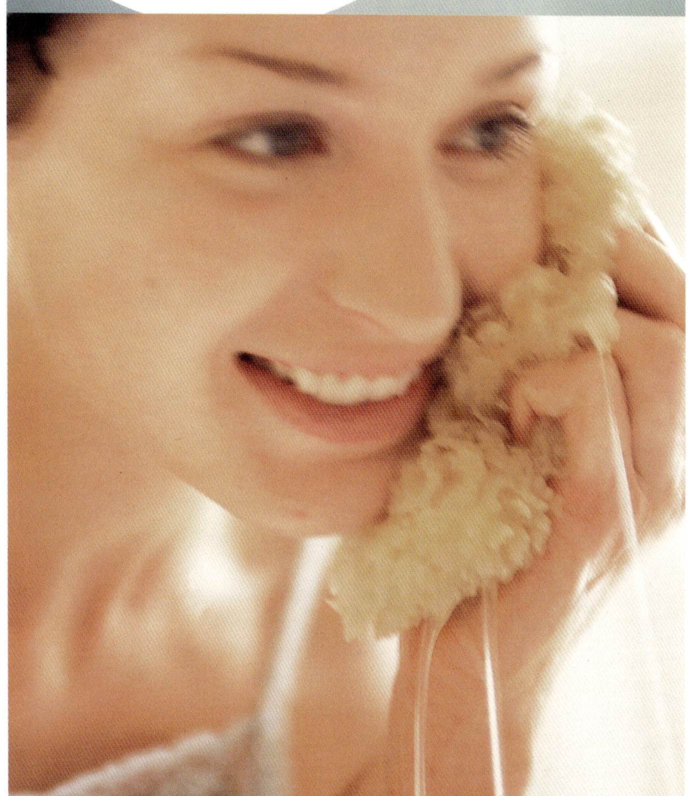

Flüssige Schätze

Das Gesicht zieht mehr poetische und lyrische Beschreibungen an als jeder andere Körperteil, das Herz vielleicht ausgenommen. Ist es attraktiv, dann wird es häufig mit einer Blume oder einer Frucht verglichen: Pfirsichhaut; der Anblick einer Rose; die aufblühende Haut einer schwangeren Frau. Schönheit sei nur eine Blume, die von Falten verschlungen werde, so warnte der Dichter Thomas Nashe (1567–1601), und manche Dinge ändern sich auch nach vierhundert Jahren nicht. Wie eine Pflanze braucht die Haut auf dem Gesicht zum Erblühen eines mehr als alles andere: Wasser.

In gewissem Sinne besteht kein Unterschied zwischen dem Gesicht und irgendeinem anderen Körperteil, der zu zwei Dritteln aus Wasser besteht. Dehydrierung in anderen Körperorganen kann eine große Bandbreite an Problemen hervorrufen, jedoch sind die Folgen allesamt unsichtbar. Im Gegensatz dazu zeigt sich eine entwässerte Haut der Umgebung deutlich in Falten, Hautsäcken und Ausbeulungen.

Wie ein Ballon Luft braucht, um eine straffe und elastische Membran und eine regelmäßige Form zu behalten, so braucht die Haut Wasser, um sich zu füllen. Nimmt man beiden den Stoff, der sie am prallen Leben erhält, dann fallen sie in sich zusammen und sinken nach unten.

Hersteller von Kosmetika wollen uns gern weismachen, dass es mindestens sechs verschiedene Hauttypen gibt (eine Liste, die mit der Zeit und mit geschäftstüchtigem Erfindergeist immer länger zu werden scheint). Die traditionellen Präparate für trockene, normale und fettige Haut werden heute ergänzt durch solche für „empfindliche“, „reife“, „Misch-“ und die allumfassende „Problemhaut“. Aber wenn auch viele von uns meinen, dass diese netten Diagnosen gelegentlich auf uns zutreffen, entwickeln wir fast alle im Verlaufe der Jahre doch ein und denselben Hauttyp: dehydrierte Haut.

Das große Entweichen

Leider ist die Dehydrierung (ein weiterer) Bestandteil des Alterungsprozesses. Mit zunehmendem Alter wird die Haut dünn, mit dem Ergebnis, dass mehr Wasser durch sie hindurch verdunsten kann. Das Gesicht trägt ohnehin schon die dünnste Haut des ganzen Körpers und verliert proportional noch mehr Feuchtigkeit, als seine Hauttiefe vorgibt, da es gleichzeitig auch der exponierteste Teil des Körpers ist. Der Ausdünnungsprozess schreitet ab dem dreißigsten Lebensjahr unmerklich voran und wird mit den Wechseljahren beschleunigt. Ein Grund dafür, dass bei Männern die Haut meist langsamer altert, ist ihre von vornherein dickere Haut, die daher mehr Feuchtigkeit beibehält und auch nicht diesen hormonellen Angriff erleiden muss.

Mit zunehmendem Alter schwitzt man auch weniger und produziert weniger Talg. Während nun Schweiß und Fett nicht eben nach einem Rezept für Schönheit klingen, sind sie doch großartige Hüter der Feuchtigkeit. Gesichtsfett, das von den Talgdrüsen produziert wird, schmiert die Haut nicht ein wie Teaköl eine alte Tischplatte. Es verhindert wie der Schweiß, dass Wasser daraus entweicht, indem es eine Oberflächenversiegelung bildet. Aber selbst eine junge Frau von Mitte Zwanzig, die fettige Haut hat und eifrig Aerobics betreibt, wird feststellen, dass ihr Gesicht schneller austrocknet als Knöchel, Po oder Bauch.

Panikkäufe

Die meisten Frauen reagieren auf die voranschreitende Krise irgendwann in ihren Dreißigern oder Vierzigern mit einem Aufstocken ihrer Feuchtigkeitspräparate. Die Nachfrage hat sich in den vergangenen fünf Jahren um 50 % erhöht; wahrscheinlich sowohl ein Ausdruck der alternden Bevölkerung als auch der Tatsache, dass immer höher entwickelte Krems auf dem Rücken oft pseudowissenschaftlicher Behauptungen verkauft werden.

Sie stellen einen Höhepunkt der Versuchung für alternde Verbraucher mit ausreichend verfügbarem Geld dar: Feuchtigkeitspräparate nehmen heute die Hälfte aller verkauften Kosmetika ein und erreichen Spitzenwerte in der Altersgruppe der 40–50jährigen.

Britische Verbraucher geben fast 400 Millionen Pfund pro Jahr für Feuchtigkeitspräparate aus, um ihre durstige Haut zu erfrischen. Doch ihrem Namen zum Trotz geben diese nicht in erster Linie Feuchtigkeit an die Haut ab. Die Oberhaut kann nur relativ wenig absorbieren, und mit zunehmendem Alter lässt auch ihre Absorptionsfähigkeit nach, da ihr Keratinanteil steigt. Vielmehr sind Feuchtigkeitspräparate eine Art Talg-und-Schweiß-Ersatz und sollen entweichendes Wasser aufhalten.

Traditionell gibt es zwei Arten: Öl-in-Wasser- und Wasser-in-Öl-Emulsionen. In Ersteren werden die Mikrotröpfchen des Öls im Wasser gehalten, was zu einer leichten und flüssigen Krem führt; in Letzteren wird das Wasser im Öl gehalten, was der Krem eine reichhaltigere Konsistenz gibt.

Die flüssigeren Feuchtigkeitskrems mögen den Eindruck vermitteln, dass sie die Haut besser mit Wasser versorgen, doch die Wirkung ist nur eine vorübergehende, da das meiste auf die Haut aufgetragene Wasser verdunstet. Sie können eine ähnliche Wirkung erzielen, wenn Sie Ihr Gesicht mit Wasser bespritzen oder besprühen.

Außerdem zahlt man selbst für das, was Öl-in-Wasser-Krems erreichen, einen Preis. Da sie eine Menge Wasser enthalten, das sehr anfällig gegen Infektionen ist, benötigen sie mehr Konservierungsstoffe, die verhindern, dass sich Bakterien vermehren. Der häufigste Stoff ist Hydroxybenzoesäure, die auf kurze Sicht Reizungen hervorrufen und sich auf lange Sicht mit unbekannten Auswirkungen im Körper anreichern kann. In den USA wurde daher ein Verbot angeregt.

Wie hochentwickelt die Technologie hinter den Krems auch immer sein mag; alle Anstrengungen sind auf das äußerliche Symptom gerichtet, statt auf die innere Ursache. Wasser wird jedoch tief unten in der Lederhaut benötigt, deren Zellen zu 80 % flüssig sind. Jedes Eiweißmolekül in der gallertartigen Grundsubstanz, die das Bindegewebe der Haut stützt, ist dafür ausgelegt, das Tausendfache seines Gewichts an Wasser aufzunehmen. Es muss unbedingt trinken.

Was für feste Nahrung gilt, gilt auch für Wasser: Der größte Nutzen entsteht durch das Einnehmen, und nicht indem man versucht, es auf irgendeine Weise auf das Gesicht aufzutragen.

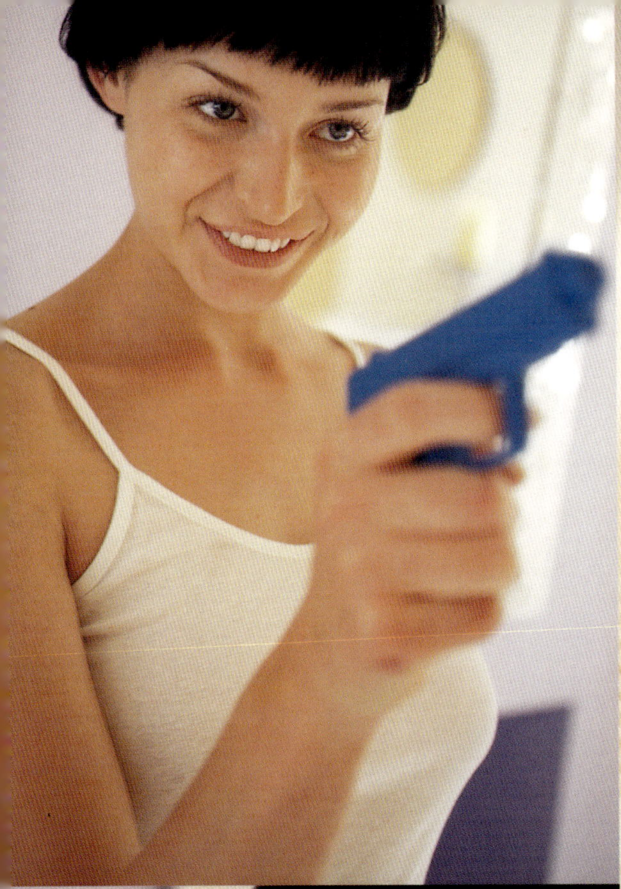

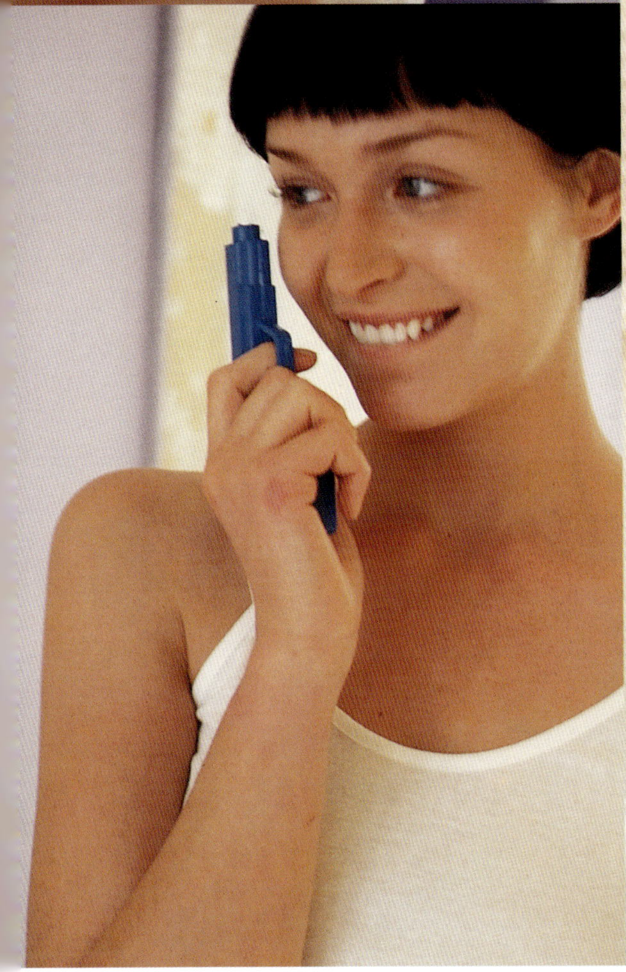

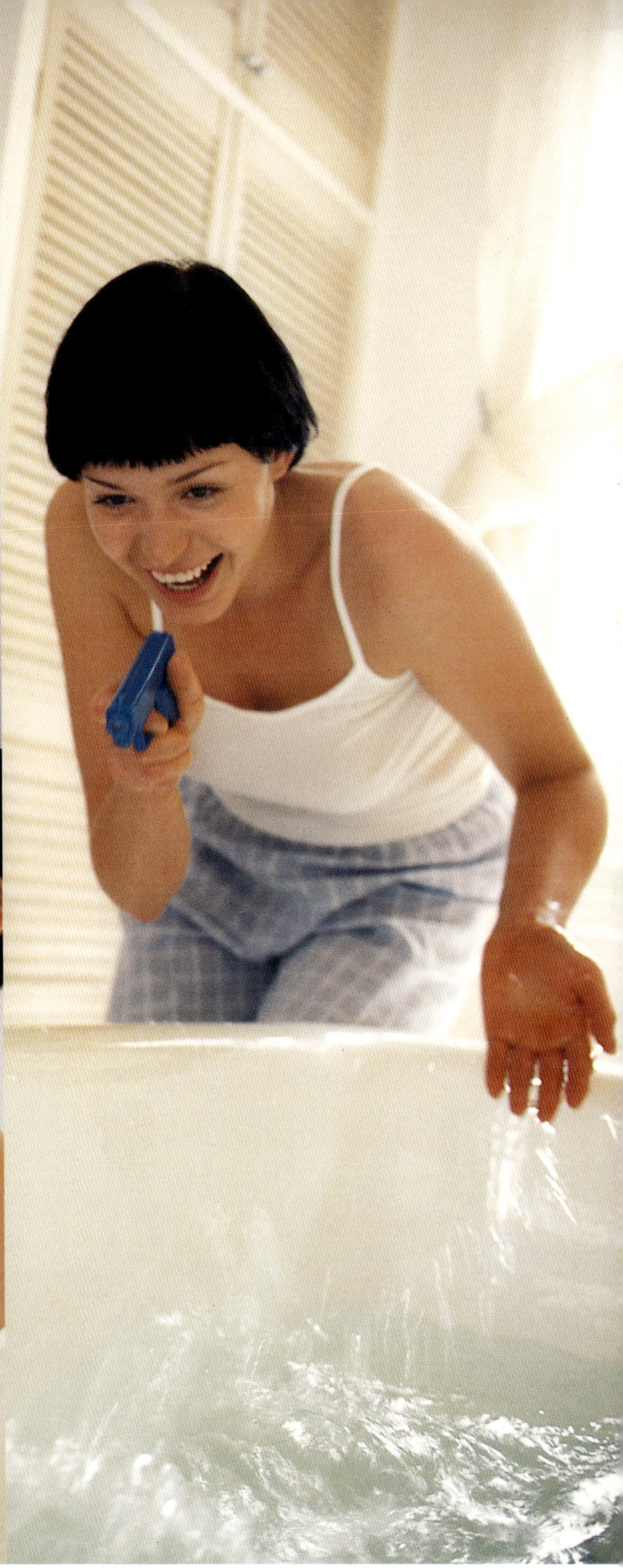

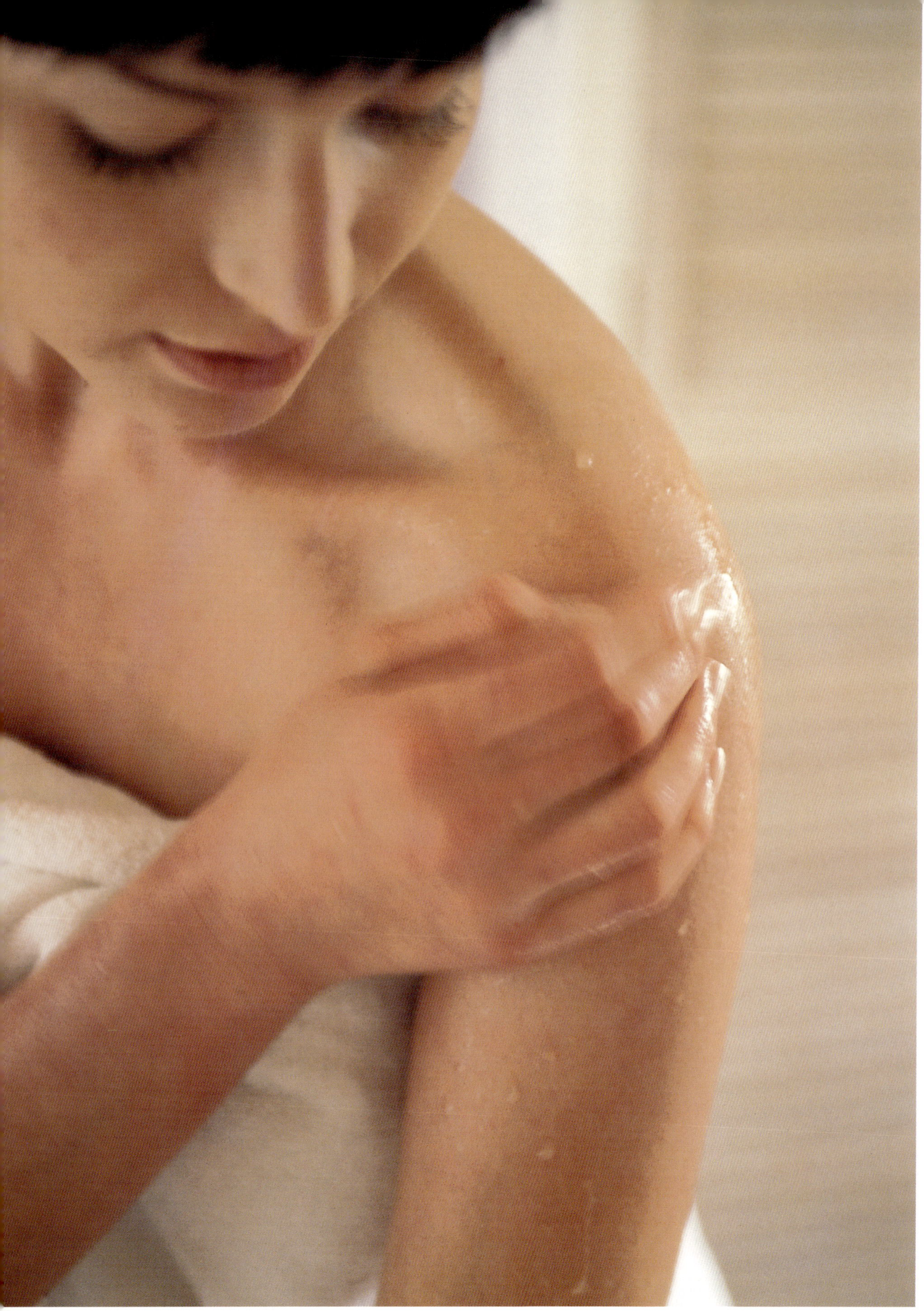

Nutzen oder verlieren

Im Verlauf eines normalen Tages ohne Schweißausbruch verliert der durchschnittliche Körper mindestens 1,5 Liter Wasser durch Haut, Lunge, Darm, und Nieren. Das muss er, um Toxine auszuscheiden – darunter solche, die die dunklen Ringe unter den Augen verursachen und solche, die sich unter der Haut sammeln, um als Pickel hervorzubrechen. Während der Körper Wasser ausstößt, muss er gleichzeitig einen 0,33 Liter Wasser aufbringen, um Glukose zur Energiegewinnung zu verbrennen.

Die Menge an Wasser, die wir nutzen und verlieren, ist natürlich bei jedem Menschen unterschiedlich und hängt von Größe und Grad der Aktivität ab (siehe unten). Es folgt jedoch, dass der Mensch mindestens zwei Liter Wasser pro Tag aufnehmen muss, um optimal zu funktionieren.

Nur wenige Menschen trinken annähernd diese Menge. Es mag zwar so scheinen als ob; allerdings geben die gesellschaftlichen Gepflogenheiten vor, dass eine Menge Flüssigkeit als Kaffee, Tee, Bier, Cola und Süßstoff enthaltende Sprudel getrunken werden. Sie alle sind harntreibend, daher gelangt ein Großteil der aufgenommenen Flüssigkeit ein bis zwei Stunden, nachdem Sie Ihre Tasse wieder abgestellt haben, in die Kanalisation. Sie hat keine Zeit, Gehirnzellen mit Wasser zu versorgen, geschweige denn, von der Lederhaut aufgenommen zu werden, die in der Liste der Prioritäten des Körpers sehr weit unten steht.

Folgerichtig leiden die meisten Menschen, ohne es zu wissen, unter chronischem Wassermangel. Die Auswirkungen sind zwar kaum lebensgefährlich, können aber mit den Alltagsaktivitäten kollidieren. Erschöpfung, Kopfschmerzen, Verstopfung und Gelenkschmerzen sind die häufigsten Symptome der Dehydrierung, obwohl wir sie gewöhnlich anderen Ursachen zuschreiben.

Durst zuerst

Wenn aber Ihr Körper so sehr nach Flüssigkeit verlangt, dass sein Protest schmerzt, wieso verspürt man dann nicht ständig Durst? Ganz einfach: Wenn man dem Körper Wasser vorenthält, dann stumpft der Durstmechanismus ab. Der Trinkbefehl an das Gehirn wird unterbrochen, wahrscheinlich als lebensrettende Maßnahme, um sich kurzzeitig an Dürreperioden anzupassen. Über längere Zeit hinweg akzeptiert das Gehirn jedoch mäßigen Wassermangel als normal.

Bei Kindern ist das anders. Wasser macht bei ihnen einen größeren Anteil am Körpergewebe aus und sie atmen meist auch mehr davon aus. Daher müssen sie mit einem sensiblen und heftig reagierenden Durstmechanismus klarkommen, weshalb sie große Mengen trinken, und zwar eher in großen Zügen als schluckweise. Der Mechanismus geht auf natürliche Art ab den späten Teenagerjahren oder ab Anfang Zwanzig zurück, doch das Durstgefühl wird dadurch abgestumpft, dass man einfach nicht genug trinkt.

Wenn Sie einmal damit beginnen, mehr zu trinken, werden die Mechanismen wiedererweckt und es wird Sie nach mehr dürsten. Innerhalb kurzer Zeit verlangt es Sie nach der Wassermenge, die Ihr Körper tatsächlich braucht. Seltsamerweise werden Sie aber nie eine trockene Kehle verspüren, da dies eines der letzten Anzeichen der Dehydrierung ist, nicht das erste.

Wenn der Körper Wasser braucht, sendet er Botschaften über unterschiedliche Systeme aus, die sich als feine Symptome manifestieren. Das kann ein Kribbeln im Nasenraum sein oder erste Anzeichen von Erschöpfung. Die Symptome wirklichen Durstes sind individuell unterschiedlich, und Sie beginnen, sie zu erkennen, wenn Sie Ihrem Instinkt folgen. Es ist nicht schwer, wenn Sie einmal damit anfangen, denn der Nutzen – einschließlich eines Zuwachses an Energie – ist sehr greifbar. Und fürchten Sie nichts: Dem Instinkt zu folgen wird nicht bewirken, dass Sie ständig zur Toilette rennen, denn Ihre Blasenkapazität wird sich langsam vergrößern, wenn Sie mehr trinken.

Der Nutzen für das Gesicht besteht nicht allein darin, dass die erhöhte Wasserzufuhr zu den Zellen der Lederhaut diese anschwellen lässt. Es gibt vielerlei Sekundärwirkungen. Eine weitere ästhetische ist, dass man oft auch Gewicht verliert, wenn man mehr Wasser trinkt.

Dies ist eine unerwartete, jedoch willkommene Nebenwirkung, die daraus entsteht, dass Sie mit Ihrem Durstmechanismus in Beziehung treten. Wenn das Energieniveau im Körper niedrig ist, dann registriert das zentrale Steuersystem im Gehirn das Gefühl von Hunger und Durst gleichzeitig. Da wir von Kindheit an darauf programmiert sind, den Geschmack von Süßem mit Energie gleichzusetzen, greifen die meisten von uns bestenfalls zur Banane und schlimmstenfalls zum Keks. Nur indem Sie Wasser trinken statt einen Snack zu nehmen, wenn Sie Energiebedarf verspüren, wird Ihr Körper den erstaunlich feinen Unterschied zwischen Hunger und Durst erkennen lernen.

Wie durstig ist Ihr Körper?

Sie können durch eine sehr einfache Rechnung herausfinden, wie viel Wasser Ihr Körper an einem durchschnittlichen Tag braucht. Teilen Sie Ihr Gewicht in Kilogramm durch acht und runden Sie die Zahl auf. Wenn Sie zum Beispiel 60 Kilo wiegen, dann ergibt die Teilung siebeneinhalb und die Endzahl wäre acht. So viele Gläser benötigen Sie an einem Tag – das entspricht etwa zwei Litern.

Diese „Antwort" ist das Minimum an Wassermenge, die Sie an einem Tag mit normaler Aktivität bei kühlem Wetter brauchen. Wenn die Sonne scheint und Sie den Garten umgraben oder joggen, können Sie noch einmal die Hälfte dazu zählen.

Vergessen Sie nicht, dass man Wasser auch essen kann. Manche Rohköstler, die sich nur von Obst ernähren, trinken nichts aus Tassen oder Gläsern. Die meisten Früchte und Gemüse bestehen zu 90 % aus Wasser, und vier Früchte und vier Portionen Gemüse (etwas über ein Kilo Gewicht) können einen Liter Wasser liefern.

Wasserwerke

Wenn Sie Ihrem Körper Wasser zuführen, indem Sie mehr Wasser trinken, dann kann das Ihre Haut auf mehr als eine Weise verbessern:

Bei Menschen mit trockener bis normaler Haut regt es die Talgdrüsen zu vermehrter Fettproduktion an, wodurch mehr Feuchtigkeit eingeschlossen bleibt. Aber keine Angst, fettige Haut wird dadurch nicht fettiger.

Die Nieren werden wirksamer durchgespült, so dass weniger Toxine zur Hautoberfläche wandern.

Die Muskeln, im Gesicht und anderswo, werden kräftiger und beweglicher. Sie sollten zu drei Vierteln aus Wasser bestehen, und wenn sie nur 3 % davon verlieren, so verlieren sie 10 % an Kraft.

Das Bindegewebe verliert an Starre, wenn es bewässert wird, so dass die Gelatine, in der es sich gründet, beweglicher wird und Mimik weniger gefestigt erscheinen.

Flasche oder Leitung?

Befürchtungen über die Qualität des Wassers, das wiederholt das Leitungsnetz durchläuft, bevor es aus unseren Wasserhähnen sprudelt, haben einen Verkaufsboom für abgefülltes Wasser ausgelöst. In den vergangenen zehn Jahren haben sich die Verkaufszahlen für Mineralwasser in Deutschland ständig erhöht. Prinzipiell gibt es gute Gründe, Leitungswasser gegen abgefülltes einzutauschen. Es wurden schon Hunderte chemischer Schadstoffe in Leitungswasser festgestellt, davon am häufigsten Nitrate, Blei, Aluminium und Pestizide. Doch abgefülltes Wasser ist nicht immer so rein und einfach, wie es klingt.

Abgefülltes Wasser wird als Tafelwasser, Quellwasser oder natürliches Mineralwasser klassifiziert. Nur Letzteres stammt garantiert aus einer unverschmutzten unterirdischen Quelle und ist unbehandelt. „Quellwasser" ist normalerweise ebenfalls unterirdischen Ursprungs, muss jedoch nicht unbedingt vor Ort abgefüllt werden und kann durchaus behandelt sein, um Bakterien zu entfernen. Tafelwasser ist am ungenauesten definiert und kann eine Mischung aus Wasser unterschiedlichen Ursprungs sein, Leitungswasser eingeschlossen. Jedoch ist es normalerweise gereinigt und oft werden Mineralstoffe zugesetzt.

Glauben Sie aber nicht, dass Mineralwasser eine flüssige Nahrungsergänzung ist. Quell- oder Leitungswasser wird oft künstlich mit Kohlensäure versetzt; ein Verfahren, das dazu führen kann, dass sich Kohlenstoffmoleküle im Körper an Mineralien binden und ihm Nährstoffe entziehen. Selbst der Mineralstoffgehalt von echtem Mineralwasser ist gering und nicht unbedingt in gesundem Gleichgewicht. Wenn das Wasser zum Beispiel einen hohen Natriumgehalt hat, wirkt es auch leicht dehydrierend. Achten Sie bei den Angaben auf dem Etikett auf ein hohes Verhältnis von Kalzium zu Natrium. Kaufen Sie abgefülltes Wasser lieber in Glasflaschen, da aus Kunststoffflaschen chemische Verbindungen ins Wasser austreten können, wenn sie dem Sonnenlicht ausgesetzt werden.

Eine weitere Möglichkeit, die sich zunehmender Beliebtheit erfreut, ist das Filtern von Wasser. Die meisten Tischfilter, die aktivierte Kohlenstoff- und Ionenaustauschharze enthalten, entfernen Metalle, Chlor und Wasserhärte. Das Filtern entfernt aber zusammen mit den Verunreinigungen auch einige der natürlich vorkommenden Mineralstoffe wie Kalzium.

Filter entfernen auch das Chlor, das dem Leitungswasser zugesetzt wird, um Bakterien zu zerstören, daher müssen Sie darauf achten, dass Sie das Wasser nicht länger als einen Tag in der Kanne stehen lassen oder es einfrieren. Wechseln Sie auch regelmäßig den Filter, da sonst die schädlichen Rückstände, die im Filter hängen geblieben sind, wieder in die Kanne zurückgelangen können.

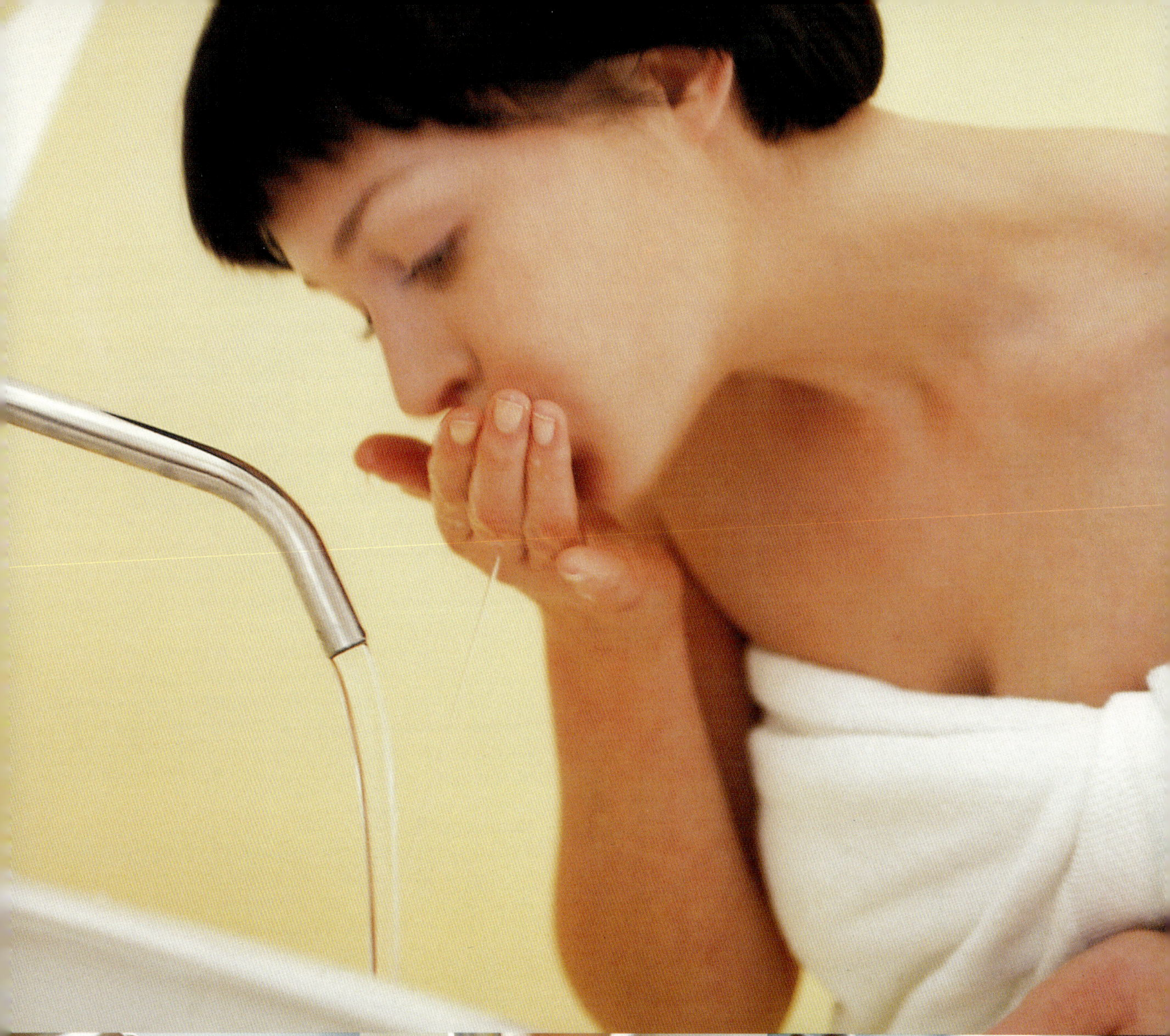

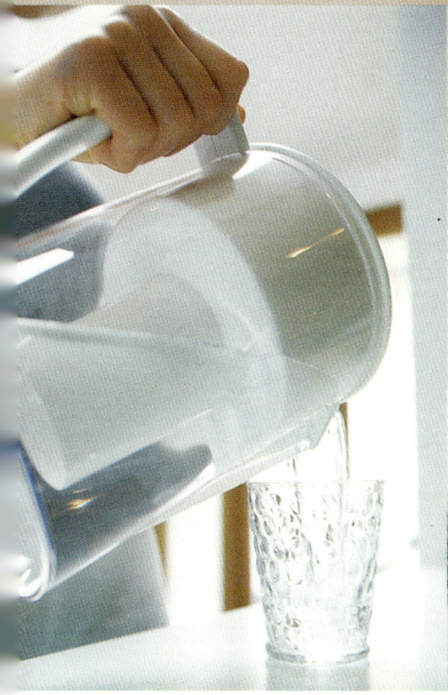

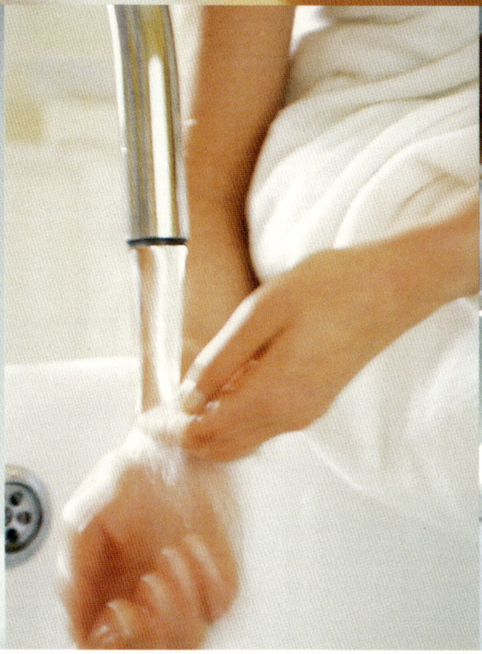

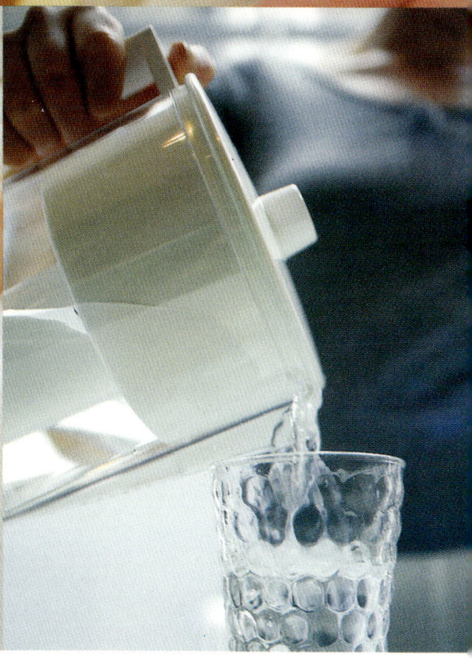

Die Flut eindämmen

Es ist die eine Sache, Wasser in den Organismus zu bringen, und eine andere, zu verhindern, dass es wieder hinaus gelangt. Eine bestimmte Menge muss natürlich den Körper wieder verlassen, um Toxine und Verunreinigungen hinaus zu tragen. Doch die heutigen Lebensumstände bewirken, dass zu viel Wasser entweicht. Zentralheizung, Klimaanlagen, Sonnenbäder, Flugreisen, Rauchen, Trinken und Diäten führen auf schnellem Wege zu Falten.

Sonnenschein

Wenn Sie die meiste Zeit des Jahres in den kühlen, düsteren Klimata des nördlichen Europa leben, danken Sie Ihrem Glücksstern. Vielleicht verlangt es Sie nach mehr Sonnenschein, doch der geht zu Lasten Ihrer Haut. Die warme Sonne erhöht die Verdunstungsgeschwindigkeit des Wassers aus der Oberhaut drastisch. Aber das ist noch nicht alles.

Ihre Strahlen setzen die Produktion freier Radikale auf der Hautoberfläche in Gang, die Lipide auf der Oberhaut oxydieren und ihre molekulare Struktur wird durcheinander gebracht. Nimmt man einen Apfel, schält ihn und lässt ihn im Licht liegen, so wird er braun. Gleichzeitig verliert seine oberste Fleischschicht an Substanz und Spannung, so dass sie schließlich schrumpelt. Das ist Oxydation in Aktion – und das Gleiche passiert mit sonnendurchfluteter Haut.

Insgesamt verursacht die Sonne 80 % der Veränderungen, die mit dem Altern in Zusammenhang gebracht werden. Suchen Sie also den Schatten, besonders wenn Sie trockene bis normale Haut haben. Wenn Sie nicht vermeiden oder nicht widerstehen können, sich in der Sonne aufzuhalten, dann brauchen Sie den Beistand von Vitaminen. Bei Krems, die die antioxydierenden Vitamine A, C und E enthalten, zeigte sich, dass sie freie Radikale bei Kontakt außer Gefecht setzen.

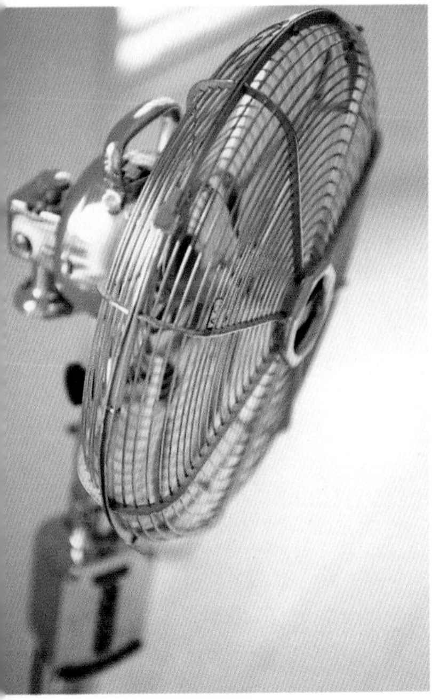

Krems, Sonnenschutzmittel, Blocker und Lotions, heutzutage unverzichtbare Kosmetika, schirmen die Haut tatsächlich von den zerstörerischen ultravioletten Strahlen ab. Je mehr Schutz sie jedoch inzwischen bieten, desto mehr basieren sie auf synthetischen chemischen Bestandteilen. Sie enthalten oft Substanzen wie Para-Aminobenzoesäure, die allergische Ekzeme hervorrufen kann; Stearylalkohol, der der Haut Wasser entziehen kann; mineralisches Öl, das das Atmen der Haut verhindert; Methylanthrasol, das aus Steinkohlenteer hergestellt wird und Ausschläge hervorrufen kann; Propylenglykol, das wegen nachteiliger Reaktionen langsam aus dem Verkehr gezogen wird; Alkohol, der der Haut Wasser entzieht; oder Courarin, das Kontaktdermatitis und – paradoxerweise – Lichtempfindlichkeit hervorrufen kann. Zu den am häufigsten registrierten Nebeneffekten handelsüblicher Sonnenschutzpräparate gehören, welche Ironie, Hautverbrennungen und Bläschenbildung.

Wenn Sie nur mäßigem Sonnenschein ausgesetzt sind und nicht sehr helle oder extrem trockene Haut haben, dann kann es ausreichen, ein natürliches Pflanzenfett mit Sonnenschutzeigenschaften anzuwenden. Die wirksamsten sind Jojobaöl, das einen Lichtschutzfaktor von 5 – 10 hat; Bienenwachs, das durch seine hohe Viskosität an der Hautoberfläche haftet, und Sheabutter, die zu 50 % aus Fett besteht, darunter essenzielle Fettsäuren, und daher eine gute Schutzversiegelung und Antoxydationsschutz bietet. Öle von Avocado, Hagebutte, Sesam und Weizenkeimen sind reich an antioxydierenden Vitaminen und bekämpfen daher auf natürliche Weise freie Radikale. Sie können sie auf ganz unterschiedliche Weise kombinieren und als Konservierungsstoff Vitamin E zusetzen, wie im folgenden Rezept.

Natürlicher Sonnenschutz

3 EL Weizenkeimöl, 2 EL Sesamöl oder Sheabutteröl, 3 EL Avocadoöl, 3 EL Jojobaöl, drei Kapseln Vitamin-E-Öl

Geben Sie alle Zutaten in ein Schraubglas, schrauben Sie den Deckel zu und schütteln Sie alles gut durch. Bewahren Sie das Öl im Kühlschrank auf, da Wärme- und Lichteinwirkung die antioxydierenden Eigenschaften zerstören. Tragen Sie es bei Sonnenhitze regelmäßig auf die Haut auf, aber sehen Sie es nicht als vollständigen Schutz an. Ein solches Öl hat einen Lichtschutzfaktor von 4 – 5 und ist daher eher ein Sonnenfilter als ein Blocker.

Rauchen

Nach der Sonne ist das Rauchen der größte Faltenbildner. Es dünnt die Haut um etwa 40 % aus, so dass Wasser viel leichter entweichen kann. Weiterer Schaden wird durch die chemischen Substanzen in Zigaretten angerichtet, die die Fasern im Kollagen und Elastin abbauen und damit den natürlichen Alterungsprozess imitieren und beschleunigen. Zigarettenrauch enthält außerdem eine Verbindung namens Benzopyren, die das Vitamin C zerstört, das zur Kollagenherstellung gebraucht wird, und voll von freien Radikalen ist, die die Haut verderben. Rauchen setzt auch die kleinen Kapillaren zu, die die Haut mit Nahrung versorgen, so dass ihr Nährstoffe und Sauerstoff entzogen werden. Schließlich wird durch das vom Rauchen angeregte Minenspiel – Augenblinzeln und Schürzen der Lippen – die empfindlichste Haut des Gesichtes gedehnt.

Zählt man diese Auswirkungen zusammen, dann ergibt sich, dass das Rauchen die Haut um 15 Jahre altern lässt, und die Wahrscheinlichkeit deutlicher Faltenbildung bei Rauchern fünfmal höher ist als bei gleichaltrigen Nichtrauchern. Die Lösung? „Einfach aufhören" ist leider die einzige. Wenn Sie es erfolglos versucht haben, dann verringern Sie wenigstens Ihren Zigarettenkonsum und erhöhen Sie dafür

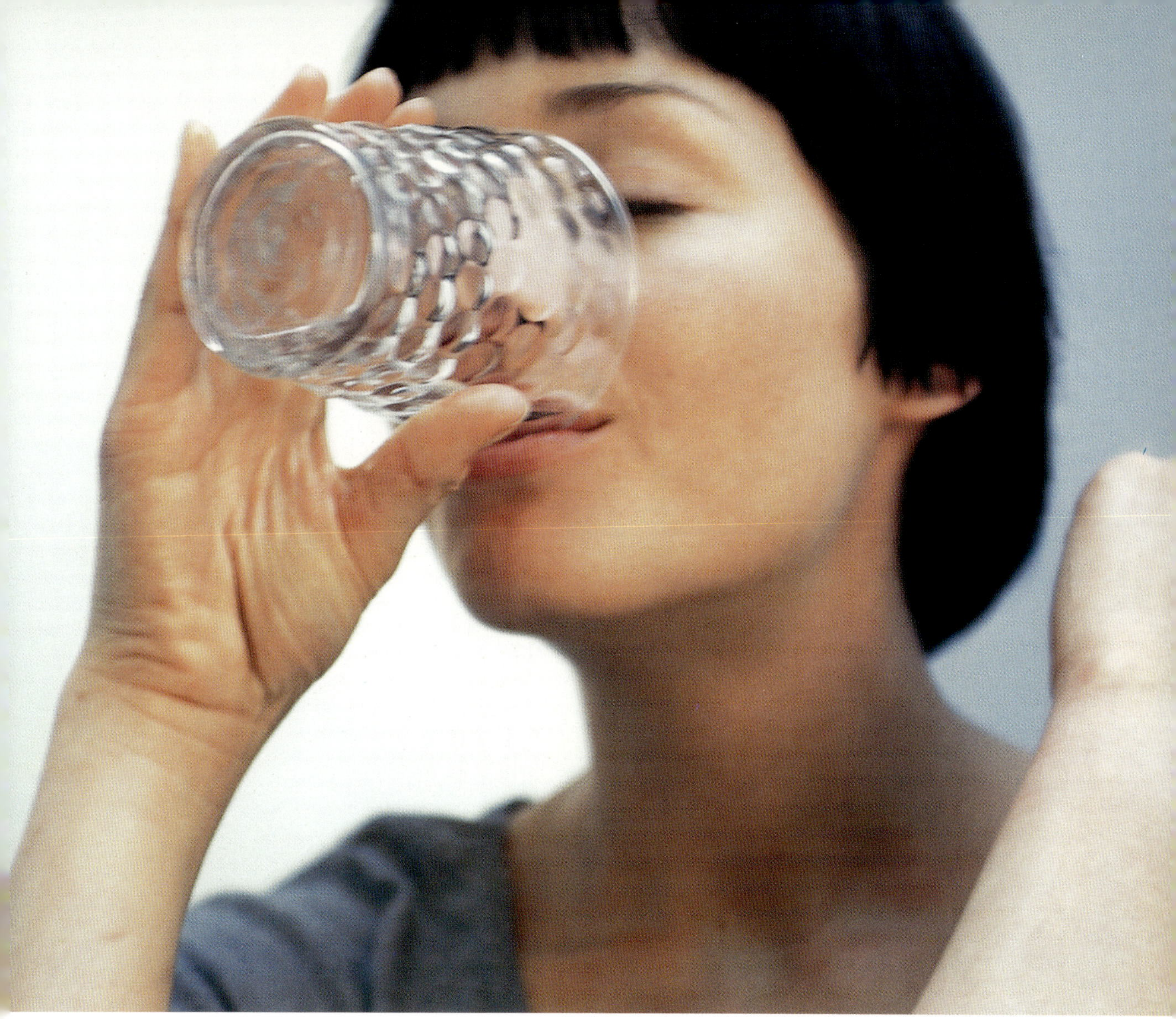

den Konsum von antioxydierenden Nährstoffen und Wasser, um einige der Auswirkungen einzudämmen.

Zentralheizung und Klimaanlage

Der Preis der Bequemlichkeit in Heim und Büro ist die Dehydrierung. Beide Systeme haben in Bezug auf die Temperatur entgegengesetzte Ziele, die feuchtigkeitsentziehende Wirkung auf die Luft ist jedoch die gleiche.

Drehen Sie zu Hause die Heizung in Maßen auf und verwenden Sie einen Luftbefeuchter, der eine Feuchte von ca. 80 – 85 % erreicht, was für die Haut genau der optimale Wert ist.

Alkoholgenuss

Denken Sie einmal daran, was Sie am Morgen nach einem Drink für ein Gefühl in Kehle und Kopf haben. Alkohol trocknet die Haut ebenso aus wie das innere Gewebe, das dann den unstillbaren Durst und die rasenden Kopfschmerzen erzeugt. Als harntreibendes Mittel bewirkt Alkohol, dass der Körper schnell Wasser verliert. Um dem Ganzen noch die Krone aufzusetzen, lässt Alkohol die roten Blutkörperchen zusammenkleben und verklebt dadurch die Kapillaren, so dass sie reißen können, wodurch im Gesicht rote Äderchen ausgebildet werden. Wie Zigaretten trägt auch Alkohol zum Altern der Haut bei, indem er dem Körper Sauerstoff und Vitamin C raubt.

Schlankheitskuren

Das Abnehmen ist zur nationalen Freizeitbeschäftigung geworden. Es wird geschätzt, dass mehr als 85 % der erwachsenen Bevölkerung unter 50 Jahre versucht hat, eine Schlankheitskur zu machen. Den meisten ist es nicht gelungen, dafür haben sie aber häufig ihrer Haut geschadet. Der häufigste Fehler ist, sofort alle Fette abzusetzen. Denn wie bereits erwähnt (siehe Seite 96) braucht die Haut eine regelmäßige Versorgung mit essenziellen Fettsäuren, damit sie feucht und geschmeidig bleibt. Schnelldiäten bewirken auch Muskelverlust, und das ist das Letzte, was man gebrauchen kann, wenn man Gymnastik (rund um das Gesicht oder anderswo) betreibt, um die Durchblutung zu fördern, Muskeln aufzubauen und die Hormone zu erhalten, die der Haut zuträglich sind. Schlankheitskuren mit Jojo-Effekt (bei denen man abnimmt, dann zunimmt, und wieder abnimmt usw.) trocknen auf lange Sicht die Haut aus und lassen sie altern.

Wenn Sie also Gewicht verlieren, jedoch Ihre Haut retten wollen, halten Sie mäßig Diät und bauen Sie Nüsse, Samen und fetten Fisch in Ihre Kost ein – und entschließen Sie sich, Ihr Zielgewicht zu halten, wenn Sie es einmal erreicht haben.

Schlagen Sie kräftig Wellen

Wie oft haben Sie jemanden sagen hören: „Also meine Großmutter/Großtante/Mutter hat nie etwas anderes an ihr Gesicht gelassen als Wasser und Seife, und sie hat eine schöne Haut für ihr Alter!“ Wahrscheinlich war es eher das Wasser als die Seife, das dafür gesorgt hat.

Wie die sprichwörtliche Pflanze profitiert auch das Gesicht sowohl von äußerer als auch innerer Bewässerung. Es kann nur eine kleine Menge an Flüssigkeit in die Oberhaut absorbiert werden, deren flache, sich überlappende Zellen maximal zu 20 % aus Wasser bestehen. Dennoch ist es ein sichtbarer Unterschied, wenn man ihre Absorptionskapazität voll auslastet. Das erreicht man am sichersten, billigsten und wirksamsten, indem man regelmäßig Wasser anwendet.

Wenn Sie Ihr Gesicht mit Wasser bespritzen, dann führt das nicht nur der Haut wieder Wasser zu, sondern regt auch die Durchblutung an. Sie können die Wirkung verstärken (wenn Sie sich trauen), indem Sie kaltes Wasser verwenden, oder kaltes und warmes im Wechsel. Manche schwören auf ein tägliches Eintauchen in eiskaltes Wasser. Probieren Sie dies jedoch nicht aus, wenn Sie sehr helle, empfindliche Haut haben, da Sie mit roten Äderchen reagieren könnten. Nachdem Sie Ihr Gesicht bespritzt haben, tupfen Sie nur die herablaufenden Tropfen ab und tragen eine Wasser-in-Öl-Feuchtigkeitskrem auf, um die Verdunstung zu begrenzen.

In Bezug auf das verwendete Wasser müssen Sie allerdings wählerisch sein. Es mag zwar allseits verfügbar sein, jedoch gibt es viele verschiedene Varianten von Wasser. Hartes Wasser, das Kalk und kalkhaltige Ablagerungen enthält, löst einige der Lipide auf der Hautoberfläche auf und stört den Säuremantel, der sie vor bakterieller Invasion schützt. Im Idealfall hat die Haut einen pH-Wert von 5–6, aber die Rückstände in hartem Wasser können ihr alkalisches Niveau erhöhen, wodurch sie starr und unelastisch wird.

Lossprühen

Entfernen Sie sich von Ihrem Badezimmer, dann braucht Ihr Gesicht ein tragbares Bewässerungssystem und, wie passend, Sie bekommen ein solches im Gartengeschäft. Eine kleine Blumenspritze aus Plaste tut ihren Dienst genauso gut wie irgendeines der hübsch verpackten Gesichtsbefeuchter-Aerosole, die man in Kosmetikläden erhält.

Füllen Sie die Blumenspritze mit destilliertem oder abgefülltem Quellwasser und fügen Sie bis zu drei Tropfen ätherisches Öl hinzu. Passenderweise wirken solche aus Blüten, wie Jasmin, Rose und Lavendel gut.

Seifengeschichten

Regelmäßiges Bespritzen spült zwar einige Oberflächenbakterien und Schmutz ab, doch um ganze Arbeit zu leisten, brauchen Sie tatsächlich wie Ihre Großmutter Seife. Zum Glück ist die Seife nicht mehr das, was sie mal war. Mit einem pH-Wert von 8 % und einem Fettgehalt von nur 2 % trocknet Haushaltseife die Haut zu stark aus und kann genau die Schuppung und Reizung der Haut verursachen, die früher als „Hausfrauenekzem“ bezeichnet wurde. Die American Medical Association warnt vor dem allergenen Potenzial vieler Reinigungsmittel und empfiehlt Wasser und Seife, allerdings mit dem Hinweis, dass Seife die Haut austrocknet.

Es gibt jedoch heute eine große Auswahl an rückfettenden Seifen (oft als „für empfindliche Haut“ vermarktet), die Substanzen wie Kakaobutter oder Olivenöl enthalten und das Fettniveau auf bis zu 15 % erhöhen können. Glyzerinseife hat mehr Fett als normale Seife und nutzt die Fähigkeit des Glyzerins, Feuchtigkeit zu erhalten.

Als weitere Möglichkeit, wenn Sie sich mit Wasser waschen möchten, können Sie aus den vielfach angebotenen Waschstücken oder Flüssigkeiten wählen. Sie werden mit einem alkalisch-sauren Gleichgewicht hergestellt, das dem der Haut viel näher ist als das normaler Seife und sie enthalten feuchtigkeitsspendende Inhaltsstoffe, um die Auswirkungen der dehydrierenden Wirkstoffe auszugleichen.

Behalten Sie’s für sich

Wenn Sie sich von innen und außen bewässern, dann sollten Sie natürlich diese Feuchtigkeit so gut wie möglich festhalten. Aus Öl und Wachs hergestellte Salben sind eine leichte Lösung für trockene bis normale Haut, da Sie eine einfache Variante davon selbst herstellen können, ohne die chemischen Konservierungsstoffe, die in handelsüblichen Feuchtigkeitsmitteln benötigt werden, um die Infektion des Wassers zu verhindern.

Hautschutz

20 g Bienenwachs, 80 ml Mandel oder Macadamianussöl, 2 Tropfen ätherisches Rosenöl

Sie können fast jedes ätherische oder Pflanzenöl verwenden. Die genannten sind nützlich, weil Macadamia ein reichhaltiges, schützendes Öl ist und Rose schwache Kapillaren unterstützt. Am wichtigsten ist aber, die Anteile der festen und flüssigen Fette und die Schmelztechnik richtig zu erreichen.

Erhitzen Sie Wasser in einem Doppeltopf. Wenn das Wasser brodelt, geben Sie Bienenwachs und Pflanzen- oder Nussöl in die obere Abteilung. Wenn das Bienenwachs vollständig geschmolzen ist, nehmen Sie den Topf vom Herd und schlagen Sie die Salbe, bis sie dick zu werden beginnt und sich auf 40–45 °C abgekühlt hat (Sie können ein Kochthermometer zur Kontrolle verwenden). Lassen Sie nun das ätherische Öl hineintropfen und schlagen Sie die Masse kräftig.

Geben Sie die Masse in Gläser und bewahren Sie sie im Kühlschrank auf. Wenn Ihre Haut eher zu Fettigkeit neigt, ist Ihnen dies vielleicht zu klebrig. In diesem Falle versuchen Sie es mit 15 g Bienenwachs auf 85 ml Öl und wählen Sie zum Beispiel Distelöl.

Lippenlotion

20 g weißes Bienenwachs, 25 ml Olivenöl, 5 ml (1 TL) Jojobaöl, 1 Kapsel Vitamin-E-Öl, 3 Tropfen ätherisches Ringelblumenöl

Schmelzen Sie das Bienenwachs ein und mischen Sie es mit Olivenöl wie oben. Nehmen Sie es vom Feuer, setzen Sie die übrigen Zutaten hinzu und lassen Sie alles in einem kleinen Glas abkühlen. Ätherische Öle von Lavendel oder Geranium sind ebenfalls gut für trockene Lippen.

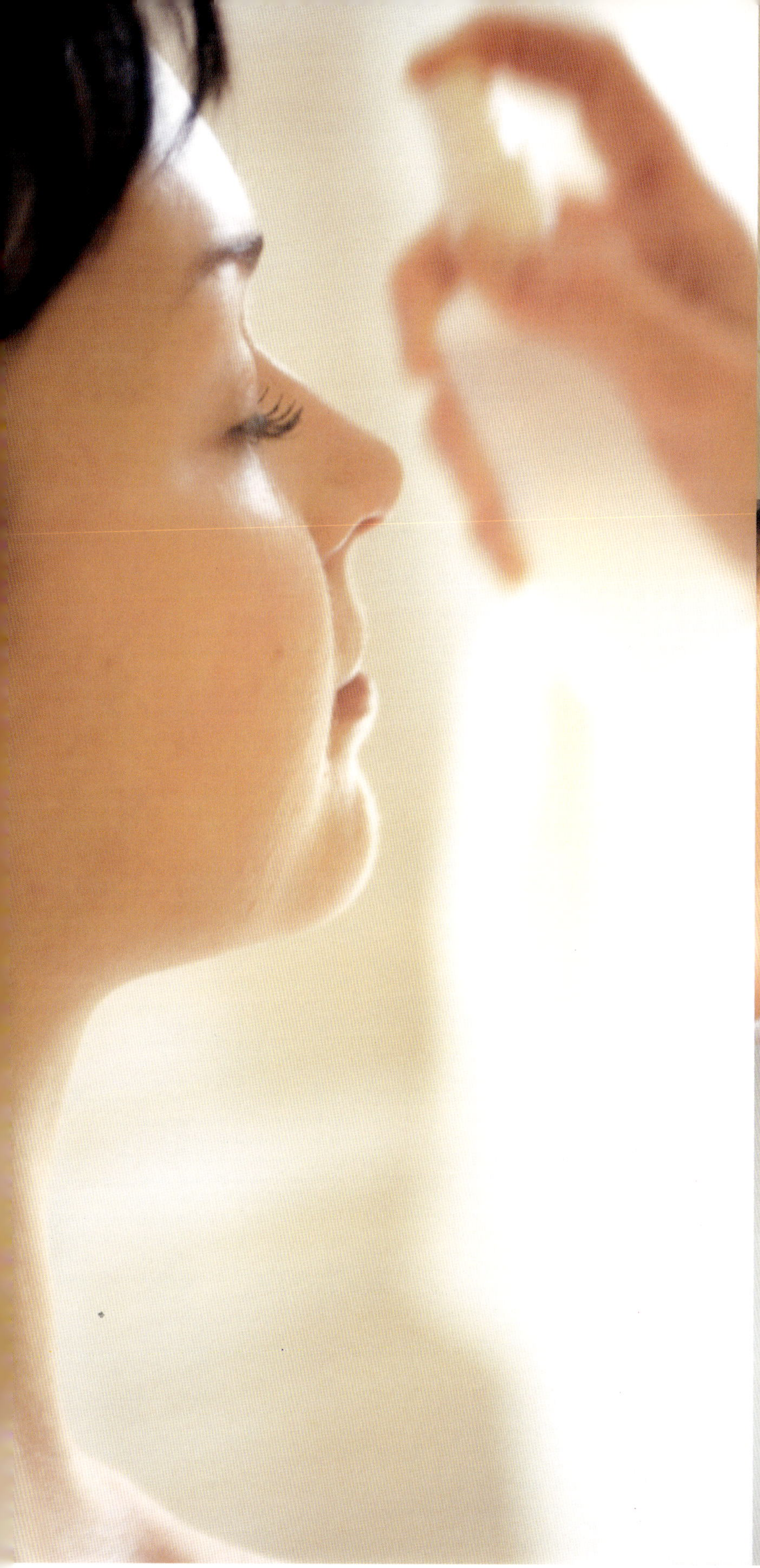

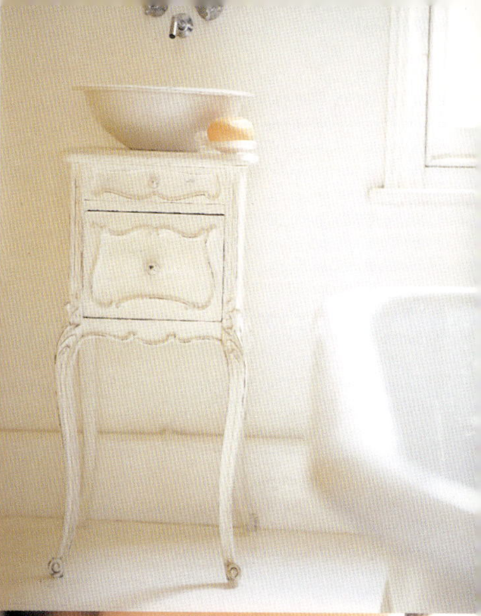

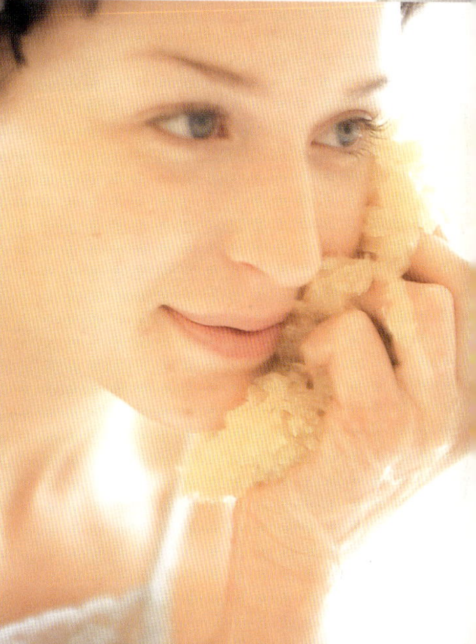

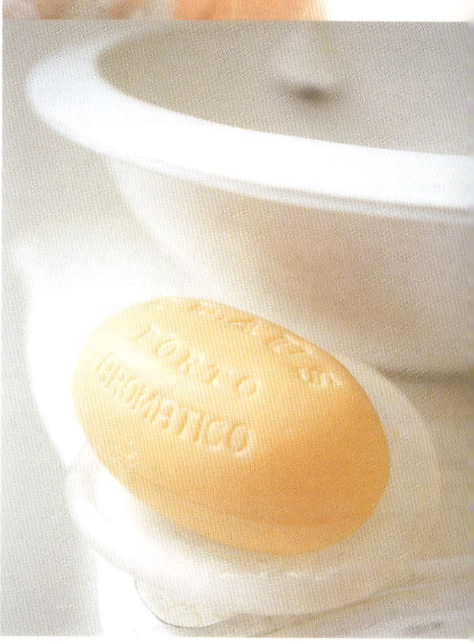

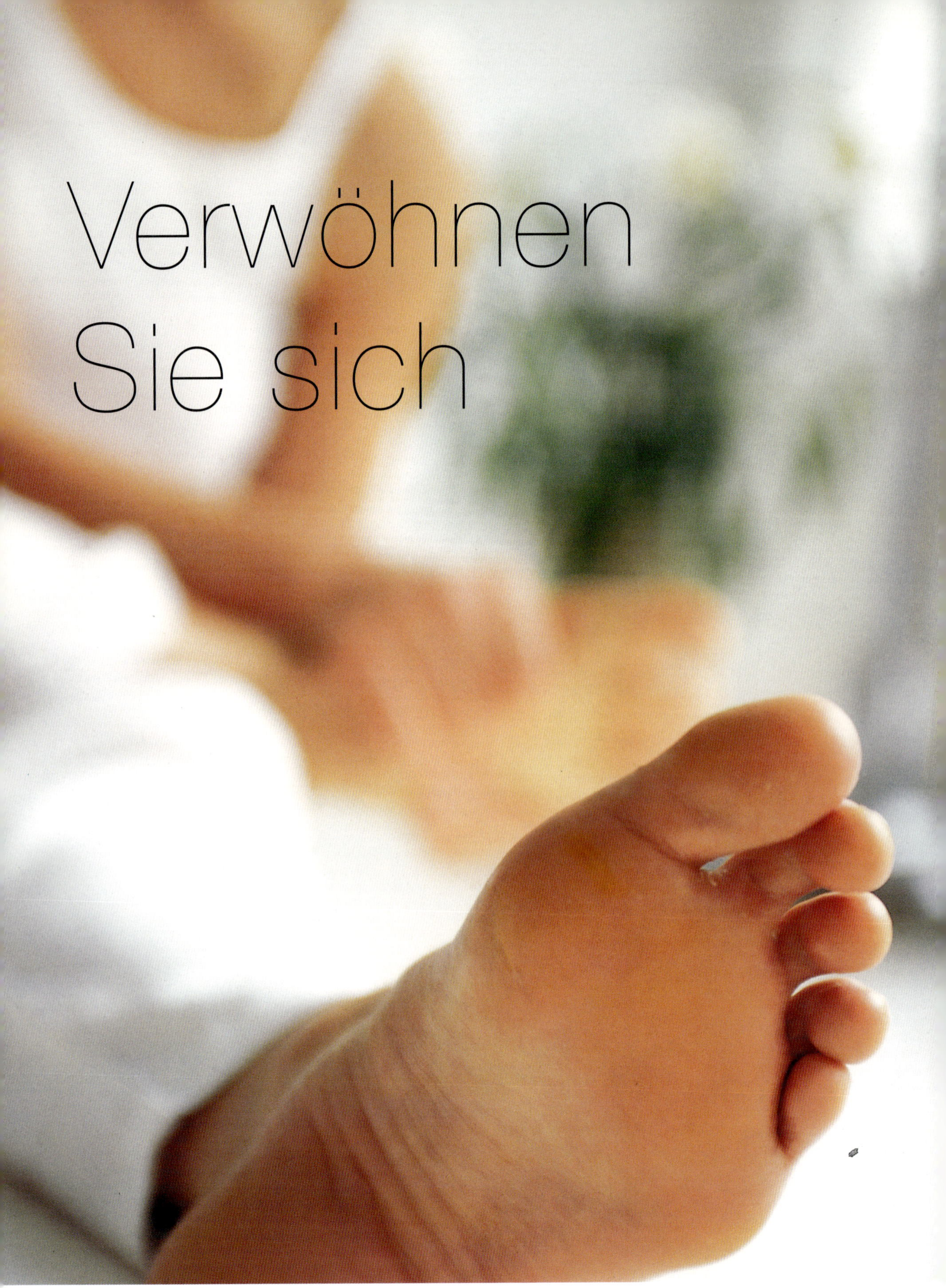

Verwöhnen Sie sich

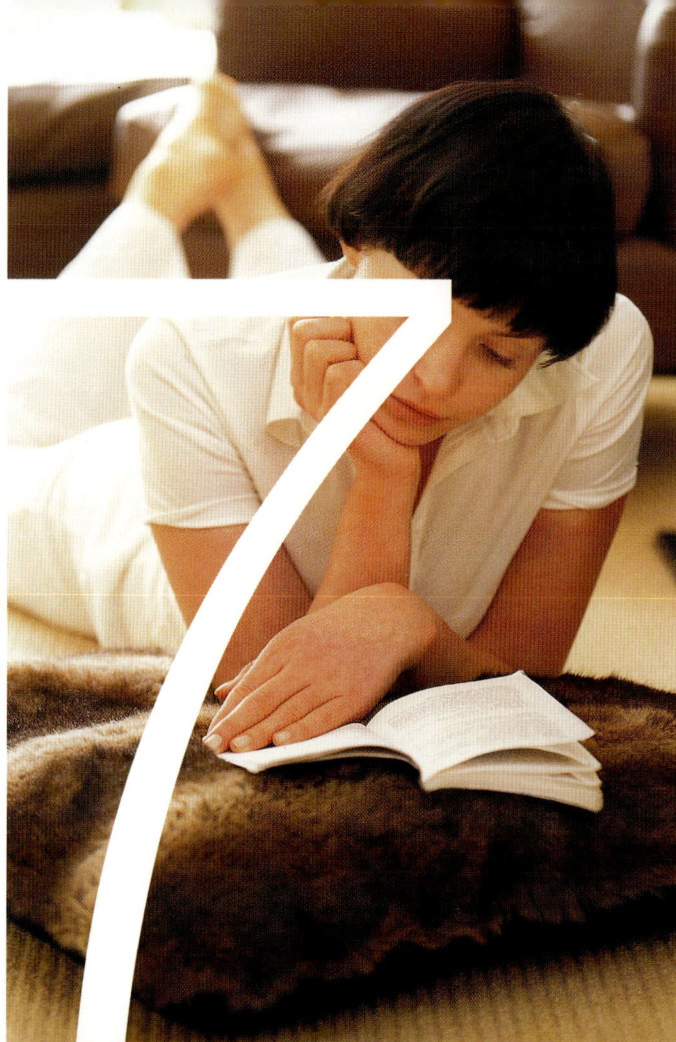

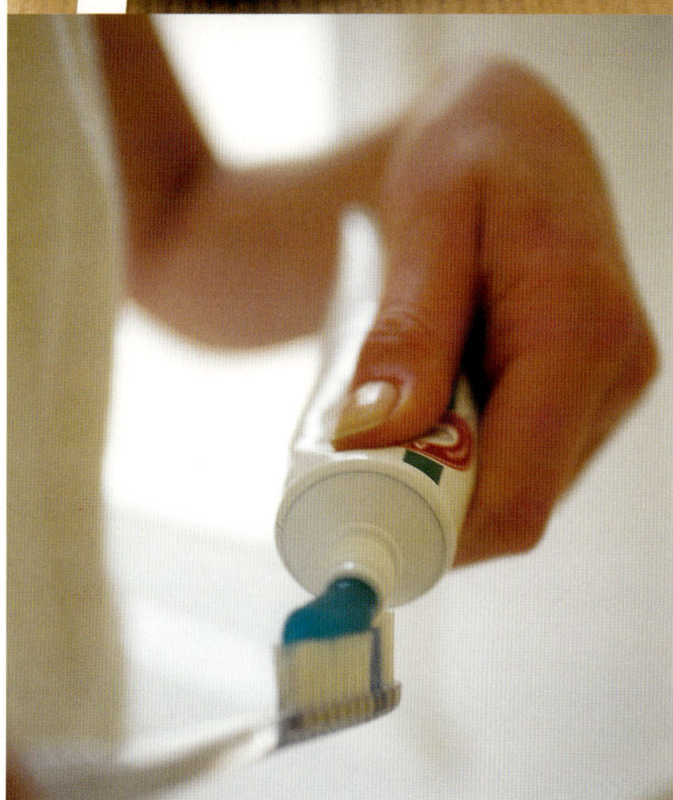

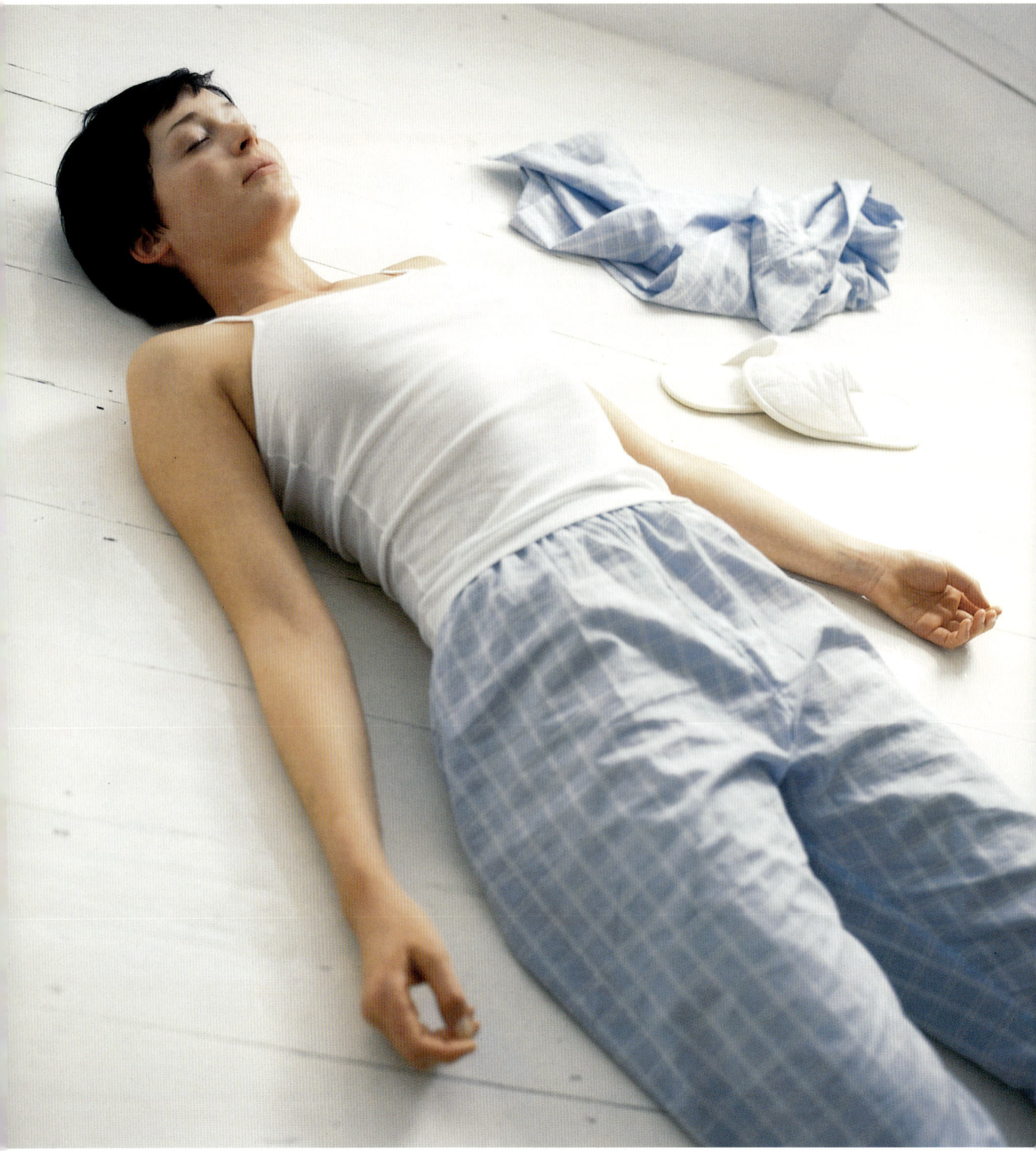

Lassen Sie sich gehen

Sie können Ihre Probleme nicht verbergen. Ihr Gesicht, das Sie ständig in der Öffentlichkeit zeigen, ist die erste Stelle, an der Stress registriert wird. Ob ein Kind mit seinen Matheaufgaben kämpft oder ein Erwachsener auf dem Weg zu einer wichtigen Sitzung im Stau stecken bleibt: die emotionale oder physische Qual wird sofort irgendwo zwischen Haaransatz und Hals in Form von Furchen und Knitterfältchen sichtbar.

Das Gesicht eines jeden Menschen reagiert ähnlich. Doch der unglückliche Unterschied zwischen Ihnen und dem Kind oder Teenager ist der, dass deren Haut sich geschmeidig wieder an ihren Platz zurückzieht, wenn das Problem verschwunden ist. Erwachsene Haut, der elastisches Gewebe fehlt, bleibt am Stress hängen und bettet ihn tief in der Lederhaut ein. Der Rückgang des Blutstromes und der Lymphdrainage zeigt sich nicht nur in einer Blässe und das Sie aufgedunsen ausschauen, sondern auch in einer langsameren Erneuerung der Hautzellen.

Nehmen Sie noch die allgemeineren Langzeitwirkungen von Stress dazu – erhöhter Blutdruck und erhöhte Cholesterinwerte, niedriger Stoffwechsel und Immunität, gestörtes Blutzuckerverhältnis und Depressionen – dann erkennen Sie, wie Stress ihren Körper um Jahre altern lässt.

Während die Folgen von Stress komplex sind, ist die Lösung einfach: Entspannen Sie sich. Aber wie? Es klingt so einfach, und doch gelingt es vielen von uns nicht, wahre Entspannung zu erreichen. Wir sinken in einem Sessel in uns zusammen, was unseren Rücken belastet; wir schalten den Fernseher an, was unsere Augen stresst; wir trinken einen Kaffee, was unseren Blutdruck nach oben treibt.

Die Anstrengung, sich zu entspannen, ist natürlich schon von der wörtlichen Bedeutung her ein Widerspruch. Wir brauchen Techniken, die uns helfen, Spannung nach unserem Willen zu lösen, sobald der Druck auftritt. Viele altbewährte und wirksame Techniken wie Yoga und Meditation können zu Hause erlernt und praktiziert werden. Meist ist alles, was Sie dazu brauchen, ein einfaches Hilfsmittel – ein Kissen, Räucherstäbchen, meditative Musik – und ein wenig Ruhe und Frieden. Andere erfordern die Anleitung durch eine professionelle Heilpraktikerin.

Manche Behandlungsmethoden, wie das Fingerspitzen-Facelifting, werden direkt im Gesicht angewendet. Andere, wie die Reflexologie, wirken über andere Körperteile auf das Gesicht ein. Wieder andere zielen auf eine ganzkörperliche Entspannung, die auf das Gesicht wirkt, indem sie das gesamte Nervensystem beruhigt. Ein Behandlungstermin ist vielleicht nicht gerade billig, aber kann man Seelenfrieden und ein strahlendes Gesicht mit Geld aufwiegen?

Helfen Sie sich also zu Hause selbst oder begeben Sie sich in die fähigen und beruhigenden Hände einer erfahrenen Heilpraktikerin. Welchen Weg Sie auch immer wählen, lernen Sie, sich zu entspannen, aufzuleben – und sich zu verjüngen.

Schlagen Sie dem Stress ein Schnippchen

Täglicher Stress ist für die meisten Menschen Bestandteil des Lebens, und ihre Reaktion darauf ist, sich damit abzufinden oder mit Stress umgehen zu lernen.

Bevor Sie sich also mit Spezialtechniken beschäftigen, versuchen Sie zunächst, den Stress in Ihrem Leben durch ein paar einfache, vernünftige Maßnahmen zu verringern – Maßnahmen, die Ihnen vielleicht auch Ihre Großmutter vorgeschlagen hätte, wenn Sie nur Zeit gehabt hätten, sich einmal hinzusetzen und ihr zuzuhören.

Schreiben Sie zunächst alles auf, was Ihnen Stress verursacht und erarbeiten Sie für jedes Problem eine Lösung. Ungelöste Zwangslagen, durch mangelnde Energie noch verstärkt, sind der Hauptgrund für Stress in unserem Leben. Es gibt immer eine Lösung, wenn man manchmal auch einen guten Freund oder Ratgeber braucht, der einem hilft, sie zu finden.

In unserer 24-Stunden-Gesellschaft, in der die Arbeitsteilung zwischen den Geschlechtern sich auflöst, ist der Mangel an Zeit eine immer häufigere Ursache für Stress. Wie soll man die Kinder nach der Schule zur Schaukel bringen, wenn man nach der Arbeit nach Hause eilen muss, um gleich mit dem Abendbrot weiter zu machen? Wie soll man Zeit zum Einkaufen für das Abendbrot finden, wenn man mit dem Partner über die Bezahlung der Rechnungen sprechen muss? Wie soll man noch Zeit für Sex haben, wenn man bis Mitternacht ferngesehen hat?

Um den Stress zu begrenzen oder gar zu beseitigen, der aus solchen Interessenkonflikten entsteht, nehmen Sie dies als Leitlinie: Prioritäten setzen, delegieren, beseitigen. Finden Sie heraus, was Ihnen wirklich wichtig ist und was Sie wirklich tun müssen oder wollen. Wie viele Aufgaben auf Ihrer Liste können andere für Sie erledigen? Streichen Sie die Einträge, die nicht unbedingt wichtig sind. Lassen Sie die Bettwäsche ungebügelt, kaufen Sie mal ein Fertiggericht oder zwei, sagen Sie die unwillkommene Einladung zum Besuch bei Verwandten ab. Dann stellen Sie vielleicht fest, dass Sie Zeit und Raum für wirkliche Entspannung haben.

Entspannen und aufleben

Will man einen völlig entspannten Zustand erreichen, dabei aber wach bleiben, so bedarf es zuerst bewusster Überlegung. Es ist jedoch wie mit dem Übungsvirus: Wenn Sie einmal erlebt haben, welchen täglichen Auftrieb es Ihnen gibt, dann wird es zu einer Gewohnheit, die Sie so leicht nicht brechen wollen werden.

Einige der wirksamsten Methoden bewusster Entspannung haben einen langen Entwicklungsweg über Jahrtausende hinter sich. Yoga, Meditation und Visualisierung gehören zu diesen Methoden, die als Einzeldisziplinen oder kombiniert in Ihrem eigenen Entspannungsprogramm ausgeübt werden können. Am besten lernt man sie alle zunächst mit einer Lehrerin, die Hinweise zu Feinheiten geben kann (zum Beispiel Atemmuster, zeitlicher Ablauf, Rhythmus und Haltung), die den Unterschied zwischen einer nützlichen Pause und einer tiefen Ruhe ausmachen. Wenn Sie dafür weder Zeit noch Geld haben, besorgen Sie sich eine Kassette oder ein Video zum Selbstlernen. Meditation (siehe unten) ist wahrscheinlich am besten für Versuche zu Hause ohne vorherige Anleitung geeignet.

Tiefenentspannung

Legen Sie sich mit einem Kissen unter dem Kopf flach auf den Rücken. Strecken Sie die Arme seitlich mit den Handflächen nach oben aus. Entspannen Sie Ihren Körper Stück für Stück. Beginnen Sie mit den Füßen, indem Sie die Zehen bewegen und dann loslassen; beschreiben Sie mit den Fußgelenken kleine Kreise und lassen Sie sie los. Spannen und entspannen Sie die Muskeln in den Waden, dann in den Oberschenkeln. Lassen Sie nun die Wirbelsäule in den Boden sinken und spüren Sie, wie Ihre Bauchmuskeln loslassen. Entspannen Sie die Hände nach dem gleichen Muster wie die Füße. Lassen Sie Ihre Arme, dann Ihre Schultern sich entspannen. Strecken und entspannen Sie den Hals.

Konzentrieren Sie sich nun auf das Gesicht. Ihre Stirn sollte sich völlig glatt anfühlen, die Augen geschlossen sein, der Mund entspannt und der Atem sollte ganz unten aus Ihrem Zwerchfell kommen. Atmen Sie langsam und tief ein. Halten Sie den Atem an. Atmen Sie langsam aus. Wiederholen Sie dies und konzentrieren Sie sich nur auf Ihren Atmen, bis sich Ihre Glieder schlaff und Ihre Augenlider träge anfühlen und Sie einen Unwillen spüren, sich auch nur einen Zentimeter vom Fleck zu bewegen.

Meditation

Sobald Sie aus dieser einfachen Stellung eine tiefe Ruhe erreichen können, nehmen Sie Meditation hinzu. Das bedeutet nicht, dass Sie auf der Stelle versuchen sollen, mit dem Wort „Om" in eine höhere Bewusstseinsebene abzuheben. Für den Anfang können Sie irgendein Wort oder einen Laut nehmen, der Ihnen gefällt; die wirksamsten Mantras sind meist ein- oder zweisilbige Wörter mit Betonung von vokalischen Lauten. Versuchen Sie es mit „neun"/„neun-oh" oder „I"/„I-ing". Der Sinn besteht darin, das Wort oder den Laut zu wiederholen, bis dadurch alle bewussten Gedanken aus Ihrem Kopf vertrieben sind.

Die Gedanken werden kommen und gehen; ignorieren Sie sie und kehren Sie immer wieder zu Ihrem Mantra zurück. Konzentrieren Sie sich auch auf Ihre Atmung, und endlich werden Sie die bewussten Gedanken loslassen, was zu einem physischen Loslassen führt. Die Schultern oder der Kiefer fallen oft zuerst herunter. Mit etwas Übung werden Sie das Gefühl haben, dass eine Menge Anspannung aus ihrem Gesicht fällt. Vielleicht bemerken Sie auch, dass Teile Ihres Körpers taub werden. Genießen Sie diese Gefühle, indem Sie das Mantra weiter in Ihrem Kopf nachhallen lassen.

Wenn es Ihnen hilft, nehmen Sie Visualisierung dazu. Denken Sie sich einen ruhigen Strom, in den Ihre Sorgen rinnen; eine warme rosa Glut, die Ihren Körper durchströmt, oder dass Ihre Spannung in einer Wolke über Ihrem Kopf wegtreibt – irgendein grafisches Bild, das Ihnen hilft, sich vorzustellen, dass Stress absorbiert und weggenommen wird. Sie benutzen dies als Entspannungstechnik und nicht als Religion oder politische Richtung. Tun Sie es daher, wann immer Sie können, so lange, wie Sie es sich leisten können, und Sie werden die Wirkungen immer mehr zu schätzen wissen.

Körperübungen

Körperübungen scheinen das genaue Gegenteil von Entspannung zu sein. Aber sie sind eine Abkürzung zur Entspannung. Denn Training kurbelt nicht nur Ihren Kreislauf an und erhöht die Blutzufuhr zur Haut (siehe Seiten 78 – 79). Es verbrennt auch die chemischen Rückstände von Stress im Körper und setzt die Produktion von Glückshormonen wie zum Beispiel Endorphinen in Gang, die Entspannung bewirken.

Wählen Sie die körperliche Aktivität, die Ihnen am meisten Spaß macht: Gehen, Laufen, Tennis, Reiten, Seilspringen oder Rad fahren.

Trainieren Sie regelmäßig, vorzugsweise an der frischen Luft, aber fassen Sie's nicht als moralischen (oder gar kosmetischen) Zwang auf – und übertreiben Sie nicht. Sonst neigen Sie eher dazu, aufzugeben und die Füße hochzulegen.

Diejenigen Leserinnen, die eher genusssüchtig und weniger athletisch veranlagt sind, werden erleichtert sein, zu erfahren, dass man wegen wohltuender Körperübung keinen Trainingsanzug überziehen und noch nicht einmal das Haus verlassen muss. Zwei nützliche Übungsformen, die oft übersehen werden, sind Lachen und Sex.

Lachen beschleunigt die Atmung, verbessert die Aufnahme von Sauerstoff aus dem Blut, lässt die Augen funkeln durch Anregung der Tränendrüsen, trainiert die Bauchmuskeln und bewegt die Gesichtsmuskeln auf eine Art, die die Durchblutung des Gehirns verstärkt – und verbraucht dazu 10 Kalorien pro Minute. Zehn Sekunden herzlichen Gelächters aus dem Bauch heraus kann Ihre Herzfrequenz auf das Niveau anheben, das durch zehn Minuten Rudern erreicht wird. Auf ähnliche Weise kurbelt Sex den Kreislauf an und löst das Freisetzen von Opiaten im Gehirn aus.

Obwohl sie ihre Wirkung durch äußerst unterschiedliche Mittel ausüben, haben Sex und Lachen doch eines gemeinsam: Sie bringen das parasympathische Nervensystem in Gang, lösen das Freisetzen von entspannenden Hormonen aus und führen danach zur Ruhe. Kann man von einer Form der körperlichen Aktivität, die Spaß macht, noch mehr verlangen?

Schlaf

Gibt es einen natürlicheren Zustand als das Schlafen? Neugeborene tun es bis zu 23 Stunden am Tag und ältere Menschen können ihm nachmittags unmöglich widerstehen. Viele Menschen verlieren jedoch irgendwann in den dazwischen liegenden Lebensjahren diese angeborene Fähigkeit, einfach einzuschlummern.

Das hat genauso viel mit unserem Lebensstil zu tun wie jede andere physiologische Veränderung, und daher können wir es ändern. Experten haben festgestellt, dass wir, je mehr sich die 24-Stunden-Gesellschaft durchsetzt, immer weniger schlafen. Einer Schätzung zufolge hat die Schlafzeit, die uns zur Verfügung steht, in den 90-er Jahren innerhalb von fünf Jahren um 25 Minuten abgenommen. Dieser Verlust zeigt sich im Gesicht stärker als anderswo: In Tränensäcken und dunklen Ringen unter den Augen, in herabhängenden Augenlidern oder ausgetrocknetem und blassem Teint.

Wenn Sie solche unerwünschten Züge aufweisen, dann seien Sie versichert, dass Sie nicht allein sind. Die Zahl derjenigen, die Hilfe gegen ihre Schlafprobleme suchen, ist niemals höher gewesen. Der Trend hat zu einem neuen Zweig der „Schlafmedizin" und zur Einrichtung spezialisierter Schlafkliniken geführt.

Das Schlafen ermöglicht dem Körper, zu entspannen und beschädigte und ermüdete Zellen zu erneuern. Befolgen Sie daher die folgenden Regeln, um Ihre Schlafquote zu erhöhen:

- Gehen Sie jeden Tag etwa um die gleiche Zeit schlafen und stehen Sie um etwa die gleiche Zeit auf.
- Meiden Sie Alkohol, Rauchwaren und koffeinhaltige Getränke vor dem Zubettgehen.
- Verbannen Sie alle Arbeitsunterlagen aus dem Schlafzimmer.
- Sorgen Sie dafür, dass das Zimmer gut durchlüftet wird.
- Nehmen Sie sich Zeit abzuspannen, bevor Sie ins Bett gehen.
- Verbrennen Sie ein beruhigendes ätherisches Öl im Zimmer.
- Meiden Sie abends schwere Speisen.
- Wenn Sie nicht schlafen können, lesen Sie, bis Ihnen die Augen zufallen. Wenn Sie sich dann hinlegen, nehmen Sie die Yoga-Grundstellung zur Entspannung ein, die Ihnen hilft, wieder einzuschlummern.

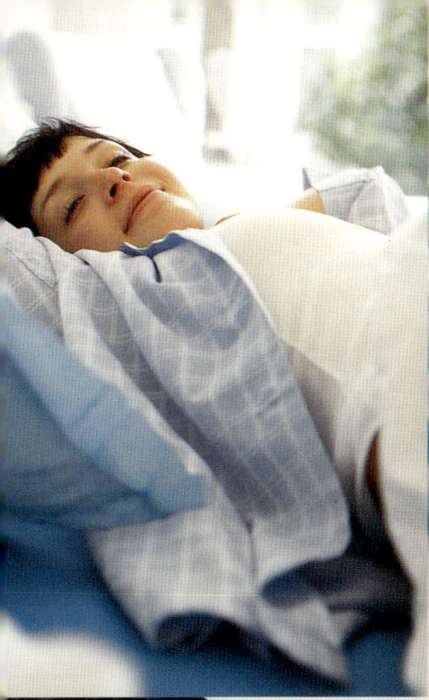
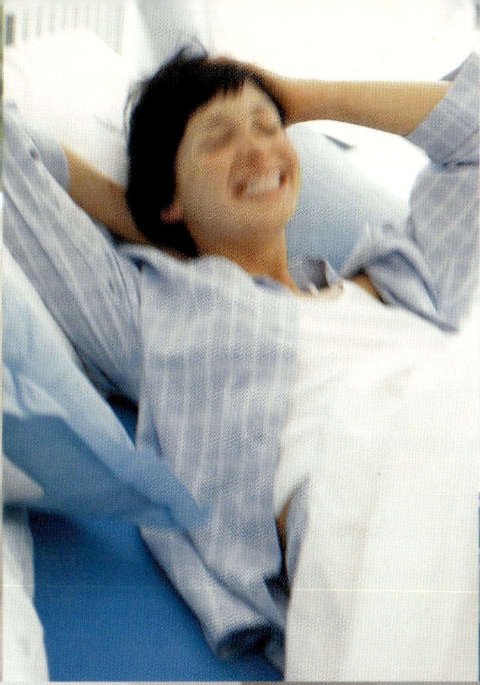
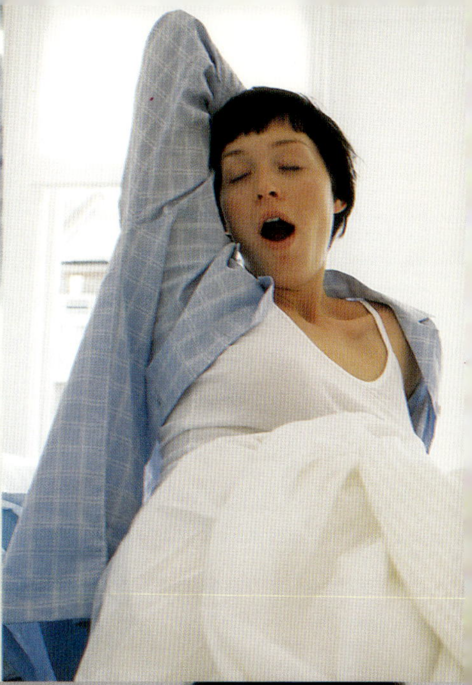
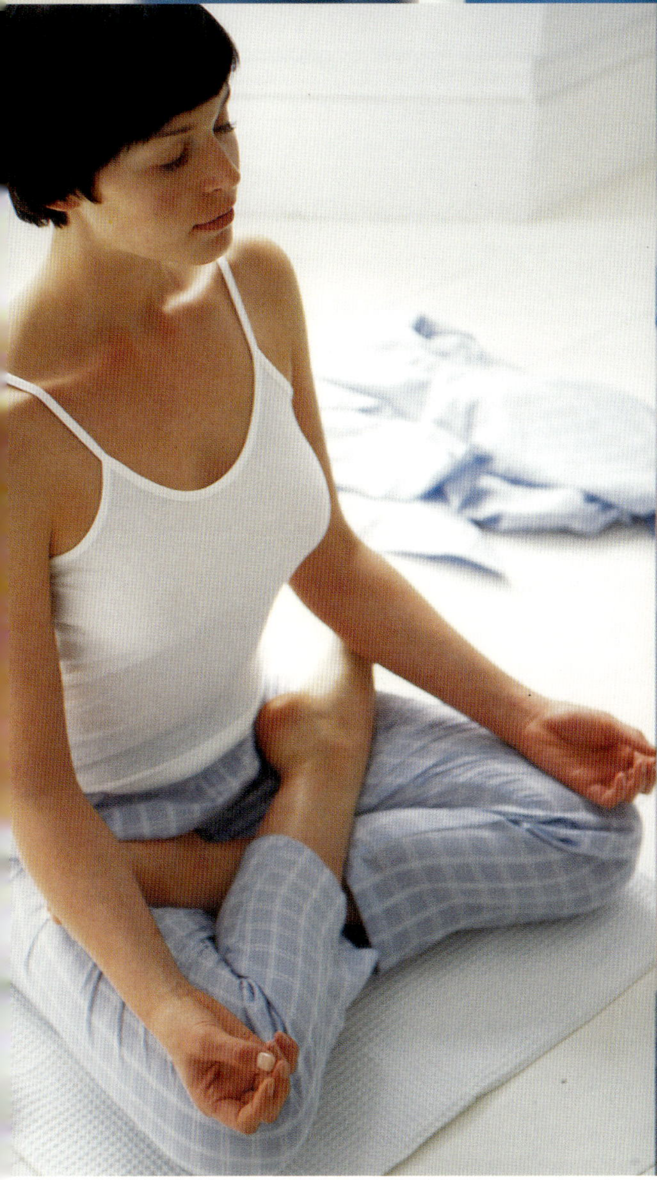
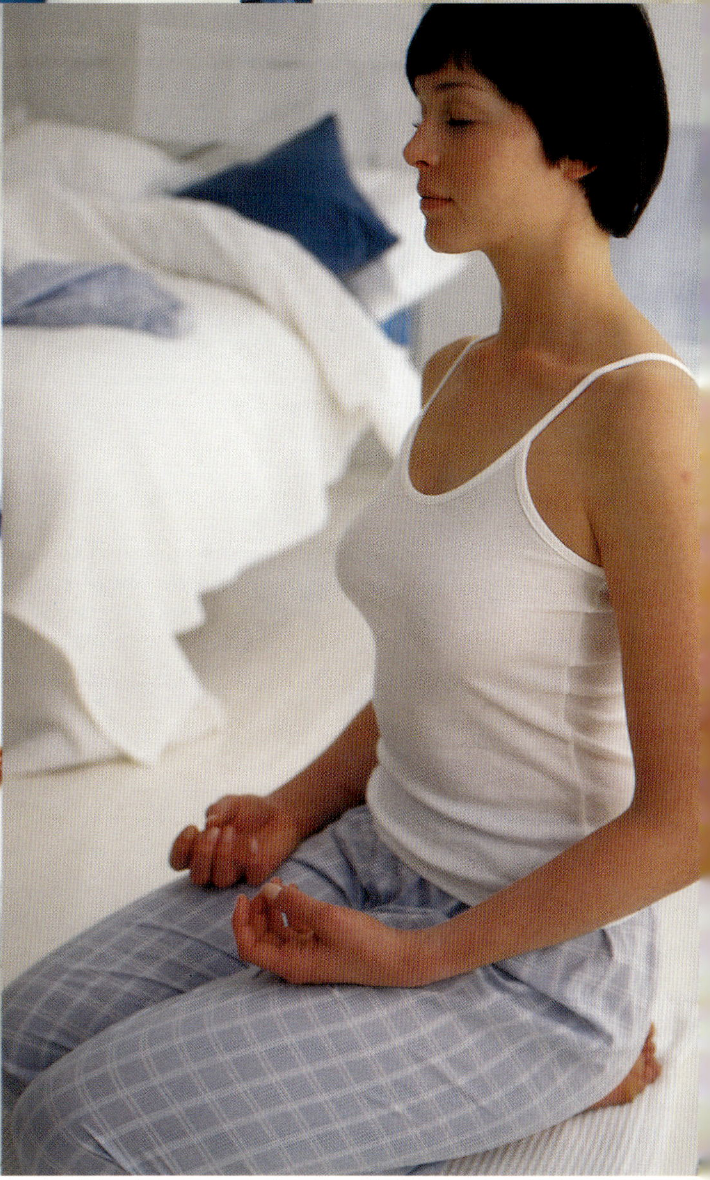

Professionelle Verwöhnung

Sie können selbst viel tun, um sich zur Entspannung zu verhelfen. Wie aber jedes Kind und jede Verliebte weiß, gibt es nichts entspannenderes, als sich in den vertrauten Händen eines anderen Menschen gehen zu lassen. Die folgenden Behandlungsmethoden können, wenn sie von einer ausgebildeten Heilpraktikerin ausgeführt werden, sowohl Ihre Stimmung als auch Ihr Gesicht verbessern.

Fingerspitzen-Facelifting

Das Fingerspitzen-Facelifting wurde als natürliche Alternative zu kosmetischer Chirurgie entwickelt. Als solche ist es nicht-invasiv und schmerzlos. Es ist außerdem überaus entspannend.

Wie der Name schon andeutet, sind bei diesem „Lifting" die Fingerspitzen der Therapeutin das einzige verwendete Instrument. Eine Art sehr sanfte Massage wird angewendet, um die Beweglichkeit im Bindegewebe zu verbessern, indem die Spannung in der Gelatine der Grundsubstanz gelöst wird, die den Zwischenraum zwischen den elastischen Fasern ausfüllt. Ist die Gelatine hart, dann, so meinen die Heilpraktiker, klebt die Haut an den Gewebeschichten fest, die die Muskulatur und den Knochen darunter umgeben. Die Beweglichkeit des Gesichtes geht zurück und Fältchen graben sich ein.

Indem sie die Haut behutsam bewegt, versucht die Heilpraktikerin, die Gelatine zu lösen und Muskeln und Bindegewebe zu lösen, wodurch der Teint belebt und weicher wird. Manche Heilpraktikerinnen beziehen Akupressur und manuelle Lymphdrainage in die Behandlung ein, um die Wirkung zu verstärken.

Ein gutes Fingertip-Facelifting kann Sie um Jahre erleichtern, indem es Sie von Stress befreit und Ihre Haut entspannter und geschmeidiger macht. Doch wie bei den meisten professionellen Behandlungen bedarf es auch hier mehrerer Behandlungstermine, damit die Wirkung einige Zeit anhält. Heilpraktiker weisen auch darauf hin, dass man viel Wasser trinken sollte, damit das Bindegewebe weich und gut mit Wasser versorgt bleibt, und dass man Gesichtsgymnastik ausüben sollte, um die neu erworbene Muskelbeweglichkeit zu erhalten.

Akupressur

Akupressur basiert auf denselben Prinzipien wie Akupunktur. Beide Systeme beruhen auf der Auffassung, dass Energie, die man „chi" oder „qi" nennt („ki" gesprochen), entlang unsichtbarer Energieleitbahnen durch den Körper fließt, die man Meridiane nennt. Auf diesen Bahnen befinden sich verstreut wie Stationen an einer Eisenbahnlinie „Akupunkte". Wenn es in einem Punkt eine Blockade gibt, kann die Energie nicht fließen. In ähnlicher Weise verursacht dies auch auf der Bahn Probleme, so dass sich das Problem überall im Körper ausbreitet, bis die Blockade aufgelöst wird.

Der einzige Unterschied zur Akupunktur ist, dass der Fluss durch diese Punkte nicht durch das Anstechen mit Nadeln stimuliert wird, sondern dass die Akupressur durch Fingerdruck wirkt.

Indem sie eine gute Blutzirkulation fördert und Stress löst, kann sie die Haut beleben und dazu beitragen, Tränensäcke unter den Augen und Falten rund um die Augen und auf der Stirn zu verhindern. Sie kann auch Kopfschmerzen und Migräne auflösen, die ebenfalls so manche zerfurchte Stirn verursachen.

Bei einer professionellen Behandlung konzentriert sich die ausübende Heilpraktikerin vielleicht auf Pressurpunkte, die ziemlich weit vom Gesicht entfernt liegen, da diese über die Meridiane verbunden sind. Da das Gesicht aber am „Ende" des Körpers liegt, ist es auch Anfangs- und Endpunkt für viele Meridianbahnen und hat viele Akupunkte, die Sie auch selbst erreichen können.

Wenn Sie also ein oder zwei Behandlungen hinter sich haben, sollten Sie in der Lage sein, das System so zu anzupassen, dass Sie es zu Hause an Ihrem Gesicht anwenden können. Sie werden nicht die vollständige Wirkung erreichen, aber Sie werden den Nutzen spüren und, was noch wichtiger ist, sehen.

Eigenbehandlung

Was Sie benötigen, sind 5–10 Minuten, die nur Ihnen gehören. Stellen Sie den Anrufbeantworter an, entfernen Sie Make-up und Kontaktlinsen und setzen Sie sich vor einen Spiegel. Bearbeiten Sie die Hauptakupunkte, die in nebenstehendem Bild gezeigt werden, und gehen Sie dabei vom Haaransatz aus zum Hals hinunter.

Die Punkte fühlen sich wie leichte Dellen unter der Haut an und können weicher oder haftender als das umliegende Gewebe erscheinen. Sie sind ziemlich leicht auszumachen, denn alle haben einen Bereich, in den die Fingerspitze leicht hineinpasst. Üben Sie leichten bis mittleren Druck aus, idealerweise 1,5 kg; wie sich das anfühlt, können Sie herausfinden, indem Sie zuerst die Personenwaage verwenden. Führen Sie leicht kreisende Bewegungen aus, ohne die Haut zu dehnen oder zu ziehen. Für leichtere Berührung setzen Sie den Mittelfinger ein, da er schwächer als der Zeigefinger ist.

Es gibt im Gesicht- und Halsbereich viele Akupressurpunkte; es erleichtert aber Ihre Eigenbehandlung, wenn Sie sich auf die zehn Hauptpaare von Einzelpunkten konzentrieren, die hier gezeigt werden. Wählen Sie diejenigen, die in den oder um die Zonen herum liegen, wo sich Furchen, Fältchen oder andere Alterserscheinungen zeigen und befolgen Sie folgende Regeln:

- Reiben und schütteln Sie Ihre Hände, um sie zu erwärmen und zu sensibilisieren.
- Steigern und verringern Sie zu Beginn und Ende jeder Bewegung den Druck langsam.
- Drücken Sie maximal sieben Sekunden lang. Wenn es sich unangenehm anfühlt, dann ist dort wahrscheinlich eine Blockade vorhanden und das unangenehme Gefühl sollte mit der Zeit verschwinden. Hören Sie aber auf, wenn Sie Schmerzen verspüren.

Wo Ihre Haut Falten zu zeigen beginnt, behandeln Sie die entsprechenden Punkte dreimal bei jeder Behandlungssitzung.

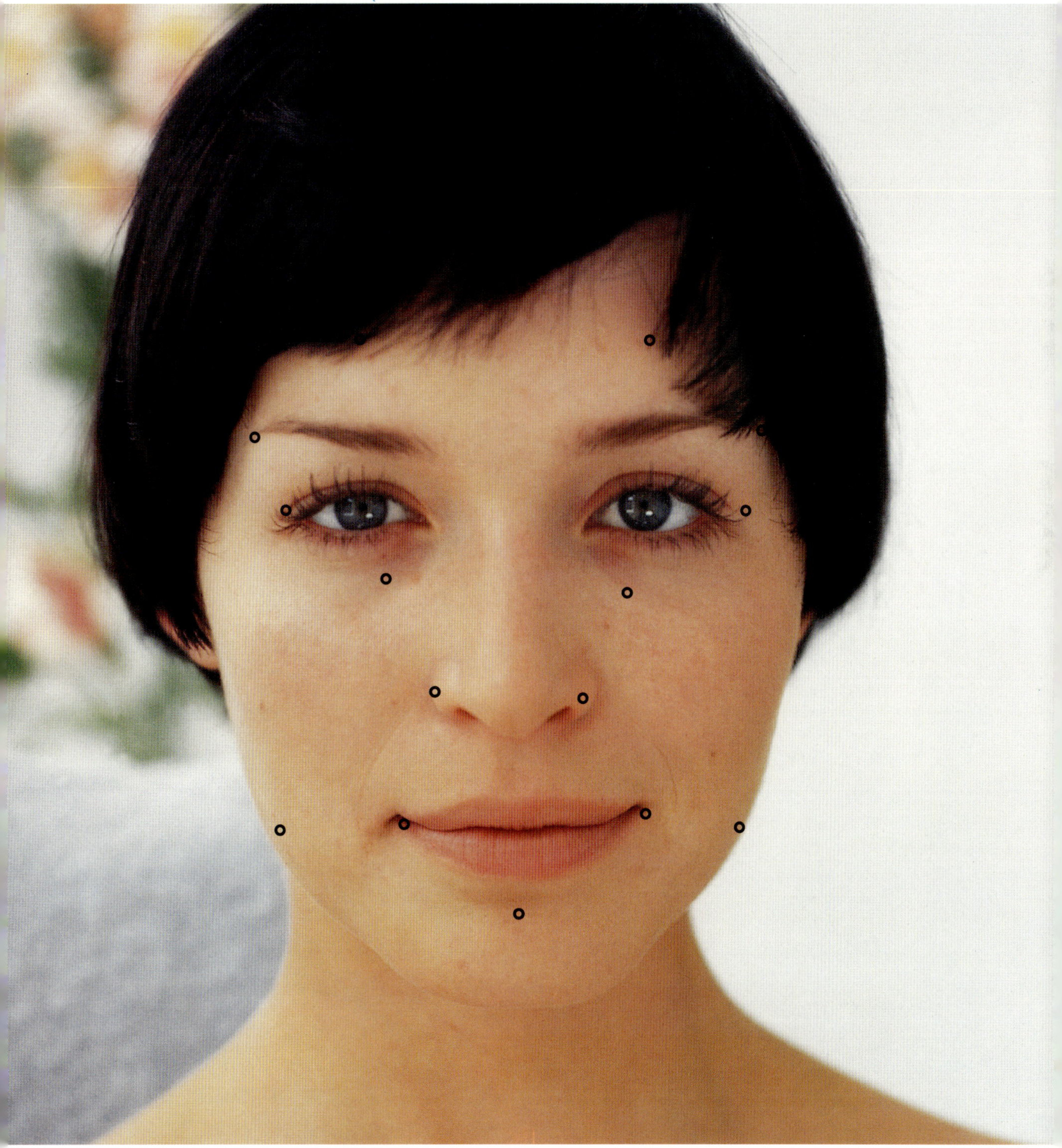

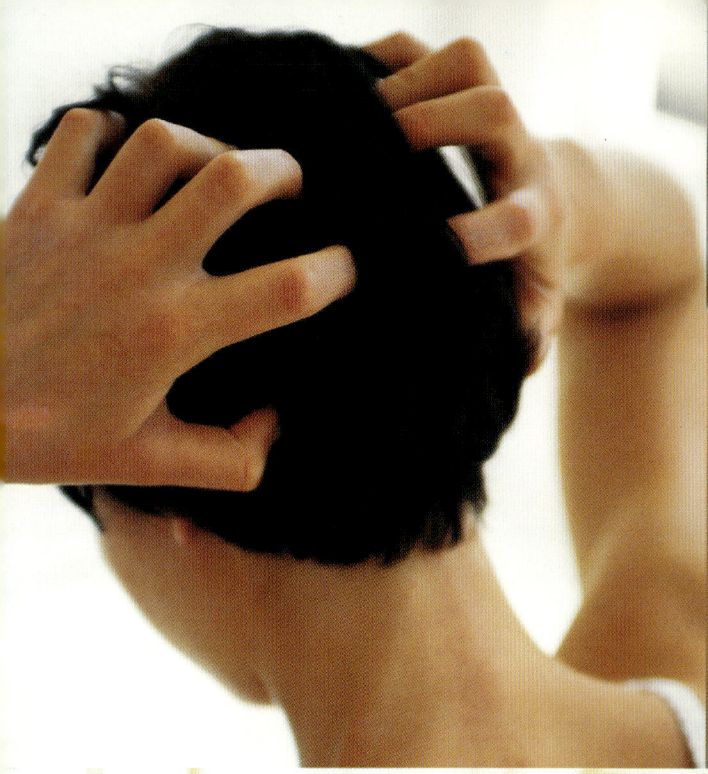
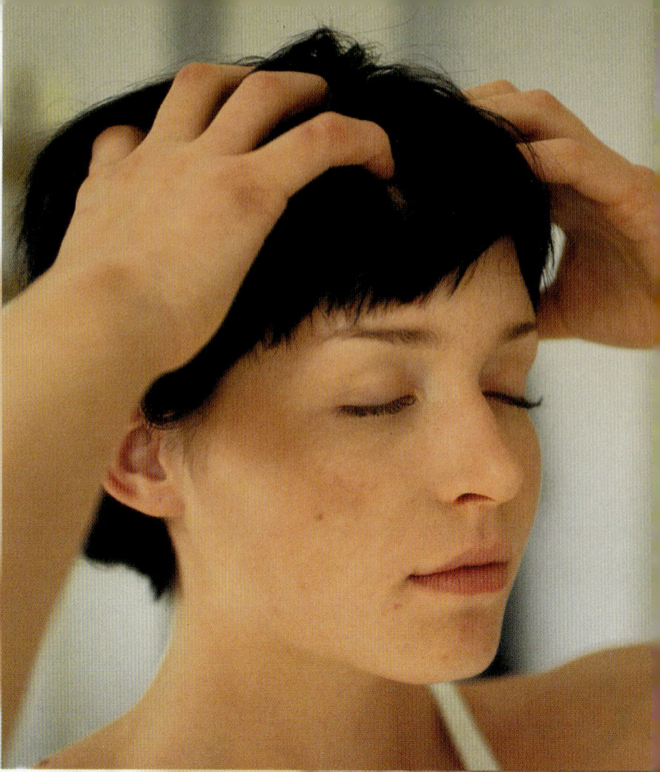
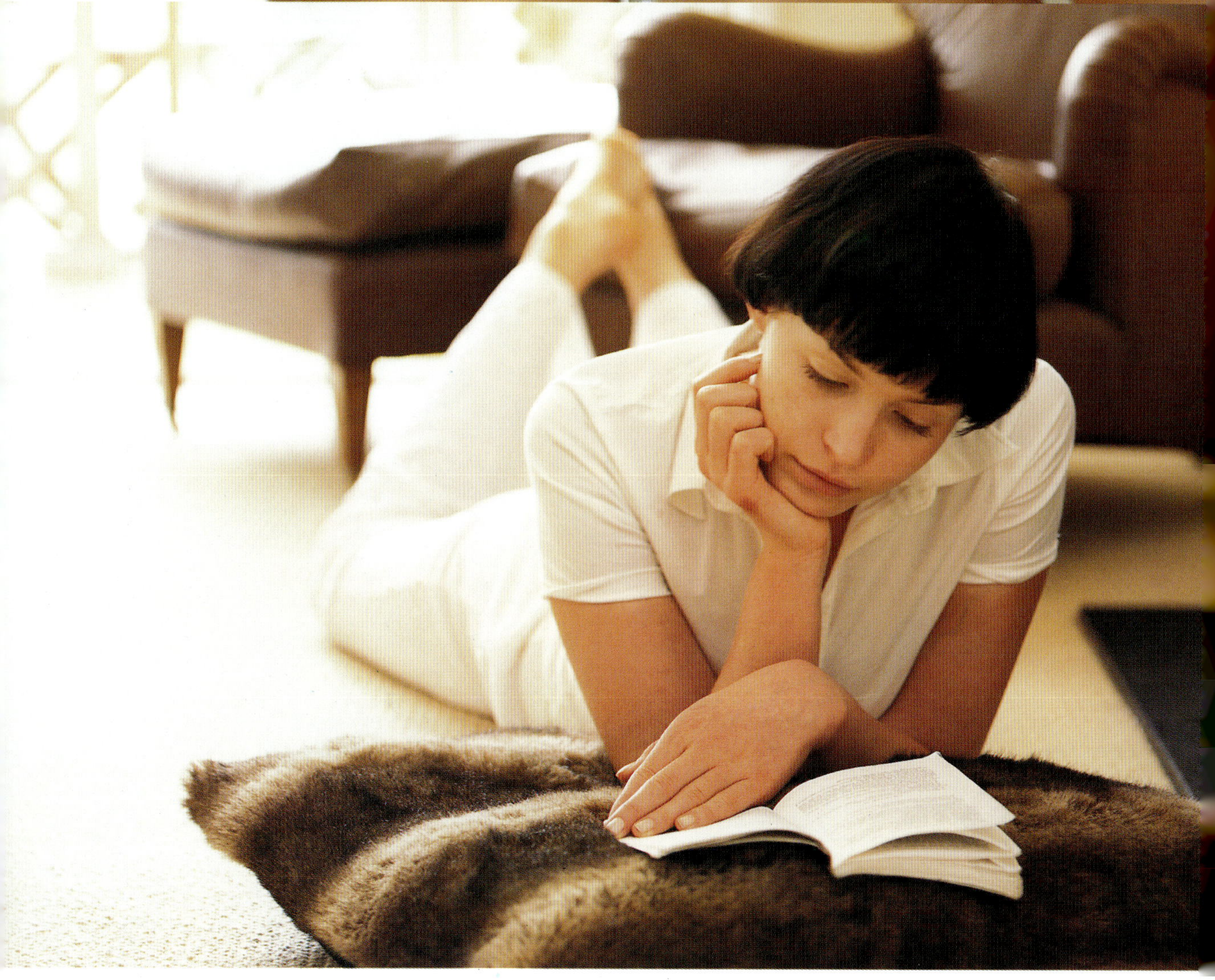

Ayurvedische Massage

Die uralte Heiltradition des Ayurveda, auf Deutsch etwa „Wissen vom Leben", wird in ihrer indischen Heimat als Entwurf für gesundes Leben angesehen. Sie umfasst alle Bereiche des körperlichen und geistigen Lebens und soll dem ganzen Körper Harmonie und Vitalität verleihen.

Das erreicht sie, indem sie viele natürliche Verfahren einschließt, wie Naturheilkunde, Entgiftung, Ernährungsvorschriften, Yoga und Meditation. Die ayurvedische Medizin kennt drei Kräfte, die den Körper durchströmen: Vatha, Pitta und Kapha (grob übersetzt als Wind, Feuer und Schlamm). Diese drei „Biokräfte" werden Tridosha genannt und sind Grundlage für Diagnose und Behandlung.

Die Heilpraktikerin bestimmt Ihren Konstitutionstyp und den derzeitigen Stand des Gleichgewichtes, indem sie „die Pulse" nimmt – ein System von 12 Positionen auf beiden Pulsschlagadern an jedem Handgelenk – die ihr Einblick in das Verhältnis der drei Biokräfte in Ihrer Gesamtkonstitution und verschiedenen Organen geben. Sie kann auch eine Sichtanalyse vornehmen, die Zunge, Fingernägel, Augen, Gesicht und Haut einbezieht.

Die Behandlung kann aus Massagen mit geeignetem Öl und pflanzlichen Präparaten bestehen. Eine Technik, die dem Gesicht sehr zugute kommt, ist Shioradara, wobei einer Kopfmassage (siehe unten) ein Guss von warmem Öl auf die Stirn folgt. Es fließt in einem gleichmäßigen Strom bis zu eine Stunde lang und hat eine einzigartig entspannende Wirkung. Für akute oder kurzzeitige Hautprobleme können ayurvedische Pflanzenpräparate sehr wirksam sein, müssen aber stets von einer gut ausgebildeten Heilpraktikerin verschrieben werden.

Indische Kopfmassage

Diese spezielle Form der ayurvedischen Kopfhautmassage, die auch „Champissage" genannt wird, verwenden indische Frauen von Alters her, um das Haar gesund und voll zu erhalten. Heilpraktiker schreiben das zunehmende Auftreten vorzeitiger Ergrauung und Kahlköpfigkeit einer Anspannung im Kopf zu, die die Ernährung der Haarfollikel einschränkt. Ihre Art der Kopfmassage, die sich auf „Marma"-Punkte auf dem Schädel – ähnlich den Akupressurpunkten – konzentriert, zielt darauf, diese Spannung zu lösen.

Aber ihre Wirkung auf das Gesicht ist ebenso deutlich, da Spannung in der Kopfhaut sich automatisch auf die Gesichtsmuskeln überträgt. Durch Entspannung der dünnen Muskelschicht, die den Kopf bedeckt, verbessert eine professionell durchgeführte Kopfmassage die Durchblutung von Kopfhaut und Gesicht.

Die ayurvedische Heilkundige massiert Schultern und Kopf etwa 30 Minuten lang mit abwechselnd festen und sanften Strichen und verwendet ein Öl, das dem Konstitutionstyp der Patientin angepasst ist. Wenn Sie eine große Anspannung in der Kopfhaut mit sich herumtragen, wie das häufig der Fall ist, kann es passieren, dass Sie nach Auflösung der Spannung Kopfschmerzen bekommen. Doch die sichtbare Weichheit Ihrer Gesichtszüge, gepaart mit dem tiefen Schlaf, der typischerweise einer indischen Kopfmassage folgt, wird bestimmt bald das Lächeln auf Ihr Gesicht zurückzaubern.

Manuelle Lymphdrainage

Dies klingt eher nach einem medizinischer Eingriff als nach einer kosmetischen Behandlung. In Wirklichkeit ist es aber eine köstlich verwöhnende, sanft pumpende Massage. Ihr Ziel ist es, die Lymphzentren von unerwünschten Abbauprodukten zu reinigen, die sich der Ausscheidung über die üblichen Kanäle widersetzt haben. Diese Abbauprodukte würden sonst im Körper verbleiben und zu grauer Blässe, müden Augen, aufgedunsener Haut und Trägheit beitragen.

Wie schon beschrieben (siehe Seiten 76–77), ist das Lymphsystem auf die Kontraktionen von Muskeln im ganzen Körper angewiesen, um zu funktionieren. Wird es sich selbst überlassen, so kann das Lymphsystem Stunden oder Tage brauchen, um den Körper von Abbauprodukten zu reinigen, und in der Zwischenzeit sammelt sich unter der Haut überschüssige Flüssigkeit und zeigt sich in Ausbeulungen und Hautsäcken. Massiert man das weiche Gewebe und die Muskulatur, so beschleunigt dies das Freisetzen und Ausscheiden der flüssigen Toxine.

Die manuelle Lymphdrainage kann am ganzen Körper durchgeführt werden und dabei die vielen Lymphknoten in den Achselhöhlen und in der Körpermitte einbeziehen. Die verschiedenen Lymphknoten des Kopfes sind alle verantwortlich für die Lymphdrainage in Teilen des Gesichtes, der Kopfhaut und des Halses.

Die Heilpraktikerin wird wahrscheinlich Ihre Krankengeschichte abfragen, bevor sie Sie anfasst. Wenn sie jedoch beginnt, können Sie erwarten, dass Sie auf der Liege dahinschmelzen werden. Es ist schwer zu glauben, dass etwas derart Wirksames so unendlich entspannend sein kann (Im Gegensatz zu einer Entgiftungsdiät oder einer kalten Dusche!).

Mit einer Vielzahl an Bewegungen, darunter großzügige Striche, Kneten, Klopfen und Drücken wird die Therapeutin Druck ausüben, um die Lymphflüssigkeit zum nächsten Lymphknoten zu leiten und so das Entfernen der Schadstoffe zu beschleunigen. Die Bewegungen reichen von tief gehendem Druck bis zu einer Berührung, die so leicht ist, dass man sie kaum registriert.

Erwarten Sie aber nicht, ohne eine kurze Predigt davon zu kommen. MLD ist eine ganzheitliche Technik und wird auf lange Sicht nur dann als wirkungsvoll angesehen, wenn Ihre Gewohnheiten mit den Bedürfnissen Ihres Körpers im Einklang stehen. Wahrscheinlich wird Ihre Therapeutin Ihnen zum Beispiel zum Verzicht auf Alkohol und Nikotin raten, die zwei der schlimmsten Feinde des Lymphsystems und damit auch des Teints sind.

Darmspülung

Darmspülung oder Dickdarm-Hydrotherapie ist die Bewässerung des großen Verdauungsorganes unter leichtem Druck. Dies befreit den Darm von Kot, der sich festgesetzt hat, so wie man ein Abflussrohr durchspült, das mit täglichen Rückständen aus der Umwelt verstopft ist. Aber keine Angst – es geschieht viel sanfter.

Ein weiches, biegsames Rohr wird in den After eingeführt und warmes Wasser hinaufgeleitet, so dass es Abfallprodukte ablöst und auflöst, die dann durch dasselbe Rohr den Körper verlassen. Das herausfließende Wasser trägt Kot, Darmwinde, Schleim und die Bakterien mit sich, die auf sich zersetzendem Kot wachsen. Die Anhänger der Darmspülung berichten, dass sie sich sofort erleichtert und sauberer fühlen und nach etwa einem Tag eine deutliche Verbesserung ihres Teints feststellen. Es ist wichtig, vor und nach der Darmspülung mehrere Glas Wasser zu trinken – aber daran werden Sie sich ohnehin schon gewöhnt haben!

Reflexologie

Die Reflexologie, auch als Fußreflexzonenmassage bekannt, ist eine spezielle Art der Fußmassage. Nun sind die Füße zwar so weit vom Gesicht entfernt, wie nur irgend möglich, doch die Reflexologie basiert auf dem Prinzip, dass sich in den Füßen Reflexe oder Energiebahnen befinden, die mit jedem Organ und jeder Funktion im Körper verbunden sind. Wendet man auf diese Reflexpunkte Druck an, so werden nach Meinung der Heilkundigen die Energiebahnen in den entsprechenden Zonen geöffnet, wodurch ein gesunder Energiefluss durch den ganzen Körper wieder hergestellt wird. Muskeln, diejenigen im Gesicht eingeschlossen, entspannen sich, und die körpereigenen Heilkräfte werden angeregt.

Angst und Stress lassen sich gut durch reflexologische Behandlung aufheben, ebenso Rückenschmerzen, Kopfschmerzen, Migräne, blockierte Kanäle und Kreislaufprobleme, die sich alle deutlich auf dem Gesicht des Leidenden zeigen.

Nachdem sie Ihre Krankengeschichte aufgenommen hat, setzt die Heilpraktikerin Daumendruck unterschiedlicher Intensität an den Pressurpunkten der Füße ein. Sie konzentriert sich auf alle Zonen, die weich erscheinen, da diese die Körperteile anzeigen, die der Heilung bedürfen.

Bei manchen Menschen geht der Körper in die Entgiftung über, nachdem er sich einer Behandlung unterzogen hat, die für kurze Zeit schmerzende Gelenke, Durchfall oder einen pickeligen Teint verursacht hat. Schieben Sie also Ihre gesellschaftlichen Verpflichtungen auf und sagen Sie sich selbst, dass dies ein gutes Zeichen ist!

Schädelosteopathie

Schädelosteopathie, auch Schädel-Kreuzbein-Therapie genannt, zielt darauf ab, verzerrtes Bindegewebe und verfestigte Strukturen unter der Haut durch Wiederherstellung der natürlichen inneren Rhythmen des Körpers zu lösen. Durch sanfte Behandlung des Schädels soll sie dem Körper helfen, seine ursprüngliche oder optimale Form wieder anzunehmen. Bei Erwachsenen ist sie besonders nützlich gegen Kopfschmerzen, Migräne, Zahnproblemen, blassem oder stumpfem Teint, schlechter Kreislauftätigkeit und schlechter Verdauung. Schädelosteopathie wird auch angewendet, um Schlafstörungen, Unruhe und Infektionen zu behandeln, die gleichermaßen die Haut angreifen können.

Das craniosakrale System ist das Zentrum des physischen Lebens. Es besteht aus den Knochenhäuten, die das Zentralnervensystem (Gehirn und Rückenmark) umgeben; den Knochen des Schädels und des Kreuzbeins, die an diese Häute angeschlossen sind; den Faszien, die von hier aus strahlenförmig zu allen Teilen des Körpers verlaufen und jeden Nerv und jede Nervenbahn einschließen; sowie der Hirn-Rückenmark-Flüssigkeit. Heilpraktiker glauben, dass diese Flüssigkeit, die von ihrem Sammelpunkt im Zentralnervensystem aus über neurologische Bahnen zu jedem Teil des Körpers transportiert wird, eine mächtige heilende Energie mit sich führt.

Um die craniosakralen Rhythmen, wie sie genannt werden, wieder ins Gleichgewicht zu bringen, legt die Heilpraktikerin ihre Hände sehr sanft auf den Schädel und andere Teile des Skelettsystems auf. Dadurch ist sie in der Lage, die Zonen der Einschränkung oder Spannung zu erkennen und dem feinen inneren Ziehen und Zucken des craniosakralen Systems zu folgen, bis sie auf die Widerstandspunkte trifft und sie löst. Die Schädel-Kreuzbein-Therapie ist im Allgemeinen beruhigend und erzeugt ein tiefes Wohlgefühl.

Etwas zu lächeln haben

Es hat wenig Zweck, sich um einen glatten und strahlenden Teint zu bemühen, wenn Sie dazu kein passendes Lächeln haben. Um faulende oder verfärbte Zähne zu vermeiden, gehen Sie regelmäßig mindestens aller sechs Monate zu Kontrolluntersuchungen und Behandlungen zu einer Zahnpflegerin – noch öfter, wenn Sie rauchen und/oder regelmäßig Rotwein trinken, da beides den Zahnschmelz verfärbt. Sie werden sich viel häufiger zu einem Lächeln hinreißen lassen, wenn Sie Zähne mit strahlendem Glanz haben und die alten grauen Füllungen durch neue weiße ersetzt wurden.

Wenn Sie wie so viele Menschen Angst vor dem Zahnarztbesuch haben, dann versuchen Sie, diese Ängste mit Hypnotherapie zu beseitigen.

Putzen Sie die Zähne abends und morgens, am besten mit Zahnseide und einer elektrischen Zahnbürste. Es ist nur eine Sache von Minuten, bis Zucker den Zahnschmelz angreift; versuchen Sie daher, tagsüber immer eine Reisezahnbürste dabei zu haben, damit Sie die Zähne schrubben können, nachdem Sie Süßes gegessen haben.

Zusätzliche Therapien

Es gibt noch viele andere Behandlungsmöglichkeiten, die Sie ausprobieren können, um Ihren Körper von Kopf bis Fuß zu revitalisieren. Zu denjenigen, die sich am ehesten auf Ihren Teint auszuwirken versprechen, gehören die Bates-Methode, Bachblütentherapie, Reiki, Alexander-Technik, Yoga, Autogenes Training, Akupunktur und Rolfing.

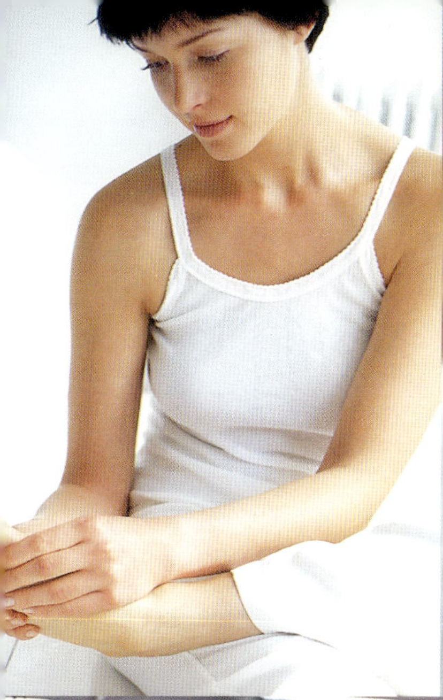

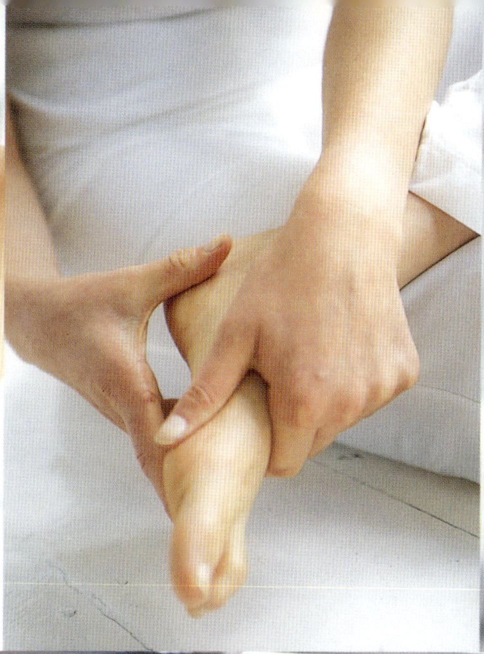

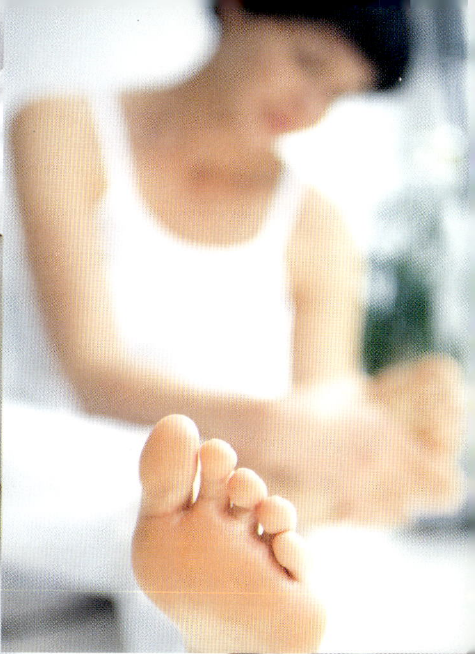

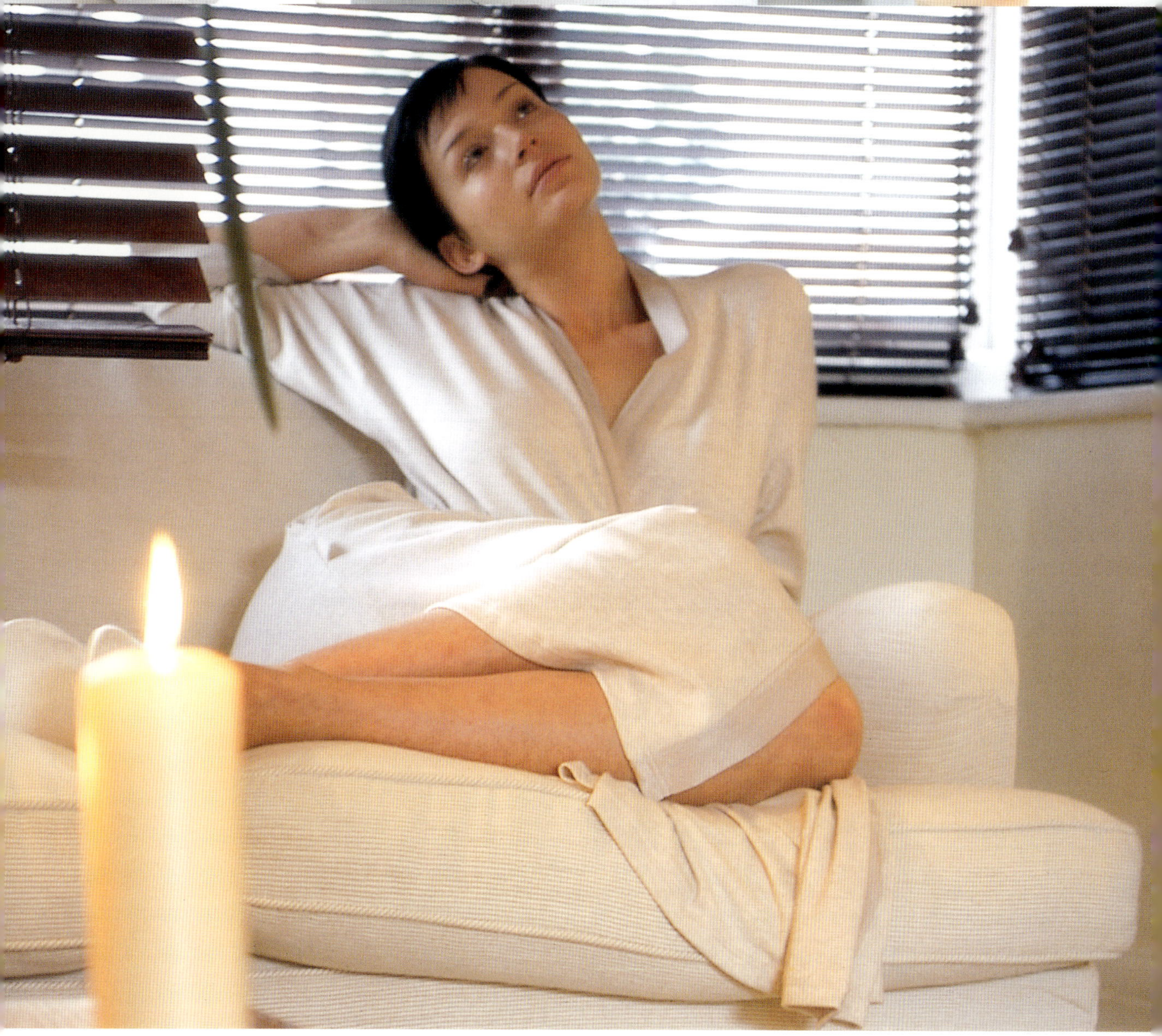

Index

A

Abkühlungsübung 57
Adrenalin 26
Akupressur 23, 120
~punkte 8, 120
Eigenbehandlung 120
Akupunktur 124
Alexander-Methode 124
Alkohol 86, 92, 97, 111
Allantoine 72
Allergene 17, 83, 86
Aloe 98
altern 8, 13, 72, 94, 104, 110
Ananas 85, 99
Anthozyanidine 94
Anti-Alterungs-Präparate 14
Antioxydanzien 94, 96, 110
Äpfel 85, 99
Aprikosen 99
Aprikosenöl 33
Artischocke 86
Ätherische Öle 28, 31, 34–35
Atmung, tiefe 24, 79
Aufgedunsenheit 26
Aufwärmen, Übungen zum 57
Augen; Übungsablauf 58
Augenringmuskel 58, 67
Ausdruckslinien 13
Autogenes Training 124
Avocado 99
Avocado-Honig-Nährmaske 100
Avocadoöl 33, 110
Ayurveda 8
Ayurvedische Massage 123

B

Bachblütentherapie 124
baden; kalt 79
Bananen 99
Bates-Methode 124
Becken; Haltung 54
Beleuchtung 28
Benzylalkohol 17
Bergamotteöl 28, 35
Berührung 23
Betakarotin 94, 95
Bienenwachs 110
Bindegewebe 23, 26, 52, 97
Bioflavonoide 94,95
Biotin 95
Bittersalzbad 75
Blut;
eindringende Chemikalien 14
Entgiftung 75
~kreislauf siehe Kreislauf
Blutdruck 117
Blütenwasser 98
Bohnenkrautöl 33, 97, 100
Borsäure 17
Botox-„Hibernation“ 18
Brauhefe 98
Bronopol 17
Brustbei-Zungenbein-Muskel 68
bürsten; trockene Haut 75
Butylated hydroxy anisole (Bha) 17
Butylated hydroxy toluene (Bht) 17

C

Cayenne 86
Chemikalien;
in der Luft 72
in Kosmetika 14, 17, 92
meiden 17

D

Darmspülung 124
Dehydration 104, 107
Dermabrasion 17, 18
Dermatitis 17, 72
Dermis 10
Diät halten 111
Diät;
ausgewogene ~ 92
Entgiftungs ~ 85–86, 96
Nährstoffe in der ~ 92
Testfragen zur ~ 83
zu meidende Nahrungsmittel 86, 97
Diethanolamine (DEA) 17
Distelöl 33
Doppelkinn siehe Kinn
Dreißiger; Haut der 13
Durst 107

E

EFS 86, 96, 97
Ei 98
Elastin 52
empfindliche Haut
Diät für ~ 85–86, 89
Endorphine 24, 26
Entgiftung 73, 75–79
Massage 26
Ursachen 17, 72
Entspannung 26, 117–118
Enzyme 99
Epidermis (Oberhaut) 10, 75, 88, 104
Erdartischocke 86
Erdbeeren 99
Erdnüsse 86
Erfrischender Toner (Rezept) 100
Ergänzungsstoffe 96–97
Erwachsen werden 13
essenzielle Fettsäuren 86, 96, 97

F

Facelifting; Verfahren 18
Falten 8, 13, 48, 52, 94
Massage gegen ~ 44
Übungen gegen ~ 68
Farbstoffe; künstliche 17
Fasern 96
Fenchel 85
Fenchelöl 35
Festigungsmaske mit Ei 100
Fett 52
Fette 96
Fettgewebe 52
Fettimplantation 18
Feuchtigkeitspräparate 104, 112
Fingerspitzen-Facelifting 117, 120
Fisch 86, 96
Flugreisen 112
Folsäure 95
Formaldehyd 17
freie Radikale 72, 94, 97, 110
Früchte 85, 96, 99
Fruchtsäuren 14
Fünfziger; Haut der 13
Füße; Haltung 54

G

Gamma-Linolsäure 33
Gemüse 85, 86, 96, 99
genmanipulierte Produkte 14
Geraniumöl 35, 75
Geruch 28
gesättigte 92, 96, 97
Gesicht; Lesen im 8
Gesichtsmaske/-packung 98,99
~ auftragen 100
Rezepte 100
Gewürze 85, 86
Ginger 85, 86
Gingko, zweilappiger 76
Glutathion 97
Gurke 99
Gurken-Heilerde-Tonikum 100

H

Hafermehl 88
Hafer-Nuss-Peeling 88
Haftendes Pampelmusen-Peeling (Rezept) 88
Hagebuttenöl 110
Hals
Spannung im ~ 54
Übungsfolge 62
Haltung 54
Hängebäckchen 13, 24
Massage gegen ~ 44
Übungen gegen ~ 65
harntreibende Mittel 107
Haselnussöl 33
Haut
Funktion 10
Nährstoffe für die ~ 92–100
Öle für die ~ 30–31, 33
pH-Wert 112
prozentualer Anteil des Gesichts 8
Reinigung 88
Struktur 10
Typen 104
Zellen; Leben der ~ 10
Hautschutz (Rezept) 112
Heilerde 98
Honig 98
Hormone; Steroide 52
Hormonersatztherapie 97
Hülsenfrüchte 86
Hydantoin 17
Hydrosol 98
Hydrotherapie 79
Hydroxybenzoesäure 104
Hypnotherapie 124

I

Imidazolidinyl urea 17
indische Kopfmassage 123

J

Jasminöl 112
Joghurt 86, 98
Johanniskrautöl 33
Jojobaöl 110

K

Kaffee 86, 97
Kalzium 95
Karotten 99
Karzinogene 17
Kaumuskel 65
Kelp 98
Keratin 97, 104
Kieselerde 95, 97
Kinn
Doppel~ 24
Massage für das ~ 44
Übungen für das ~ 68
Übungsablauf 61
Klang 28
Klimaanlage 110–111
Knoblauch 85, 86
Knochenschwund 96
Koenzym Q10 95, 97
Kohlehydrate; verfeinerte 92
Kollagen 10,14, 52, 94, 97
Kollagenimplantation 18
Kopfhaut; Massage 26
Körner 86
Körnerschicht 10, 13
Kosmetika; natürliche Inhaltsstoffe 98–99
Krähenfüße
Massage gegen ~ 45
Übungen gegen ~ 67
Kräuter; zur Entgiftung 76, 85
Kreislauf 72
ankurbeln 75–76, 79, 96, 112
im Schlaf 26
Krems;
Anti-Alterungs- 14
Feuchtigkeits- 104
Kuhmilch 86

L

Lachen 118
Lachfältchen, Übungen für 64
Lanolin 17
Laserbehandlung 17, 18
Lavendelöl 28, 35, 112
Leber 14, 72, 73
Entgiftung 75, 76
gesund erhalten 83
Reinigung 85
Linsen 86
Liposomen 14, 104
Lippen
Massage für die ~ 44
Übungen für die ~ 68
Lippenlotion (Rezept) 112
Löwenzahn 85
Lymphdrainage 76, 120, 123
Lymphkreislauf 26, 79

Lymphsystem 72, 73
Entgiftung 75
gesund erhalten 83

M
Macadamiaöl 33
Magnesium 95
Mandeln, gemahlene 88
Mandelöl 33
Mango 85
Mantras 118
manuelle Lymphdrainage 76, 120, 123
Marmapunkte 123
Massage 19, 23, 26
Ayurvedische 123
Fünfzehn-Minuten~ 40–43
für Problemzonen 44–45
Indische Kopf~ 123
Öle für 28, 30–31
Umgebung für 28
Vier-Minuten~ 36–39
Meditation 117, 118
Mehl 98
Meridiane 23, 102
Milch; Kuh~ 86
Mund; Übungsfolge 61
Musculus corrugator gabellae 67
Musculus vasalis 61
Muskeln 26
alternde 52
~ des Gesichts 51, 52
Empfindlichkeit 26
komplementäre 48
Rückbildung 51
Rückgang der Beweglichkeit 23
Training 48
unwillkürliche 48
Wasser in den 108
willkürliche 48
Myrrhenöl 35

N
Nachtkerzenöl 33, 97, 100
Nährstoffe 92–97
Nanospheren 104
Nase
offene Poren; Massage für ~ 45
Übungsfolge 61
Neroliöl 35
Nieren 72, 73, 85, 108
Nitrosamine 17
Nussöl 98
Nüsse 86, 96, 97

O
Öle
ätherische 28, 31, 34–35
aufbewahren 34
für Hauttypen 30–31, 33
für Massage 28, 30–31
Gegenanzeigen 35
gewinnen 34
mineralische 30
pflanzliche 30
Wirkungen 34
zur Kreislaufanregung 75
Olivenöl 33
Omega-3-Fettsäuren 96
Operation 17
Gesichtsgymnastik vorher 52
Verfahren 18
Orangen 86

P
Palmarosaöl 35
Pampelmusen 85, 99
Pampelmusensaft 88
Papaya 99
Parabens (Parabenz) 17, 72
Parahydroxy benzoates 17
parasympathisches Nervensystem 26, 118
Parfüme 14
Patchouliöl 35
Peeling 8, 18, 88
Peelings 88
Petersilie 85
Petitgrainöl 28
Pfefferöl (schwarzes) 75
Pfirsich 99
Pfirsichkernöl 33
Pflanzenöl 98
pflanzliche Nahrung 96
pflanzliche Wirkstoffe 92
pH-Wert 112
Pollenkörner 98
Poren, offene; auf der Nase
Massage gegen 45
Porree 86
Proanthocyanidine 94
Problemzonen
Massage für ~ 44–45
Übungen für ~ 63–69
Propylene glycol 17
Pubertät 13

Q
Quaternium 15–17

R
Rauchen 110
rechteckige Muskeln
Reflexologie 117, 124
Rehydrierung 108
Reiki 124
reinigen 88
Reiniger 72, 112
Reis 86
Retinol 14
Retinolsäure 14
Rhabarber 86
Rolfing 124
Römische-Kamille-Öl 35
Rosenholzöl 35
Rosenöl 35, 112
Rosmarin (Pflanze) 76
Rosmarinöl 75
rote Äderchen 13
Rote Bete 86
Rücken, oberer; Haltung 54
Runzelfalten 24
Massage gegen ~ 45
Übungen gegen ~ 67

S
Salz 88, 97
Samen 86, 96, 97
Sandelholzöl 28, 35
Schädelosteopathie 124
Schafgarbe 76, 85
Schlaf 118
Schultern; Haltung 54
Schwarze Johannisbeeren 99
Schwefel 95
Schwitzen 79, 104
Seife 112
Selen 94, 95, 97
Seratonin 24
Sesamöl 33, 110
Sex 118
Sheabutter 110
Silikoninjektion 18
Sodium lauryl sulphate 17
Sonnenblumenöl 33
Sonnenkeratosen 13
Sonnenschein; Auswirkungen 13, 110
Sonnenschutzmittel 110
Spannung 24, 28, 54
Spinat 86
Sprays 11
Stearic acid 17
steoride Hormone 52
Stirn,
gerunzelte 24
Massage für die ~ 45
Übungen für die ~ 58, 63
Stirnmuskel 58, 63
Stoffwechsel 73, 79, 96
Stress 24, 117

T
Talg 13, 75, 104
Tang 98
Tapotement 80
Tee 86, 97
Teebaumöl 35
Teenagerjahre; Haut der 13
Temperatur der Umgebung 28
Tocopherol 17
Tocopherol acetate 17
Tomaten 86, 99
Toner 100
Toxine (Schadstoffe) 72–73
Fragen zu 83
Triethanolamine (TEA) 17
trockene Hautbürstung 75

U
Überempfindlichkeit 17
Übungen 19, 48
Abläufe 58–69
für Problemzonen 44–45
Tipps für 57
vor der Operation 52
zum Aufwärmen 57
zur Abkühlung 57
zur Entspannung 118
zur Kreislaufanregung 79
Umfeld; Fragen zum 83

V
Verjüngung 8
Vierziger; Haut der 13
Visualisierung 54, 117, 118
Vitamine 92
A 33, 94, 95, 97, 110
antioxydierende 110
B2 95
B3 95
B5 33, 95
B6 95
B12 95
C 94, 95, 97, 110, 111
D 33
E 14, 33, 94, 95, 97, 110

W
Wacholderbeerenöl 75
Waldpilze 86
Wangen, schlaffe; Übungen gegen 68
Wasser 85, 104
aus Flasche oder Leitung 108
erforderliche Mengen 107
Filtern 108
Härte 112
in Hautpflegeprodukten 14
Mineral~ 108
Verlust aus dem Körper 107, 110–111
weich machen 112
zerstäuben 112
Wasserkresse 85
Wassermelone 85
Wechseljahre 13, 104
Weihrauchöl 35
Weizen 86
Weizenkeimöl 33, 110

Y
Ylang-Ylang-Öl 28, 35
Yoga 117, 124

Z
Zahnpflege 124
Zedernöl 75
Zentralheizung 110–111
Zink 94, 95
Zitronen 99
Zitronenöl 35
Zitrusöl 75
Zucker 88, 97
Zucker-Mais-Peeling (Rezept) 88
Zwanziger; Haut der 13
Zwiebeln 86
Zypressenöl 35, 75

Danksagung

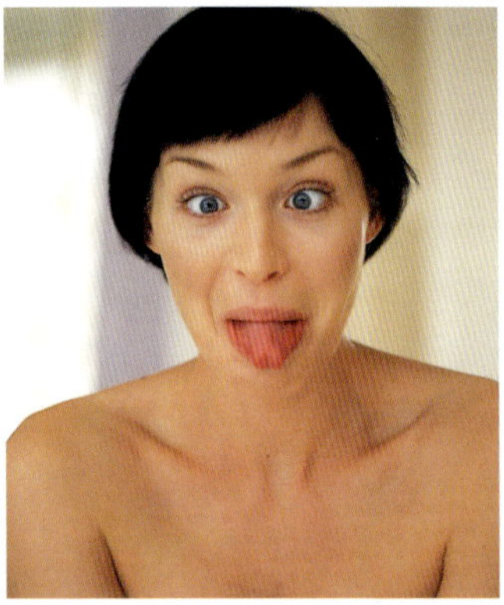

Dank geht an die Beraterinnen und Berater Sophie Parsons, Sebastian Parsons und Jeanette Leikauf vom Hautpflegeunternehmen Dr. Hauschka für Hinweise zu den Gesichtsübungen (S. 46 – 69) und Germaine Rich von den Aromatherapy Associates für Hinweise zu den Gesichtsmassagen (S. 20 – 45). Dank geht ebenfalls an das Hautpflegeunternehmen Dr. Hauschka für die Genehmigung, die hier vorgestellten Gesichtsübungen auf der Basis der im Dr. Hauschka Handbuch für Gesichtsgymnastik verwendeten zu entwickeln.